C. Saint-Maurice
O. Schulte Steinberg

# Regionalanästhesie bei Kindern

Claude Saint-Maurice
Ottheinz Schulte Steinberg

Mit einem Vorwort von
Phillip R. Bromage

# Regional-anästhesie bei Kindern

Aus dem Englischen
übersetzt von
Frank Wagner

125 zum Großteil farbige
Abbildungen
17 Tabellen

Gustav Fischer Verlag
Stuttgart · Jena · New York
1992

Anschriften der Verfasser:

Claude Saint-Maurice
M.D., Professor,
Anästhesieabteilung
Hopital Saint Vincent de Paul
Paris, Frankreich

Ottheinz Schulte Steinberg
M.D.D.A. (McGill)
Ehem. Chefarzt der Anästhesieabtlg.
Kreiskrankenhaus Starnberg,
Akademisches Lehrkrankenhaus der
Ludwig-Maximilians-Universität
München, Deutschland

Anschrift des Übersetzers:

Dr. Frank Wagner
Königenberg 3a, D-7600 Offenburg

Koordination:

Lennart Håkansson

Medizinischer Zeichner:

Poul Buckhöj

Die Deutsche Bibliothek – CIP-Einheitsaufnahme

**Regionalanästhesie bei Kindern** / Claude Saint-Maurice ;
Ottheinz Schulte Steinberg. Mit einem Vorw. von Phillip R.
Bromage. Aus dem Engl. übers. von Frank Wagner. – Stuttgart ;
Jena ; New York : G. Fischer, 1992
   ISBN 3-437-30673-1
NE: Saint-Maurice, Claude; Schulte Steinberg, Ottheinz

© Gustav Fischer Verlag · Stuttgart · Jena · New York · 1992
Wollgrasweg 49, D-7000 Stuttgart 70 (Hohenheim)
Das Werk einschließlich aller seiner Teile ist urheberrechtlich geschützt. Jede Verwertung außerhalb der engen Grenzen des Urheberrechtsgesetzes ist ohne Zustimmung des Verlages unzulässig und strafbar. Dies gilt insbesondere für Vervielfältigungen, Übersetzungen, Mikroverfilmungen und die Einspeicherung und Vervielfältigung in elektronischen Systemen.
Satz und Einband: Graph. Großbetrieb Friedrich Pustet, Regensburg
Gesetzt auf Linotype aus der 9/9½ Punkt Times
Druck der Farbabbildungen: Kin Keong Printing Co PTE, Singapore
Printed in Germany

# Vorwort

Seit der Einführung des Curare in den 40er Jahren war es nicht einfach, die Anästhesisten selbst und ihre chirurgischen Kollegen davon zu überzeugen, daß die Regionalanästhesie immer noch ihren Platz hat, da die Muskelrelaxantien die Allgemeinanästhesie so einfach, sicher und relativ unkompliziert gemacht hatten.

Im Laufe der Zeit hat sich Dank des unermüdlichen Einsatzes einiger Enthusiasten ausreichend Material angesammelt, um den Platz der Regionalanästhesie in zwei wichtigen Bereichen zu behaupten: zum einen aufgrund der exzellenten langzeitigen Schmerztherapie und zum anderen der Fähigkeit, durch kunstgerechte Deafferentation physiologische Funktionen wiederherzustellen, sobald die schmerzbedingte Reflexinhibition ausgeschaltet ist. Die meiste klinische Forschung fand bei Erwachsenen statt, und die Anästhesisten haben insgesamt sehr lange gebraucht, die Vorzüge der Regionalanästhesie auch Kindern zugute kommen zu lassen. Dies mag auch daran liegen, daß bei Kindern die Sicherheitsbreite geringer ist, und es bei den kleinen Patienten schwieriger ist, die Effekte zu messen, insbesondere wenn die Patienten noch nicht verstehen können, was mit ihnen passiert. Doch sind die qualitativen Ergebnisse sehr überzeugend: wer daran zweifelt, sollte nur einen Tag in einem pädiatrischen Aufwachraum verbringen, wo er orthopädische Patienten nach Regionalanästhesien sehen kann, um sich so von der Ruhe und entspannten Wachheit zu überzeugen, die hier herrscht – im Gegensatz zu einem Aufwachraum, wo die Kinder nach konventioneller Allgemeinanästhesie in eine Welt von Schmerz und Pein zurückkommen. Ein weiterer großer Vorteil besteht darin, daß man keine postoperative Nachbeatmung braucht, insbesondere bei Frühgeborenen mit Unreife der Lunge und des zentralen Regulationssytems.

Es ist eine große Ehre das Vorwort zu diesem Werk schreiben zu dürfen. Nach mehr als zwanzig Jahren innovativer klinischer Forschung im Bereich epiduraler Analgesie bei Kindern, haben Professor Saint-Maurice und Dr. Schulte-Steinberg ein Team europäischer Co-Autoren zusammengebracht, um ein weites Spektrum pädiatrischer Regionalanästhesie in Form eines praktischen Handbuches darzustellen. Vieles hiervon wird auch für den Anästhesisten eine wertvolle Hilfe darstellen, der nur gelegentlich pädiatrische Anästhesien durchzuführen hat. Doch haben sich die Autoren auch ausgiebig mit den Schwierigkeiten und Risiken rückenmarksnaher Leitungsblockaden wie z. B. der thorakalen Periduralanästhesie im Kleinkindesalter befaßt. Mit der zunehmenden Regionalisierung kinderchirurgischer Abteilungen wird es auch immer wahrscheinlicher, daß sich die Durchführung dieser anspruchsvollen Blockadetechniken immer mehr auf entsprechend spezialisierte Abteilungen beschränken wird, hier aber auch die adäquaten Indikationen findet.

Das pragmatische Herangehen der Autoren an die Probleme der Kinder-Regionalanästhesie ist eine Gewähr dafür, daß dieses praktische Handbuch besonders von jenen Anästhesisten wärmstens begrüßt werden wird, deren Hauptinteresse dem Operationssaal oder der akuten postoperativen Schmerztherapie gilt.

Philip R. Bromage
M.B.B.S., F.F.A.R.C.S., F.R.C.P.(C)

# Vorwort des Übersetzers

Es ist mir eine Freude und Ehre, daß ich den Auftrag bekommen habe, dieses Lehrbuch zu übersetzen, da ich selbst miterleben konnte, mit welchem Elan sich mein ehemaliger Lehrer und Freund Ottheinz Schulte Steinberg an die Realisierung dieses Werkes gemacht hat.

Trotz aller Fortschritte und einer inzwischen immer größeren Verbreitung der Regionalanästhesie und ihrer Techniken, ist die Anwendung im Bereich der Kinderanästhesie häufig noch unbekannt; um so wichtiger ist daher dieses Buch, welches sich nicht nur an den begeisterten «Regionalisten» wendet, sondern an jeden, der in der täglichen Praxis mit der Anästhesie bei Kindern konfrontiert ist.

Dr. Frank Wagner, Offenburg, im August 1991

# Autorenverzeichnis

**T. C. Kester. Brown**
Royal Children's Hospital
Flemmington Road – Parkville
MELBOURNE VICTORIA
Australien

**Paolo Busoni**
Ospedale Pediatrico
A. Meyer
Via Luca Giordano 13
I–FIRENZE
Italien

**Marie Madeleine Delleur**
Hospital Saint Vincent De Paul
Department of Anaesthesia and Intensive Care
74 Avenue Denfert Rochereau
F–75014 PARIS
Frankreich

**Anne Marie Dubousset**
Hospital Bicetre
Departement d' anesthesiologie
78 Rue Du General Leclerc
F–94270 Le KREMLIN-BICETRE Cedex
Frankreich

**Elisabeth Giaufre**
Hospital Saint Joseph
Chirurgie pediatrique
26 Boulevard de Louvain
F–13008 MARSEILLE
Frankreich

**Jean-Luc Hody**
Clinique Sainte Anne
14 Place de la Vaillance
B–1070 ANDERLECHT
Belgien

**Jean Xavier Mazoit**
Hospital Bicetre
Departement d' anesthesiologie
78 Rue Du General Leclerc
F–94270 Le KREMLIN-BICETRE Cedex
Frankreich

**Michel Meignier**
Hotel Dieu
Unit of Pediatric Anaesthesia
F–44035 NANTES Cedex 01
Frankreich

**Isabelle Murat**
Hospital Saint Vincent De Paul
Department of Anaesthesia and Intensive Care
74 Avenue Denfert Rochereau
F–75015 PARIS
Frankreich

**Claude Saint-Maurice**
Department of Anaesthesia and Intensive Care
Hospital Saint Vincent De Paul
74 Avenue Denfert Rochereau
F–75014 PARIS
Frankreich

**Ottheinz Schulte Steinberg**
Dietrichweide 7
D–8130 STARNBERG 2
Deutschland

# Inhaltsverzeichnis

## I. Grundlagen — 9

Allgemeine Prinzipien und Vorzüge — 9
Geschichte — 13
Anatomie — 16
Physiologie — 26
Pharmakologie und Pharmakokinetik — 39
Psychologische Aspekte — 60
Allgemeine Vorgehensweise — 63
Material — 69

## II. Techniken — 77

### Zentrale Blockaden — 77

Einleitung — 77
Einzeitige Kaudalanästhesie — 80
Katheter-Kaudalanästhesie — 88
Einzeitige lumbale Epiduralanästhesie — 99
Lumbale Katheter-Epiduralanästhesie — 106
Einzeitige thorakale Epiduralanästhesie — 110
Thorakale Katheter-Epiduralanästhesie — 113
Spinalanästhesie — 119

### Periphere Nervblockaden — 126

Einleitung — 126
**Blockaden der oberen Extremität** — 127
   Interskalenärer Zugang — 130
   Supraklavikulärer Zugang — 131
   Subklavia-perivaskulärer Zugang — 132
   Axillärer Zugang — 132
   N. ulnaris-Blockade — 134
   N. medianus-Blockade — 135
   N. radialis-Blockade — 135
   Handblock — 136
   Fingerblockade — 137

**Blockaden der unteren Extremität** — 139
   N. femoralis-Blockade, 3-in-1-Block — 140
   Blockade des N. cut. fem. lat. — 141
   Blockade des N. cut. fem. post. — 141
   N. obturatorius-Blockade — 142
   N. ischiadicus-Blockade — 143
   N. tibialis-Blockade — 145
   Fußblock — 146

### Blockaden im Rumpfbereich — 149

Interkostalblockade — 149
Intrapleurale Analgesie — 153
Blockade von N. ilioinguinalis und N. iliohypogastricus — 155
Penisblock — 157

### Weitere Techniken — 159

IV-Regionalanästhesie — 159
Oberflächenanästhesie — 161
Transkutane Anästhesie — 163

## III. Schmerztherapie — 165

Postoperative Analgesie — 165
Chronischer Schmerz — 173

## IV. Seltene Erkrankungen und spezielle Probleme — 178

Respirationstrakt — 178
Neurologische Erkrankungen — 180
Allergien — 183
Koagulopathien — 187
Myopathien — 190

Sachregister — 196

# I. Grundlagen

## Allgemeine Prinzipien und Vorzüge

Ottheinz Schulte Steinberg

Die Techniken der Regionalanästhesie können sowohl beim wachen Kind als auch zur Supplementierung einer Allgemeinanästhesie sinnvoll eingesetzt werden. Ein paar Sicherheitsregeln müssen jedoch eingehalten werden.

1. Der Anästhesist muß bereits bei Erwachsenen eine gewisse Erfahrung und Geschicklichkeit bezüglich Regionalanästhesien gewonnen haben, bevor er diese Techniken bei Kindern anwendet. Besonders wichtig ist es, ein Gefühl für die Nadel entwickelt zu haben, um so zu spüren, welche Art von Gewebe, z. B. Bänder oder Aponeurosen man durchdringt, oder ob man auf knöcherne oder knorpelige Widerstände stößt. Ebenso muß man mit dem Widerstandsverlust-Gefühl vertraut sein. Letzteres ist besonders wichtig, da bei kleinen Kindern der zu lokalisierende Raum sehr schmal und eng sein kann, und zudem Faszien dünner und damit schwerer zu erkennen sind. Handwerkliches Können und Erfahrung sind somit Voraussetzung, und dennoch ist man gut beraten, sich zunächst technisch einfache Blockaden vorzunehmen, wenn man mit der Regionalanästhesie bei Kindern beginnt.

2. Die anatomischen Unterschiede zwischen einem kleinen Kind und einem Erwachsenen sind durchaus bedeutsam; dessen muß sich der Anästhesist immer wieder bewußt sein, wenn er Komplikationen vermeiden will.

3. Die Dosierung eines Lokalanästhetikums ändert sich natürlich entsprechend dem Gewicht des Kindes, der Applikationsart und dem Applikationsort; doch müssen auch andere Faktoren mit in Betracht gezogen werden: so beeinflußt zum Beispiel das Alter die Absorption und die Plasmakonzentration der Lokalanästhetika. Die endotracheale Administration führt bei Kindern im Alter von unter 3 Jahren zu tendenziell höheren Plasmaspiegeln als bei älteren Kindern oder bei Erwachsenen, selbst wenn die gleiche Dosierung pro kg KG gegeben wurde. Ebenso unterscheiden sich bei Kindern die Proteinbindung von Lokalanästhetika sowie die für die Biodegradation entscheidenden Enzymaktivitäten von denen bei Erwachsenen (1, 2). Die Krampfschwelle wird andererseits durch den Einsatz von Diazepam oder einem Allgemeinanästhetikum – einzeln oder zusammen gegeben – deutlich erhöht. Zusammenfassend kann man sagen, daß die Gesamtdosis an Lokalanästhetikum sorgfältig berechnet werden muß. In die Berechnung eingehen muß sowohl die Dosis für die lokale Infiltration, als auch die Dosis der eigentlichen Blockade. Glücklicherweise kann man bei kleinen Kindern schon mit relativ geringen Konzentrationen an Lokalanästhetikum einen zufriedenstellenden Blockadeerfolg erzielen, so daß man in den Fällen, wo zur erfolgreichen Blockade große Volumina erforderlich sind, nicht notwendigerweise auch eine große (mg-) Menge als Dosis geben muß.

4. Die Charakteristika der einzelnen Lokalanästhetika haben in die Überlegungen mit einzugehen, damit die dem operativen Eingriff, dem Alter und der mentalen Entwicklung des Kindes entsprechende Substanz gewählt wird. Eine langwirkende Substanz wie Bupivacain wird sinnvoll eingestzt bei langdauernden Operationen, oder bei Eingriffen, die in der unmittelbar postoperativen Phase besonders schmerzhaft sind. Kurzwirkende Substanzen sind für kurzdauernde Eingriffe geeignet, die auch wenig postoperative Schmerzen verursachen. Wenn das primäre Ziel einer Blockade in der Analgesie besteht, dann sind hohe Konzentrationen von Lokalanästhetika – die eine motorische Blockade bewirken – ungeeignet, und eine Substanz wie Etidocain, die selbst in niedriger Konzentration eine starke motorische Blockade bewirkt, ist überhaupt zu vermeiden. Kleine Kinder können ziemlich aufgeregt und unruhig werden, wenn sie aufgrund

einer Kaudalanästhesie mit hochkonzentriertem Lokalanästhetikum ihre Beine nicht bewegen können. Mit niedrigeren Konzentrationen kann man eine ausreichende Analgesie erreichen, ohne dabei die motorische Kraft der unteren Extremität zu beeinträchtigen. Es kommt zwar immer noch zu Parästhesien, doch scheinen sie besser toleriert und von Kindern auch nur auf direktes Befragen hin angegeben zu werden (3). Wenn für eine bestimmte Operation eine motorische Blockade erforderlich ist, so kann dies erreicht werden, indem man dem Lokalanästhetikum Adrenalin zusetzt, eine höhere Konzentration wählt, oder Etidocain nimmt.

5. Eine Infektion der Haut im Bereich der Einstichstelle oder der Katheteraustrittsstelle stellt eine absolute Kontraindikation für eine Regionalanästhesie dar.

6. In den letzten Jahren erfahren Kathetertechniken bei Regionalanästhesien eine zunehmende Wertschätzung. Auch wenn ihr Einsatz sich fast ausschließlich auf epidurale und kaudale Verfahren beschränkte, so konnte in jüngster Zeit gezeigt werden, daß sie auch bei peripheren – wie z.B. axillären und interkostalen – Blockaden sinnvoll eingesetzt werden können. Ein Katheter erlaubt nicht nur, die Analgesiedauer zu verlängern, sondern ermöglicht auch das Einbringen von Lokalanästhetika in umschriebene Räume, die mit der Nadel möglicherweise nicht ohne weiteres zugänglich sind. Da ein liegender Katheter ein Fremdkörper ist, kann er sich auch infizieren, wenn er nicht unter aseptischen Bedingungen eingeführt wird; und sein Einsatz bedarf deshalb einen klaren Indikationsstellung.

7. Bei Gerinnungsstörungen, die sich nicht beheben lassen, verbieten sich sämtliche zentralen d.h. rückenmarksnahen Blockadeverfahren. Dies ist ein besonders wichtiger Punkt, wenn man vor hat, bei Frühgeborenen eine Blockade durchzuführen. Ebenso sind die zentralen Blockaden bei Karzinompatienten unter Chemotherapie kontraindiziert, da diese Substanzen zu einer Gefäßschwäche und Brüchigkeit führen, und damit zu einer Blutungsneigung, wenn eine Nadel oder ein Katheter in den Epidural- oder Subduralraum eingeführt wird.

8. Vor der Durchführung einer Blockade muß der Anästhesist sich eine klare Vorstellung gemacht haben sowohl bezüglich der Blockadetechnik selbst, als auch in Bezug auf das benötigte Material, die Medikamente und deren Dosierung. Darüber hinaus hat sich der Anästhesist davon zu überzeugen, daß der Assistent bzw. die jeweilige Hilfskraft die Vorgehensweise gut kennt und in der Lage ist, die Narkose weiterzuführen, während er selbst die Blockade durchführt. Ein gut durchdachtes Organisationsschema hilft Zeitverzögerungen, Notfälle und aufregende Situationen zu vermeiden.

9. Eine engmaschige Überwachung ist bei Regionalanästhesien genauso wichtig wie bei Allgemeinanästhesien, da sich der klinische Zustand des Patienten sehr schnell ändern kann, insbesondere bei Früh- und Neugeborenen, unabhängig davon, welche Art der Anästhesie angewendet wird.

Die erste – und wichtigste – Überwachungsmaßnahme sollte immer das klinische «Monitoring» sein: die Hautfarbe bereits gibt wichtige Hinweise auf den Oxygenationszustand, die periphere Perfusion und das zirkulierende Blutvolumen, und läßt so Hypoxie und Hypovolämie erkennen. Das präkordiale oder oesophageale Stethoskop ist ein einfaches und zuverlässiges Instrument zur Überwachung von Herzfrequenz, Rhythmus und auch der Atmung, während der gesamten Anästhesie, besonders aber bei der Injektion des Lokalanästhetikums und zu Beginn der Blockade. Da ein Anstieg von Atem- und Herzfrequenz die übliche Antwort auf einen chirurgischen Stimulus darstellt, kann man über das Stethoskop leicht erfahren, ob die Blockade quantitativ und qualitativ ausreichend ist. Ein Blutdruck-Meßgerät in einer dem Kind entsprechenden Größe ist in jedem Fall obligat. Die akustische Überwachung von Puls oder Herzfrequenz über den EKG-Monitor kann dazu benutzt werden, auch dem übrigen Team «kardiovaskuläre Informationen» zukommen zu lassen, und darüber hinaus läßt das EKG den Anästhesisten Arrhythmien und Frequenzänderungen sofort erkennen. Letzteres ist insbesondere bei der Injektion einer Testdosis von Bedeutung, da als Test häufig adrenalinhaltige Lokalanästhetika injiziert werden, was bei akzidenteller intravasaler Fehllage von Nadel oder Katheter innerhalb einer Minute nach Injektion zu Frequenz- und Rhythmusänderungen führt. Die Testdosis ist ein besserer Indikator einer intravasalen Fehllage als der Aspirationstest, der nicht selten negativ ausfällt, obwohl der Katheter intravenös liegt.

Kleine Kinder erleiden in Allgemeinanästhesie einen Wärmeverlust, der aufgrund der Vasodilatation bei zentralen (rückenmarksnahen) Blockaden eher noch verstärkt wird. Zur Überwachung der

Kerntemperatur sollte daher eine oesophageale oder rektale Temperatursonde gelegt werden. Inwieweit andere und aufwendigere Überwachungsmaßnahmen nötig sind, ergibt sich aus der Art des jeweiligen Eingriffs und dem Allgemeinzustand des Kindes. Hierzu sei der Leser auf die Standardlehrbücher der Kinderanästhesie verwiesen.

10. Gelegentlich hört man das Argument, die Kombination einer Regional- mit einer Allgemeinanästhesie setze das Kind den Risiken beider anstelle nur eines Verfahrens aus. Dieser Einwand ist unbegründet – im Gegenteil: es ist eher richtig, zu behaupten, daß die Kombination beider Verfahren dem Kind auch die Vorteile beider Techniken zugute kommen läßt. Die entscheidenden Punkte sind die Sicherheit des Kindes, die Verminderung des chirurgischen Streß und die Vermeidung postoperativer Schmerzen. Die Vorteile der Regionalanästhesie in Bezug auf diese Punkte sollen im Folgenden dargestellt werden.

## Vorzüge

1. Die durch eine Regionalanästhesie erreichte Analgesie senkt den Bedarf an Allgemeinanästhesie und macht es so möglich, die Narkose flacher zu halten, was eine Reihe von Konsequenzen hat: Erstens wird die durch eine Allgemeinanästhesie, insbesondere Halothan bedingte Laktatazidose vermindert (4), und ebenso die Häufigkeit postoperativen Erbrechens. Letzteres wird in seiner Häufigkeit dadurch noch weiter reduziert, daß in der unmittelbar postoperativen Phase wenig oder gar kein Opioid zur Analgesie benötigt wird. Zweitens kann das Kind sehr bald nach Beendigung des Eingriffes aufwachen, so daß die risikoreiche Aufwachphase verkürzt wird. Drittens kann die orale Flüssigkeitsaufnahme früher beginnen und ein Erbrechen ist weniger wahrscheinlich, so daß die negativen metabolischen Effekte von Anästhesie und Chirurgie minimiert werden.

2. Bei Eingriffen, wo es zu Zug an Peritoneum oder Vorhaut kommt, und damit stimulatorische Reize gesetzt werden, kommt es immer wieder zum Auftreten unerwünschter autonomer Reflexe, welche zu Laryngospasmen und Herzrhythmusstörungen führen, was man nur durch eine tiefe Allgemeinanästhesie vermeiden kann. Eine Regionalanästhesie unterdrückt diese Reflexe wirkungsvoll, so daß man eine flachere Narkose «fahren» kann.

3. Wenn man ein geeignetes Lokalanästhestikum in ausreichender Konzentration nimmt, kann man eine gute Muskelrelaxation erreichen; mit Etidocain und hochkonzentriertem Bupivacain kann diese Forderung erfüllt werden. Auf diese Weise erübrigt sich die Gabe von Muskelrelaxantien und deren Antagonisten, sowie eine postoperative Nachbeatmung, was manchmal nötig wird, wenn es im Gefolge der Gabe von Muskelrelaxantien zur respiratorischen Insuffizienz kommt. Dies ist bei Früh- und Neugeborenen ein wichtiger Faktor, da hier die neuromuskuläre Verbindung noch unreif ist.

4. Die Immobilisierung der Extremität nach einem subtilen chirurgischen Eingriff gestaltet sich viel einfacher, wenn das Kind schmerzfrei ist und noch ein Rest an motorischer Blockade vorhanden ist. Auf ein chirurgisches Trauma folgt unausweichlich eine bestimmte Ödemreaktion des Gewebes, welche aber unter Regionalanästhesie weniger ausgeprägt zu sein scheint. Dies ist wahrscheinlich darauf zurück zu führen, daß der venöse Abfluß verbessert wird.

5. Nach Regionalanästhesien konnte bei Erwachsenen eine Modifikation der Streß-Antwort, eine schnellere Erholung vom Eingriff und eine kürzere Krankenhaus-Verweildauer beobachtet werden. Über ähnliche Ergebnisse wird nun auch bei Kindern berichtet (5, 6, 7, 8).

6. In Fällen von maligner Hyperthermie in der Familienanamnese könnte eine Regionalanästhesie die Technik der Wahl sein, wobei hier Lokalanästhetika sowohl vom Ester- als auch vom Amid-Typ sicher zu sein scheinen (9).

7. Hypotension und Harnverhalt beobachtet man bei Kindern nach einer Regionalblockade selten. Da man davon ausgeht, daß bei einer zentralen (rückenmarksnahen) Blockade die Nierenperfusion vom peripheren Blutdruck abhängig ist, sind Kinder mit renalen Erkrankungen geeignete Kandidaten für eine solche Blockade.

8. Unter Nervblockaden sind der intra- und der postoperative Blutverlust vermindert (8).

9. Eingeklemmte Leistenbrüche können häufig unter Kaudalanästhesie ohne Schwierigkeiten reponiert werden. Dadurch entfällt der Zwang zur sofortigen Operation und der damit verbundenen Aspirationsgefahr bei vollem Magen. Der Eingriff kann zu einem späteren Zeitpunkt unter optimalen Bedingungen stattfinden.

10. Frühgeborene und «Ex-Frühchen» leiden noch lange nachdem sie sich vom Atemnotsyndrom erholt haben an bronchopulmonaler Dysplasie; sie vertragen eine Narkose nur schlecht und weisen eine erhöhte Häufigkeit pulmonaler Komplikationen auf, insbesondere Apnoe-Attacken in der postoperativen Phase. Wenn solche Kinder sich einem abdominalchirurgischen Eingriff – wie zum Beispiel einer Herniorhaphie – unterziehen müssen, hat eine rückenmarksnahe Leitungsanästhesie wie die Spinalanästhesie den Vorteil, eine komplette Analgesie und Relaxation zu ermöglichen, ohne zusätzliche Allgemeinanästhesie und ohne Beeinträchtigung des Respirationssystems, was die respiatorische Komplikationsrate senkt (10). Dasselbe dürfte für die Kaudalanästhesie gelten (11).

11. Im Allgemeinen werden für Kindernarkosen zur Beatmung halboffene Systeme mit relativ hohem Gasflow genommen. Dies sind Systeme, die sehr viel Gas verbrauchen und die Umwelt damit belasten, da es nicht ganz einfach ist, das Exspirationsgas abzusaugen. Bei Kombination mit einer Allgemeinanästhesie wird dieses Problem durch eine Regionalanästhesie gemindert, und man entgeht dem Problem ganz, indem man sich nur auf eine regionale Technik beschränkt.

# Literatur

1. Brown, T. C. K., and Fisk, G. C., (1979) Anaesthesia for Children. Blackwell Scientific Publications, Oxford, London, Edinburgh, Melbourne
2. Eyres, R. E., Kidd, J., Oppenheim, R., and Brown, T. C. K., (1978) Anaes. Intens. Care 6:243
3. Armitage, E. N., (1985) Regional anaesthesia in paediatrics, Clinics in Anaesthesiology 3:560
4. Reinauer, H. und Hollmann S., (1966) Der Einfluß der Narkoseart auf den Gehalt an Adeninnukleotiden, Lactat und Pyruvat in Herz, Leber und Milz der Ratte. Anaesthesist 15 27
5. Giaufre, E., Morisson-Lacombe, G., and Rousset-Rouviere, B., (1983) L'anesthesie caudale en chirurgie pediatrique. Chir. Pediatr. 24:165
6. Giaufre, E., Conte-Devolx, B., Morisson-Lacombe, G., Boudouresque, F., Grino, M., Rousset-Rouviere, B., Guilleame, V., and Oliver, C., (1985) Anesthesie peridurale par voie caudale chez l'enfant, Etude des variations endocriniennes. La Presse Medicale 14:201
7. Murat, I., Esteve, C., Nahoul, K., Saint-Maurice, C., (1988) The efect of continuous epidural anaesthesia on plasma cortisol levels in children. Can. Anesth. J. 35:20
8. Tozbikian, H., (1988) Continous thoracic Epidural Blockade for Rectus Thoracoplasty in Children. Regional Anesthesia 13:25
9. Boninsegni, R., Salerno, R., Giannotti, P., Andreuccetti, T., Busoni, P., Santoro S., Forti, G., (1983) Effects of surgery and epidural or general anaesthesia on testosterone, 17-hydroxyprogesterone and cortisol plasma levels in prepubertal boys. J. Steroid Biochem. 19:1783
10. Harnik, E. V., Hoy, G. R., Potolicchio, S., Stewart, D. R., and Siegelman, R. E., (1986) Spinal anesthesia in premature infants recovering from respiratory distress syndrome. Anesthesiology 64:95
11. Spear, R. M., Deshpande, J. K., and Maxwell, L. G., (1988) Caudal Anesthesia in the Awake High Risk Infant. Regional Anesthesia 13:24

# Geschichte

Ottheinz Schulte Steinberg

## Spinalanästhesie

Auch wenn man den Eindruck haben mag, die Regionalanästhesie bei Kindern sei eine neuere Entwicklung, so ist doch das Gegenteil richtig: man kann sie zurückverfolgen bis in die Pioniertage. Bier (1) beschrieb in seiner 1899 veröffentlichten Originalarbeit über die Spinalanästhesie deren Wirkungen bei einem 11-jährigen Jungen! Es folgte ein ähnlicher Bericht durch Bainbridge (2) im Jahre 1900 über 5 Kinder im Alter von unter 8 Jahren, und 1901 erschienen weitere Berichte bei Kindern im Alter zwischen 3 Monaten und 6 Jahren (3). Die Technik erfreute sich vor allem in Kanada einer bis in die 30er und 40er Jahre anhaltenden Popularität. Junkin berichtete 1933 (4) und Robson 1936 (5) über Spinalanästhesien für Thoraxeingriffe bei Kindern, und 1928 hatte Koster (6) diese Technik für Eingriffe im Kopf- und Halsbereich empfohlen. Die Spinalanästhesie hat dann schließlich ihren Platz gefunden, so daß sie 1948 von Leigh und Belton (7) in deren Lehrbuch über Kinderanästhesie aufgenommen wurde. 1944 setzten Lemmon und Hager (8) erstmals bei einer Serie von 33 Kindern die kontinuierliche Spinalanästhesie ein.

In den 50er Jahren kam es zu qualitativen Fortschritten der Allgemeinanästhesie, mit Verbesserung der Geräte und neuen Medikamenten, insbesondere den Muskelrelaxantien. Als Folge hiervon ging die Beliebtheit der Spinalanästhesie bei Kindern zurück, trotzdem gibt es weiterhin Bereiche, wo die Allgemeinanästhesie nicht voll zufriedenstellt. Die neueren Konzepte bezüglich des operativen Streß und der metabolischen Antwort während und nach einem Eingriff werden heutzutage immer besser verstanden und man erkennt, daß bei Gabe von Muskelrelaxantien immer die Gefahr besteht, daß das Kind postoperativ nachbeatmet werden muß. Dies und andere Faktoren haben das Interesse an der Regionalanästhesie wieder geweckt, und obwohl durch die Einfachheit der Kaudalanästhesie und durch die Einführung der Epiduralanästhesie die Popularität der Spinalanästhesie im pädiatrischen Bereich gelitten hat, erscheinen immer noch gelegentlich einzelne Veröffentlichungen zu diesem Thema.

## Epiduralanästhesie

1936 beschrieb Sievers (9) erstmals die Epiduralanästhesie bei Kindern, und 1951 wurde diese Idee von Schneider (10) wiederbelebt, der von 6500 Kindern berichtete, davon 25% Säuglinge, die alle unter Epiduralanästhesie operiert wurden. Beide Autoren setzten diese Technik bei urologischen Eingriffen ein. 1959 führte Ruston (11, 12, 13) die kontinuierliche lumbale Epiduralanästhesie ein; seine Berichte zeigen einen über 12-jährigen Einsatz der Epiduralanästhesie bei Säuglingen und Kleinkindern, wobei er in dieser Zeit 170 Fälle publizierte. Er kam zum Ergebnis, daß kranke Kinder, die sich wegen eines akuten Zustandes wie z. B. einer Invagination, einem (Notfall-) Eingriff unterziehen mußten, diese Anästhesiemethode gut tolerierten, und er setzte die kontinuierliche Epiduralanästhesie auch bei ausgedehnten Abdominaleingriffen von bis zu 6 Stunden Dauer ein, wobei er unter seinen Fällen auch die Hemihepatektomie, Eingriffe bei Omphalozele und Hirschsprung'scher Krankheit, sowie die Entfernung pelviner Tumoren auffführt. Bereits zum Anlegen der Blockade und dann auch intraoperativ waren alle Patienten intubiert und wurden mit Lachgas/Sauerstoff und Halothan 0,25% in einer flachen Narkose gehalten. Intermittierend wurden geringe Mengen Succinylcholin gegeben, «um das Zwerchfell bei dessen Naht zu entspannen, oder um einen Spasmus zu durchbrechen, der durch versehentliche Bewegung des kindlichen Kopfes ausgelöst wurde, was dazu führt, daß das Kind gegen den Tubus hustet und würgt.» Aus den Anmerkungen Ruston's geht klar hervor, daß er eine moderne Technik der Kombination von Regional- und Allgemeinanästhesie anwandte. Trotzdem blieb er ein einsamer Rufer in der Wüste, und seine Methoden wurden nicht allgemein anerkannt, sondern manchmal sogar verurteilt.

1971 veröffentlichten Isakob und Kollegen (14) einen Bericht über thorakale Epiduralanästhesie bei Kindern zur postoperativen Analgesie. Sie legten den Epiduralkatheter nach Ende von Thoraxeingriffen in der Höhe zwischen T3 und T7 und beschickten ihn zur Analgesie für zwei bis drei Tage.

Die Sicherheit von Spinal- und Epiduralanästhesie ist durch einen Bericht aus China von Zeng Gang eindrucksvoll bestätigt worden, wobei der

Autor (15) über 10000 Fälle bei kleinen Kindern berichtet, ohne eine einzige neurologische oder infektionsbedingte Komplikation und weniger als 10 sog. «totale» Spinalanästhesien.

## Kaudalanästhesie

Der kaudale Zugang zum Epiduralraum bei Kindern wurde 1933 von Campbell (16) beschrieben. Weitere Berichte erfolgten 1962 durch Siegel (17) und 1967 durch Fortuna (18), gefolgt von vielen anderen Berichten aus jüngerer Zeit. 1984 zeigten Schulte Steinberg und Busoni (19), daß von kaudal Katheter bis in den lumbalen und bei Säuglingen und Kleinkindern sogar bis in den thorakalen Bereich vorgeschoben werden können.

## Andere Techniken

Die Plexus-brachialis-Blockade bei Kindern wurde 1920 von Farr (20) beschrieben, d. h. 28 Jahre vor der Veröffentlichung von De Pablo und Kollegen (21), in der sie über 3000 Fälle berichten. 1949 beschrieben Accardo und Adriani (22) den axillären Zugang bei Kindern, und 1970 Winnie (23) die interscalenäre Technik.

Auch wenn der Nervstimulator schon 1912 von Perthes beschrieben worden war, so war es doch Aizenberg (24), der die Tür geöffnet hat zur breiteren Anwendung peripherer Nervblockaden unter Sedierung oder (flacher) Narkose, indem er deren Vorzüge bei den sehr jungen Patienten aufzeigte.

Die intravenöse Regionalanästhesie fand bei Kindern keine weite Verbreitung; 1971 berichteten Carrell und Eyring (25) über ihre Anwendung bei der Frakturbehandlung, wobei das jüngste Kind in ihrer Serie 3 Jahre alt war.

## Zusammenfassung

Die Regionalanästhesie hat bei Erwachsenen eine eindrucksvolle Renaissance erfahren, bedingt dadurch, daß sichere langwirkende Lokalanästhetika zur Verfügung stehen, und daß man heute die kardiovaskulären Veränderungen bei einer Blockade besser versteht und behandeln kann. Die Wiedereinführung des Nervstimulators hat es nun möglich gemacht, auch bei jungen Patienten unter Narkose eine sichere periphere Blockade zu setzen. Diese Entwicklungen wurden begleitet von der zunehmenden Erkenntnis, daß eine Kombination von Allgemein- und Regionalanästhesie zum Vorteil des Patienten sein kann, was insbesondere im pädiatrischen Bereich zutrifft, da die Blockade unter idealen Bedingungen durchgeführt werden kann, und das postoperative Aufwachen schmerzfrei und rasch stattfindet, da zur Allgemeinanästhesie nur ein flaches Narkosestadium benötigt wurde. Dies ist von besonderer Wichtigkeit, wenn man daran denkt, daß nach heutiger Meinung kleinere chirurgische Eingriffe bei Kindern wann immer möglich ambulant durchgeführt werden sollten (3).

## Literatur

1. Bier, A., (1899) Versuche über die Cocainisierung des Rückenmarks Dtsch. Ztschr. f. Chir. 51:361
2. Bainbridge, W. B., (1900) Analgesia in children by spinal injection with a report of a new method of sterilization of injection fluid. Medical Record 58:937
3. Armitage, E. N., (1985) Regional anaesthesia in paediatrics. Clinics in anaesthesiology 3:535
4. Junkin, C. I., (1933) Spinal anesthesia in children. Canad. Med. Assoc. J. 28:51
5. Robson, C. H., (1936) Anesthesia in Children. Am J Surg 34:468
6. Koster, H., (1928) Spinal anesthesia in head and neck surgery. Am. J. Surg. 5:571
7. Leigh, M. D., and Belton, M. K., (1948) Pediatric anesthesia, New York. The Macmillan Co 121
8. Lemmon, W. T., and Hager, Jr. H. G., (1944) Continuous spinal anesthesia: Observations on 2000 cases. Ann. Surg. 120:129
9. Sievers, R., 1936) Peridurale Anaesthesie zur Cystoskopie beim Kind. Arch Klin. Chir. 185:359
10. Schneider, Leipzig Kinderklinik (1951) Peridural Anaesthesie im Kindesalter. Z. Urol. Chir. 76:704
11. Ruston, F. G. (1954) Epidural anaesthesia in infants and children. Can. Anaesth. Soc. J. 1:37
12 Ruston, F. G., (1957) Epidural anesthesia in pediatric surgery. Anesth. Analg. 36:76
13 Ruston, F. G. (1964) Epidural anaesthesia in paediatric surgery: Present Status at the Hamilton General Hospital, Can. Anaes. Soc. J. 11:12
14. Isakob, Y. F., Geraskin, B. I., and Koshevnikov, V. A., (1971) Long term peridural anesthesia after operations on the organs of the chest in children. Grudnaja Chirurija 13:104
15. Zhen-Gang Zhan (1986) Poster: Spinal, epidural and supportive basal anesthesia in their use at Beijing Children's Hospital. First European Congress of Paediatric Anaesthesia, Rotterdam, Aug. 27–30th. Book of Abstracts 132
16. Campbell, M. F., (1933) Caudal anesthesia in children. J. Urol. 30:245
17 Spiegel, P., (1962) Caudal anesthesia in pediatric surgery: A preliminary report. Anesth. Analg. 41:218
18. Fortuna, A., (1967) Caudal analgesia: A simple and safe technique in paediatric surgery. Br. J. Anaesth. 39:165
19. Schulte Steinberg, O., and Busoni, P., to be published
20. Farr, R. E., (1920) Local anesthesia in infancy and childhood. Arch. Pediatr. 37:381

21. De Pablo, J. S., and Diez-Mallo, J., (1948) Experiences with 3000 cases of brachial plexus blocks: Its dangers: Report of a fatal case. Ann. Surg. 128:956
22. Accardo, N. J., and Adriani, J., (1949) Brachial plexus block: A simplified technique using the axillary route. South Med. J. 42:920
23. Winnie, A. P., (1970) Interscalene brachial plexus block. Anesth. Analg. 49:455
24. Aizenberg, V. L., (1972) The technique of regional anesthesia of the extremities in combination with nitrous oxide general anesthesia in children. Vestn. Khir. 108:88
25. Carrell, E. D., and Eyring, E. J., (1971) Intravenous regional anesthesia for childhood fractures. J. Trauma 11:30

# Anatomie

Paolo Busoni

## Allgemeine Überlegungen

Die im Folgenden zu diskutierenden Punkte beschränken sich auf Besonderheiten der kindlichen Anatomie, auf Unterschiede zwischen Kindern und Erwachsenen, und darauf, welche Bedeutung dies für die Regionalanästhesie bei Kindern hat. Bezüglich weiterer Einzelheiten wird der Leser auf Standardlehrbücher der Anatomie verwiesen.

Die Formänderungen während des menschlichen Wachstums sind gut definiert: in utero differenziert sich das kraniale Ende des Embryo zuerst – und schneller – als das kaudale, was man den anteroposterioren Gradienten nennt. So kommt es, daß das Neugeborene einen relativ großen Kopf hat, der einem mittelgroßen Körper mit relativ kurzen Extremitäten aufsitzt. Im Laufe des Wachstumsprozesses kehrt sich dieser Gradient um; und obwohl der Kopf weiter wächst, wächst er doch langsamer als der übrige Körper, so daß seine relative Größe abnimmt (3) (Abb. 1). Bei der Durchführung rückenmarksnaher Leitungsblockaden vom Neugeborenen bis zum Jugendlichen muß man sich diese Formänderungen immer vor Augen halten.

Die Tiefe, in der man wichtige Strukturen antrifft, ändert sich mit Alter und Größe des Patienten. Bänder und Faszien sind bei Kindern dünner und leichter zu penetrieren, doch damit sind sie auch schwieriger zu identifizieren, es sei denn, man nimmt kurz geschliffene oder vergleichsweise dicke Nadeln. Bei kleinen Kindern sind die Nerven viel dünner und noch unvollständig myelinisiert. Dies bedeutet, daß Diffusion und Penetration von Lokalanästhetika leichter vor sich geht, und somit auch mit niedrigeren Konzentrationen (als beim Erwachsenen) ausreichende Blockadeerfolge erzielt werden können.

*Abb. 1.* Änderung der Körperproportionen von der Geburt bis zum Erwachsenenalter.

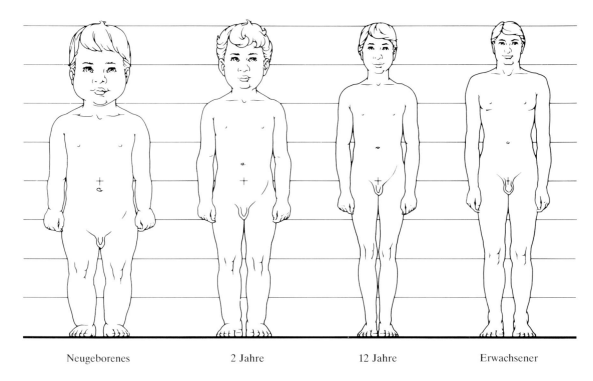

Neugeborenes     2 Jahre     12 Jahre     Erwachsener

Dieselben Faktoren führen jedoch auch zu langsamerer Nervenleitung, was man mit bedenken muß, wenn die Effektivität einer Blockade beurteilt wird (2). So kann es zum Beispiel bis zu 5 Sekunden dauern, bis eine Reizantwort in Form von Grimassieren oder Schreien auftritt. Eine ähnlich Unreife findet sich in Bezug auf das autonome Nervensystem, was möglicherweise erklärt, warum man bei Kindern auch nach ausgedehnten rückenmarksnahen Leitungsblockaden selten eine hypotone Reaktion sieht.

Alter, Körpergewicht und -länge (bzw. die Größe) können zur Berechnung der Dosis pro Segment herangezogen werden; Schulte Steinberg hat gezeigt, daß diese Parameter gut mit Dosis und Ausbreitung korrelieren.

Zur Dosisberechnung bei thorakalen Periduralanästhesien hat sich der Autor auf seine Erfahrungen bei kontinuierlicher Kaudalanästhesie gestützt (S. 88), wo das Alter sich als der genaueste Parameter zur Berechnung der Ausbreitung zeigte. Dennoch ist das Körpergewicht der für die tägliche Praxis günstigste Berechnungsparameter.

## Anatomie der Wirbelsäule

Zum Verständnis der anatomischen Besonderheiten beim Kind muß man einige Punkte der Entwicklung von Rückenmark und Wirbelsäule kennen.

Das Rückenmark des Foetus erstreckt sich anfangs über die gesamte Länge des Wirbelkanals, reicht jedoch bereits im 4. Monat nicht mehr bis in den unteren Teil des Kanals (Abb. 2). Dies erklärt sich durch das unterschiedliche Längenwachstum, wobei die knöcherne Wirbelsäule schneller wächst als das Rückenmark (3, 4).

### Ossifikation

Etwa in der 10. Woche treten in den bis dahin knorpeligen Wirbeln drei primäre Ossifikationszentren auf: ein Ossifikationskern im Wirbelkörper, zwei in den Wirbelbögen und jeweils einer in der Radix arcus vertebrae. Zwischen dem dritten und sechsten Lebensjahr verbinden sich die Ossifikationszentren im Wirbelkörper mit denen in den Bögen, während die knöchernen Kerne der Bögen sich nach hinten (posterior) vereinen und so den knöchernen Neuralbogen in den ersten beiden Lebensjahren schliessen.

Die sekundären Ossifikationszentren in den Ringknorpeln beginnen sich bei den Mädchen kurz vor der Pubertät und bei den Jungen etwas später auszubilden. Die sekundären vertebralen Ossifikationszentren (Processus articularis superius, Processus transversus, Processus spinosus und Processus

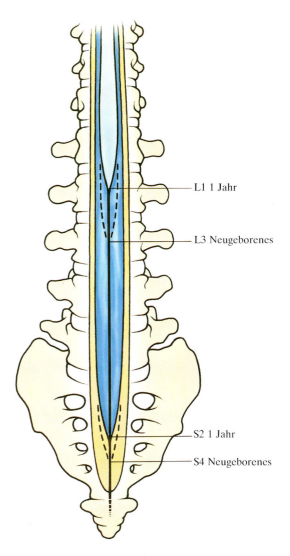

*Abb. 2. Das Zentralnervensystem, Vergleich eines 4 Monate alten Säuglings mit einem Erwachsenen.*

articularis inferius) erscheinen etwa im Alter von 16 Jahren und vereinen sich mit ihren jeweiligen Processus im Alter von ungefähr 25 Jahren (5).

Im Bereich des Os sacrum beginnt die Verknöcherung der zentralen Anteile der ersten drei Wirbelkörper ungefähr zwischen der achten und neunten Foetalwoche, und zwischen dem sechsten und achten Monat beginnt die Ossifikation der Laminae und der lateralen Teile (Massae laterales). In den frühen Lebensstadien sind die sakralen Wirbelkörper noch durch Bandscheiben getrennt und erst im achtzehnten Lebensjahr verbinden sich die beiden unteren Segmente durch Ossifikation unter Einbeziehung der Bandscheiben, und von dort schreitet der Fusionsprozeß nach kranial fort. Die Ligamenta flava verbinden in den frühen Lebensjahren jeweils den Ober- und Unterrand der sakralen Wirbel; zur Ossifikation kommt es erst später zwischen 15. und 25. Lebensjahr und zur vollständigen knöchernen Fusion erst zwischen dem 25. und 30. Lebensjahr.

Deshalb kann man den Epiduralraum mit der Nadel durch die sakralen Zwischenräume mit derselben Technik punktieren wie im Lumbalbereich und somit eine sakrale Periduralanästhesie durchführen (21). Der Zeitpunkt, zu dem der Bogen durch Fusion der Laminae miteinander und mit dem Wirbelkörper vollständig wird, ist für die einzelnen Segmente nicht identisch, der Prozeß beginnt jedoch nicht vor dem zweiten Lebensjahr (5, 6). Die Wirbelsäule ist bei Neugeborenen, Kleinkindern und selbst bei Schulkindern zu einem großen Teil noch knorpelig. Die Fusion der Laminae untereinander und mit dem Wirbelkörper ergibt dann den Wirbelkanal, sie findet aber erst später in der postnatalen Phase ihren Abschluß. Daher besteht die Möglichkeit, daß bei einer inkorrekten Nadelführung bei epiduralen oder sakralen Blockaden diese eher empfindlichen knorpeligen Strukturen verletzt werden können.

Bei der Geburt besteht die Wirbelsäule aus einer einzigen leicht anterior-konkaven Krümmung, was folglich die Dornfortsätze mehr parallel zueinander stehen läßt und somit in jeder Höhe die Punktion des Epiduralraumes einfacher macht (Abb. 3). Die durchschnittliche Länge des Rückgrats (ohne Os sacrum) beträgt bei der Geburt 20 cm. In den ersten beiden Lebensjahren sehen wir ein rasches Wachstum, so daß die Länge auf etwa 45 cm anwächst; danach haben wir ein deutlich geringeres Wachstum, so daß die Länge des Rückgrats bei Pubertätsbeginn ca. 50 cm beträgt. Die endgültige Länge von 60–75 cm wird im Alter zwischen 22 und 24 Jahren erreicht.

Im Laufe des Wachstums ändert sich die relative Länge von Hals- und Lendenwirbelsäule beträchtlich: bei der Geburt macht die Halswirbelsäule ein Viertel der Gesamtlänge aus, die Brustwirbelsäule die Hälfte und die Lendenwirbelsäule wiederum ein Viertel. In der Kindheit ist die Halswirbelsäule relativ länger als im späteren Leben (5), während der anscheinend kurze Hals durch das reichlich vorhandene lockere Bindegewebe bedingt ist. Beim Erwachsenen finden wir dann eine auf ein Fünftel bis Sechstel «verkürzte» Halswirbelsäule, während die Lendenwirbelsäule annähernd ein Drittel der Gesamtlänge ausmacht.

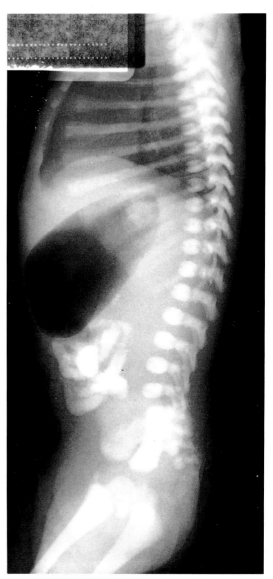

*Abb. 3. Seitliche Röntgenaufnahme der Wirbelsäule eines Neugeborenen.*

In der Zervikalregion ist die knöcherne Fusion der posterioren Anteile des Bogens (in der Mittellinie) normalerweise zwischen viertem und sechstem Lebensjahr beendet, doch kommt es gar nicht so selten vor, daß die Bögen noch länger offen bleiben. Beim Arnold-Chiari-Syndrom nimmt der obere Zervikalkanal die Form einer trichterförmigen Erweiterung an. Die Pathologie stellt sich dar als eine Herniation der Kleinhirntonsillen mit Schwellung und posteriorer Verdrängung der Medulla gegen die obere Wirbelsäule. Eine zervikale Spina bifida occulta (verzögertes Zusammenwachsen des Neuralbogens der Halswirbelsäule) ist nichts Ungewöhnliches, aber häufig ohne klinische Bedeutung (8). Abweichungen bezüglich der Anzahl der Segmente sieht man im Halswirbelbereich öfter, wobei eine verminderte Segmentzahl häufiger anzutreffen ist als zusätzliche Segmente. Segmentbildungsfehler sieht man z. B. beim Klippel-Feil-Syndrom (9), welches häufig auch mit Schulterhochstand und Froschhalssymptomatik einhergeht. Eine Halsrippe verursacht in der Regel keine Symptome, sie kann in einem kleinen Prozentsatz der Fälle das sogenannte Skalenussyndrom verursachen (10). Verursacht wird dieses Syndrom durch eine lokale Kompression der Arteria subclavia und der somatischen Äste des Plexus brachialis – und ganz selten der sympathischen Nerven. Die Kompression der Arterie verursacht ein dumpfes Kribbeln im Arm, der Druck auf die somatischen Äste des Plexus brachialis ist verantwortlich für schmerzhafte Parästhesien, und bei Mitbeteiligung der sympathischen Fasern kann es zur Miosis und zur Ptosis kommen. Gelegentlich sieht man auch schwere Atrophien der Handmuskulatur.

Im thorako-lumbalen Übergangsbereich werden die Wirbelkörper mit zunehmendem Alter relativ breiter, verlieren ihre ovale Form und werden mehr rechteckig. Auf lateralen Röntgenaufnahmen zeigen die Wirbelkörper in der Mitte von Vorder- und Hinterwand auch paarige, kegelförmige, verschwommene Defektbildungen und Einkerbungen. Für die anteriore Einkerbung ist ein großer sinusoidaler blutgefüllter Raum im Zentrum der Verknöcherung verantwortlich, während die posteriore Einkerbung durch die Vertebralvenen und die nutritiven Gefäße (Arterien) verursacht ist, welche die Hinterwand durchbohren (11).

## Das Becken

Das Becken sowohl des Foetus, wie des Neugeborenen, wie auch des Kindes ist auffallend schmal und trichterförmig. In der Neonatalphase verlängert sich der vertikale Durchmesser im Vergleich zum lateralen und sagittalen; und bei der Geburt zeigt die Beckenapertur eine mehr zirkuläre Form als in späteren Lebensjahren, das Acetabulum ist flacher und relativ breiter, während die Foramina obturatoria relativ kleiner und näher beieinander gelegen sind.

### Das Os sacrum

Hier handelt es sich um einen breiten dreieckigen Knochen, der wie ein Keil zwischen die beiden namenlosen Knochen eingeschoben erscheint. Er hat im ersten Lebensjahr einen großen Anteil an der Bildung des Beckengürtel, und setzt in Bezug

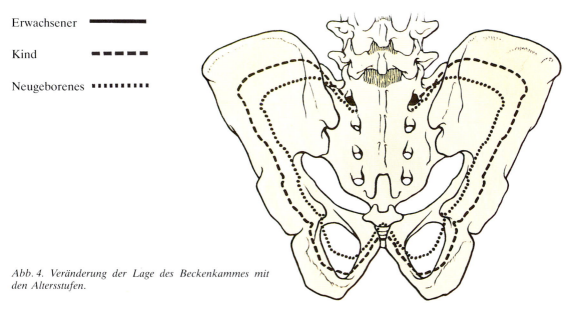

*Abb. 4. Veränderung der Lage des Beckenkammes mit den Altersstufen.*

auf das Os ilium höher an als beim Erwachsenen (12). Deshalb erscheint der Hiatus canalis sacralis im Vergleich zum Erwachsenen – bei kleinen Kindern auch kranialer als üblich zu liegen (13). Wenn das Kleinkind zunehmend die aufrechte Position einnimmt, deszendiert das Os sacrum zwischen den Darmbeinen und dies wiederum führt zum stärkeren Hervortreten des Promontorium. In den beiden ersten Lebensjahren beobachtet man ein rapides Beckenwachstum, welches sich dann bis zur Pubertät langsamer vor sich geht. Zu diesem Zeitpunkt kommen dann die Geschlechtsunterschiede zum Vorschein.

Die fehlende Segmentation zwischen Massa lateralis und Processus transversus des ersten Sakralsegments auf der einen Seite und dem Processus transversus des fünften Lumbalsegments auf der anderen, ist verantwortlich für die als «Sakralisation des fünften Lendenwirbels» bekannte Normvariante.

Bei Kleinkindern und auch bei älteren Kindern ist dies jedoch selten mit irgendwelchen Symptomen verbunden (12).

Was die anatomischen Leitpunkte anbelangt, so geht im Mittel die Verbindungslinie zwischen den Oberrändern der Darmbeinschaufeln bei Kindern durch den fünften Lendenwirbel und bei Neugeborenen projiziert sich diese Linie sogar noch tiefer: in Höhe L5–S1 (Abb. 4).

## Das Rückenmark

Im Laufe der Gestation wandert das kaudale Rückenmarksende nach kranial, so daß am Geburtstermin der erste Sakralnerv in Höhe des ersten Lendenwirbels aus dem Rückenmark austritt. Das Rückenmark selbst endet bei Geburt in Höhe des dritten und am Ende des ersten Lebensjahres in Höhe des ersten Lendenwirbels (Abb. 5). Bei Kindern reicht der Duralsack bis zum vierten Sakral-

*Abb. 5. Höhe des Duraendes (aus: Scientific Foundation of Paediatric. Edited by SA Davis and John Dobbing 1974, William Heineman Medical Books Ltd, London).*

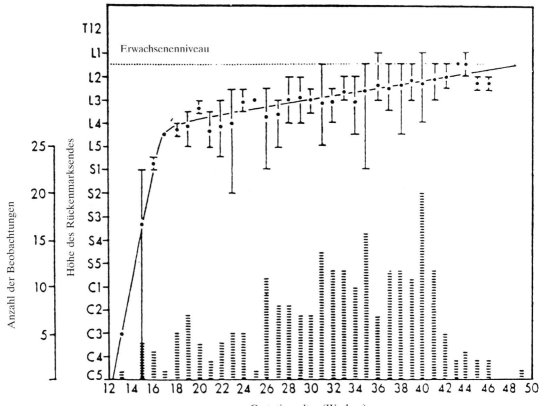

foramen nach kaudal, im Gegensatz zum Erwachsenen, wo er nur bis zum zweiten oder dritten Foramen reicht. Kaudal dieses Niveaus ist mit einer Liquorpunktion nicht mehr zu rechnen. Ausstülpungen aus dem Durasack umkleiden das Filum terminale, welches bei Neugeborenen relativ kräftiger ausgebildet ist als bei älteren Kindern. Das Durageweber zieht dann zur Dorsalseite des Os sacrum, wo es mit dem Periost verwachsen ist (14).

## Der Liquor

Die zerebrospinale Flüssigkeit füllt den Subarachnoidalraum (Abb. 6); sie wird vom Plexus chorioideus der lateralen, dritten und vierten Ventrikel gebildet, ca. 0,35 ml pro Minute (= 500–600 ml pro Tag) (15), und verläßt das Ventrikelsystem durch die (lateralen) Foramina Luschkae und das (mediale) Foramen Magendii des vierten Ventrikels. 70% des Volumens verbleibt im Ventrikelsystem, und von den verbleibenden 30% fliessen ca. 10% über die basalen Zisternen nach oben über die Großhirn-

Abb. 6. Strömungs- und Abflußwege des Liquors. Die Pfeile zeigen die Flußrichtung an.

 1. Pacchioni-Granulation
 2. Dura mater (äußeres Blatt)
 3. Dura mater (inneres Blatt)
 4. Subduralraum
 5. Arachnoidea
 6. Subarachnoidalraum
 7. Sinus sagittalis superior
 8. Pia mater
 9. Plexus chorioideus des III. Ventrikels
10. V. cerebri magna
11. Cisterna cerebellomedularis
12. Foramen interventriculare
13. Cisterna interpeduncularis
14. Cisterna ambiens
15. Plexus chorioideus des IV. Ventrikels
16. Foramen Magendii
17. V. cerebralis superficialis
18. Cortex cerebri

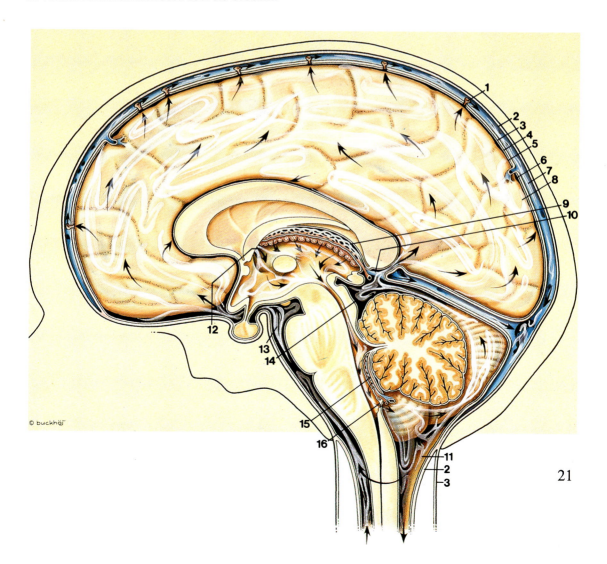

oberfläche und ca. 20% fliessen nach unten in den Subarachnoidalraum des Rückenmarks. Der Großteil des Liquors gelangt über die Villi arachnoidales (Pacchioni) zurück in die subduralen Venensinus. Kinder mit einem Körpergewicht von unter 15 kg haben ein relativ größeres Gesamtliquorvolumen – 4 ml/kg – im Vergleich zum Erwachsenen mit 2 ml/kg (16).

## Der Epiduralraum

Er umgibt die spinalen Meningen und erstreckt sich vom Foramen magnum bis zum Hiatus canalis sacralis. Er enthält die Nervenwurzeln, lymphatisches und Fettgewebe, sowie Arterien und Venen. Das Zellfett ist aufgelockert und enthält viel Zwischenräume zwischen den Lobuli, so daß sich das Injektat noch gleichmäßiger verteilen kann als beim Erwachsenen (14). Der Epiduralraum selbst erscheint beim Neugeborenen aufgrund der geringeren Fettgewebsmenge relativ breit (17) (Abb. 7). Bezüglich der Beschreibung der Venen und Arterien sei auf

*Abb. 7. Querschnitt durch den Spinalkanal im Thorakalbereich.*

1. *Ligamentum longitudinale posterius*
2. *Periost*
3. *Nervenwurzel*
4. *Subarachnoidalraum*
5. *Epiduralraum*
6. *Pia mater*
7. *Arachnoidea*
8. *Subduralraum*
9. *Septum subarachnoidale*
10. *Dura mater (Lamina interna, Stratum meningeale)*
11. *Dura mater (Lamina externa, Stratum periostale)*
12. *Ligamentum flavum*
13. *Ligamentum denticulatum*
14. *Dorsale Nervenwurzel*
15. *Ventrale Nervenwurzel*
16. *Dorsales Spinalganglion*
17. *Spinalnerv*

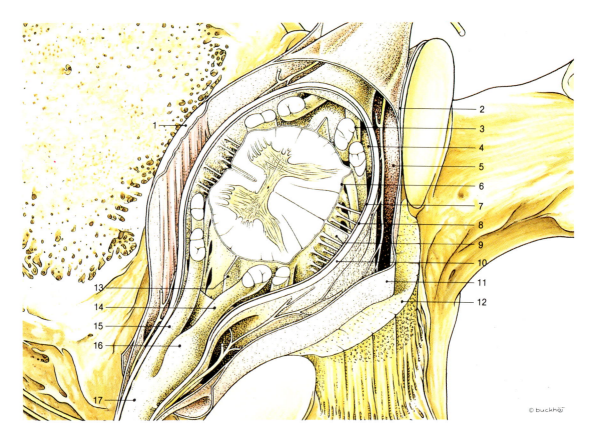

die Standard-Lehrbücher der Anantomie verwiesen; an dieser Stelle soll nur darauf hingewiesen werden, daß die Arteria spinalis anterior bei Neugeborenen im unteren Teil der Wirbelsäule üblicherweise geschlängelt verläuft (18).

Den Anästhesisten interessiert insbesondere die Entfernung des Epiduralraumes von der Haut – und dies natürlich auch bei Kindern. Kosaka und Mitarbeiter (19) haben dies in Höhe L3/4 und Busoni in Höhe L2/3 untersucht, und sie kamen zu ähnlichen Ergebnissen. Busoni (20) hat dann herausgefunden, daß die Entfernung bei Geburt etwa 10 mm beträgt und dann mit dem Alter linear ansteigt, entsprechend der Formel:

Tiefe = (Alter in Jahren × 2) + 10 mm

d. h., daß bei einem dreijährigen Kind der Abstand von der Haut zum Epiduralraum (3 × 2) + 10 mm = 16 mm beträgt. Die Beachtung dieser Formel hilft, akzidentelle Durapunktionen zu vermeiden.

## Lage und Bewegung

Die Wirbelsäule kann bei Frontalansicht als aus zwei Pyramiden bestehend angesehen werden, welche sich mit ihrer jeweiligen Basis treffen, wobei die obere (schlankere) Pyramide aus allen Wirbelkörpern von C2 bis L5 besteht und die untere aus Kreuz- und Steißbein. In der Seitansicht zeigt die Wirbelsäule verschiedene Krümmungen, welche den verschiedenen Abschnitten der Wirbelsäule entsprechen und somit als zervikal, thorakal, lumbal und sakral bezeichnet werden.

Die zervikale Krümmung kommt im Laufe des ersten Lebensjahres zum Vorschein, kurz nachdem der Kopf gerade gehalten werden kann. Die lumbale Krümmung entwickelt sich zu Beginn des zweiten Lebensjahres in Verbindung mit dem Lernen des aufrechten Ganges und wird in den weiteren Kinderjahren noch ausgeprägter. Die zervikale und lumbale Krümmung sind kompensatorisch, d. h.: sie sind sekundäre, nach der Geburt zur Stabilisierung der aufrechten Position bzw. des aufrechten Ganges entwickelte Biegungen, welche hauptsächlich durch die Form der Bandscheiben bedingt sind. Die thorakale (oder «dorsale») und die sakrale Krümmung sind die primären, sie bilden sich bereits im frühen Foetalleben aus und sind bedingt durch die Form der Wirbelkörper.

*Abb. 8. Distanz Haut-Epiduralraum (Höhe L2/3).*

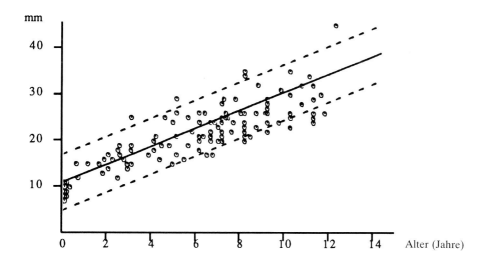

# Die Innervation

Abb. 9 zeigt eine Übersicht über die sensorischen Dermatome beim Kleinkind.

*Abb. 9. Sensorische Dermatome beim Kleinkind.*

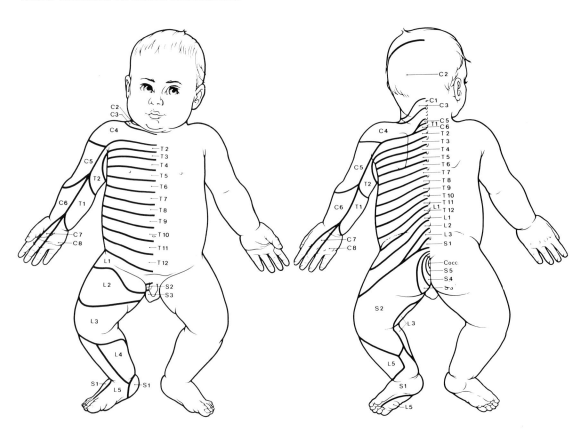

# Literatur

1. Vaughan, V. C., (1979) Textbook of pediatrics. Edited by Nelson, W. E. Philadelphia-London-Toronto. Sauders pp. 13–16, 26–27
2. Freeman, J. M., (1974) Practical management of meningomyelocele. University Park Press Baltimore p. 28
3. Hamilton, W. J., Mossman, H. W., (1972) Human Embryology. Cambridge. Heffer & sons
4. Gray's Anatomy (1974) Edited by Pickering Pick T. Philadelphia pp. 1149–1216
5. Caffey, J., (1967) Pediatric X-ray diagnoses. Chicago, Year Book Medical Publishers pp. 579–593, 1351–1357
6. Testut, L., Latarjet, A., (1959) Traité d'Anatomie Humanie. Torino UTET p. 85
7. Netter, H. F., (1962) Nervous System. New York CIBA p. 21–30
8. Freeman, J. M., (1974) Practical management of meningomyelocele. Baltimore. University Park Press pp. 25–29
9. Klippel, M., Feil, A., (1912) Un cas d'absence des vertebres cervicales. Bull et Mem. Soc. Anat. de Paris 14:185
10. Ray, B. S., et al. (1953) Cervical ribs: An analysis of findings in 57 operated cases. Buln. New York Acad. Med. 29:60
11. Gooding, C. A., Neuhauser, E. D., (1965) Growth and development of the normal vertebral body in the presence and the absence of stress. Am. J. Roentgenol. 93:388
12. Reynolds, E. S., (1945) The bony pelvic girdle in early infancy: A roentgenometric study. Am. J. Phys. Anthropol. 3:321
13. Mc Gown, R. G., (1982) Caudal analgesia in children. Anaesthesia 37:806
14. Tretjakoff, D., (1926) Das epidurale Fettgewebe. Z. Anat. 79:100
15. Cutler, R. W. P., Pae, L., Galicich, J., et al. (1968) Formation and absorption of cerebrospinal fluid in man. Brain 91:707
16. Kandt, R. S., Johnston, M., and Goldstein, G. W., (1983) The central nervous system: Basic concept. Edited by Gregory, G. R., New York Churchill Livingstone p. 138
17. Bosenberg, A. T., Bland, B. A. R., Schulte Steinberg, O., Downing, J. W., (1988). Thoracic epidural anaesthesia via the caudal route in infants and children. Anesthesiology 69:265
18. Ferguson, W. R., (1950) Some observations on the circulation in fetal and infant spines. J. Bone & Joint Surg. 32-A:640
19. Kosaka, Y., Sato, I., Kawaguchi, R., (1974) Distance from skin to epidural space in children. Jpn. J. Anaesthesiol. 23:874
20. Busoni, P., (1982) Lumbar extra-dural anaesthesia in Newborn infants and children. ESRA meeting in Edinburgh.
21. Busoni, P., Sarti, A., (1987) Sacral intervertebral epidural block. Anesthesiology 65:993

# Physiologie

Elisabeth Giaufre und Isabelle Murat

Dieses Kapitel soll auf die Frage beschränkt bleiben, inwiefern sich bei rückenmarksnahen Leitungsanästhesien Unterschiede zwischen Kindern und Erwachsenen ergeben. Es wird sich zunächst mit den Wirkmechanismen der Lokalanästhetika, unter besonderer Berücksichtigung der Epiduralanästhesie beschäftigen, und sodann mit den physiologischen Effekten einer rückenmarksnahen Blockade.

## Wirkmechanismen der Lokalanästhetika

Lokalanästhetika blockieren reversibel die Auslösung und die Fortleitung von Aktionspotentialen der Nerven und bewirken so sowohl eine sensorische als auch eine motorische Paralyse. Die in neuerer Zeit eingeführten elektrophysiologischen Techniken haben mit dabei geholfen, diese Effekte der Lokalanästhetika auf das Aktionspotential aufzuklären (1). Für die Auslösung und Fortleitung

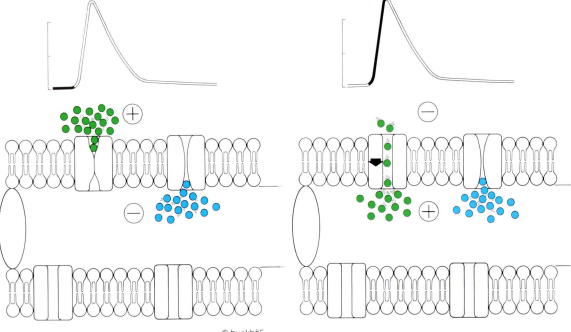

Abb. 10a. Außerhalb der Nervenmembran gibt es einen Überschuß an Natriumionen, innerhalb überwiegen die Kaliumionen.

Abb. 10b. In der Depolarisationsphase öffnen sich die Natriumkanäle und die Natriumionen strömen ein.

eines Aktionspotentials bedarf es eines vorübergehenden Permeabilitätsanstiegs in der Nervenmembran für Natrium, und nach den Studien von Hille (2) besteht allgemeine Übereinstimmung darin, daß Lokalanästhetika diese Natriumpermeabilität vermindern (Abb. 10a–d). Die nicht-ionisierte Form des Moleküls ist in der Lage, durch Nervenscheiden und -membranen zu penetrieren, so daß das Lokalanästhetikum die Natriumkanäle entweder direkt über die Membran oder über das Axoplasma erreichen kann. Aus exprimentellen Untersuchungen wissen wir, daß die Lokalanästhetika sich mit einem Rezeptor im Natriumkanal verbinden und dadurch den Natriumfluß durch die Kanäle verhindern. Nur die ionisierte Form des Lokalanästhetikums reagiert mit dem Rezeptor, wobei in den Natriumkanälen selbst ein Gleichgewicht zwischen ionisierter und nicht-ionisierter Form herrscht, welches pH-abhängig ist (3). Hierauf wird im Kapitel «Pharmakologie» noch näher eingegangen werden.

*Abb. 10c. In der Repolarisationsphase strömen die Kaliumionen nach außen und die Natriumkanäle schließen sich.*

*Abb. 10d. Das Aktionspotential ist beendet und die Kalium- und Natriumionen strömen wieder in die Ausgangsposition zurück.*

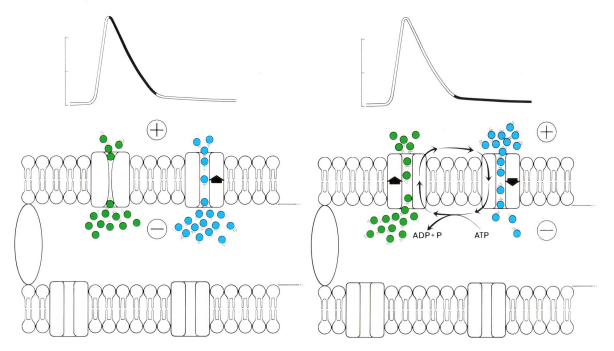

## Differentialblockade

Seit den Arbeiten von Gasser und Erlanger (4) im Jahre 1924 ist man bis in die jüngste Zeit immer davon ausgegangen, daß in kleinen Nervfasern (wie z. B. der Haut) eine Leitungsblockade früher auftritt als in dickeren Fasern. Diese Annahme ist jedoch nur teilweise richtig, und sie stimmt vor allem bezüglich der A-delta-Fasern nicht (5), wobei es im Augenblick so aussieht, als wenn Unterschiede im Blockadeverhalten verschiedener Fasern besser durch die Distanz zu erklären sind, über welche das Lokalanästhetikum bis zur Faser diffundieren muß, als durch Unterschiede bezüglich der minimalen Konzentration, welche benötigt wird, um Fasern unterschiedlichen Durchmessers zu blockieren (6) (Abb. 11).

Bei Geburt ist die Myelinisierung noch nicht abgeschlossen, sie entwickelt sich noch bis in das vierte Lebensjahr fort (7, 8). Der jeweilige Grad der Myelinisierung einer Nervenfaser beeinflußt die Reizleitgeschwindigkeit, daher ist diese beim Neugeborenen aufgrund seiner unvollständigen Myelinisierung nur etwa halb so schnell wie beim Erwachsenen, was sich bei den Reizleitungszeiten für die peripheren Reflexbögen weniger stark bemerkbar macht, da die zu überbrückenden Distanzen kürzer sind (9, 10, 11). Die geringe Dicke und die unvollständige Myelinisierung der Nervenfasern im Säuglings- und Kleinkindesalter mag mit dafür verantwortlich sein, daß es in dieser Altersgruppe bei Epiduralanästhesien, sei es auf kaudalem oder lumbalem Weg, sehr selten zu kompletten oder partiellen Blockadeversagern kommt. Zudem kann man bei Kindern unter 4 Jahren auch mit niedrigeren Konzentrationen der Lokalanästhetika eine motorische Blockade erzielen: so reicht zum Beispiel 0,25%iges Bupivacain aus, um eine chirurgisch ausreichende Relaxierung der Bauchwandmuskulatur zu erreichen.

*Abb. 11. Mögliche Wirkmechanismen einer Epiduralanästhesie.*

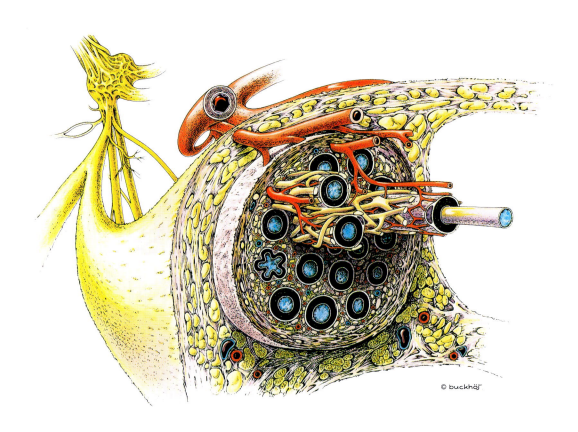

# Wirkmechanismus der Epiduralanästhesie

Im Epiduralraum können Lokalanästhetika ihre Wirkung an einer Vielzahl von Wirkorten entfalten (Abb. 12); hierzu gehören der Spinalnerv im Paravertebralraum, seine dorsale und ventrale Wurzel und das Rückenmark selbst (12).

Neuere Untersuchungen bei Erwachsenen haben gezeigt, daß sich das in den Epiduralraum injizierte Lokalanästhestikum nur wenig nach lateral ausbreitet, was darauf hinweist, daß der Epiduralraum im Wesentlichen als ein geschlossener Raum zu betrachten ist, in welchem zudem das injizierte Volumen einer Lösung wenig Einfluß auf die Ausbreitung hat. Ecoffey und Mitarbeiter (13) untersuchten die Epiduralanästhesie bei Kindern im Alter von 3 bis 36 Monaten: sie injizierten nach einer Standard-Testdosis von 0,5 ml eine Dosis von 0,75 ml/kg Bupivacain 0,5% mit Adrenalin 1:200.000. Hierbei betrug die durchschnittliche Ausbreitung 12 Segmente (+ oder − 1 Segment), die Ausbreitung korrelierte aber nicht mit dem Gewicht des Kindes.

*Abb. 12. Zusammenfassung der möglichen Diffusionswege eines epidural gegebenen Lokalanästhetikum zu den verschiedenen neuralen Strukturen.*

*1. Durch die Dura in den Liquorraum*
*2. Über den Liquor zum Rückenmark*
*3. Durch die Durascheide zur Spinalwurzel und zum Rückenmark*
*4. Durch die Durascheide zum Spinalnerven*

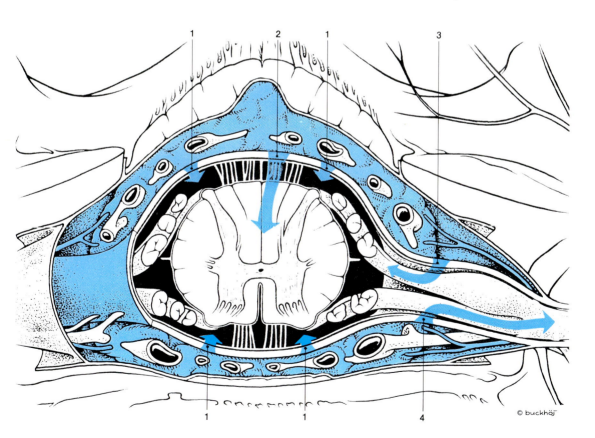

Zwei mechanische Faktoren – Druck und Compliance im Epiduralraum – können das Ergebnis einer Epiduralblockade beeinflussen. Über viele Jahre wurde engagiert darüber debattiert, ob im Epiduralraum negativer Druck herrsche und welche Bedeutung dies habe (14, 15).

Aus der Sicht des praktisch tätigen Anästhesisten ist es wichtig zu wissen, daß dieser negative Druck, mit Ausnahme der Kaudalregion, klinisch identifiziert werden kann und im thorakalen Bereich deutlicher ausgeprägt ist als im lumbalen. Das Ausmaß des negativen Druckes ist zudem positions- und atemabhängig (16). Bei Kindern jedoch kann der negative Druck im Epiduralraum sogar im Liegen und unter Beatmung leicht erkannt werden.

Für praktische Zwecke ist die Compliance wichtiger als der Druck, da sie einen direkten Einfluß auf die Ausbreitung der injizierten Lösung hat, und zwar nach folgender Formel:

$$\text{Compliance} = \frac{\text{Volumen der Lösung}}{\text{Druck der Injektion}}$$

Bei Jugendlichen im Alter von etwa 20 Jahren steigt der Druck im Epiduralraum unter der Injektion steil auf 8 cm $H_2O$, um dann ebenso schnell wieder abzufallen und nach 30 Sekunden praktisch wieder am Ausgangswert zu sein (17). Bei älteren Patienten stellt sich dies anders dar: im Alter von 75 Jahren steigt der Druck bei der Injektion auf 40 cm $H_2O$ und fällt dann langsam bis auf einen Plateaudruck ab, welcher über einige Minuten bestehen bleibt. Diese Unterschiede können durchaus damit zusammenhängen, daß sich mit dem Alter die Zusammensetzung und Ausdehnung des epiduralen Fettgewebes verändert. Bei Kindern bis zum 6. oder 7. Lebensjahr ist das epidurale Fett vergleichsweise locker gepackt, während es beim Erwachsenen viel fester ist und einer gleichmäßigen Ausbreitung viel mehr Widerstand bietet (8).

Die Lokalanästhetika im Epiduralraum scheinen ihre Wirkung hauptsächlich auf die dorsalen und ventralen Spinalwurzeln auszuüben (Abb. 11). Sie können diese leicht erreichen, indem sie durch die umgebende Dura diffundieren. Wie vorstehend bereits ausgeführt, hängt der Blockadeeffekt teilweise vom Verhältnis der Lokalanästhetikakonzentration zum Durchmesser der Spinalwurzel ab (19). Der durch sensorisch-evozierte Potentiale (SEP) elektrophysiologisch gemessene Blockadeeffekt korreliert jedoch nicht immer mit der klinisch zu beobachtenden Analgesie (20). In den Epiduralraum injizierten Lokalanästhetika können auch in den Liquorraum diffundieren und dann am Rückenmark selbst wirksam werden (Abb. 12). Die Penetration ins Rückenmark selbst hängt jedoch von den physikochemischen Eigenschaften der jeweiligen Substanz ab: je lipophiler eine Substanz, desto größer ihre Penetrationsfähigkeit. Die Lipidlöslichkeit bestimmt auch im Wesentlichen die Wirkdauer, während sie auf den Wirkeintritt einen weniger ausgeprägten Einfluß hat.

Zusammenfassend kann man sagen, daß der Effekt eines Lokalanästhetikums bei einem Kind zu einem gewissen Grad vom Alter und dem neuralen Entwicklungsstand abhängt, und daß sich im Allgemeinen die Blockade im Vergleich zum Erwachsenen weiter ausbreitet und eine größere Intensität aufweist. Die Dauer einer Blockade hängt hauptsächlich von Pharmakokinetik und Pharmakodynamik der jeweiligen Substanz ab, worauf im Kapitel über die Pharmakologie näher eingegangen wird.

## Schmerzperzeption

Der Hauptzweck einer Epiduralanästhesie besteht darin, die Fortleitung nozizeptiver Impulse aus dem Operationsgebiet ins ZNS zu unterbinden, und so ist das Einsetzen der sensorischen Analgesie auch das erste Anzeichen einer erfolgreichen Blockade. Wir verfügen über sehr wenig Kenntnisse bezüglich der anatomischen und physiologischen Aspekte der Schmerzperzeption im Kindesalter. Melzack und Wall (21) veröffentlichten 1965 ihre «gate-control»-Theorie des Schmerzes, die Wall (22) in neuerer Zeit wieder neu bewertet hat. Bei Erwachsenen geht man heute davon aus, daß die Schmerzperzeption ein komplexer Vorgang ist, zu dem folgende Komponenten gehören:

1. Die Weitergabe von Informationen bezüglich einer Verletzung über periphere Nerven zum zentralen Nervensystem, wobei es zwei Arten von peripheren Rezeptoren gibt: Die Mechanorezeptoren, mit hoher Reizschwelle, welche fast ausschließlich auf starke mechanische Reize reagieren und ihre Informationen hauptsächlich über die A-delta-Fasern weiterleiten; sowie die polymodalen Rezeptoren, welche – wie der Name schon sagt – auf eine ganze Reihe von Reizen reagieren und ihre Information über C-Fasern weiterleiten.

2. Zellen in Rückenmark und Trigeminuskern, die durch Verletzungssignale erregt werden und zudem auf Signale anderer peripherer Nerven mit erhöhter oder verminderter Erregbarkeit reagieren, wobei diese Signale Informationen anderer (nicht-traumatischer) Art beinhalten (Abb. 13).

3. Deszendierende Kontrollsysteme, welche die Erregbarkeit der Verletzungssignale weitergebenden Zellen modulieren.

Die Opioidrezeptoren entwickeln sich parallel zu anderen Strukturen des ZNS wie z. B. Dendriten, Synapsen oder der Myelinisierung (23). Sie konnten bereits beim Foetus nachgewiesen werden, und ihre Zahl wächst nach der Geburt schnell an, während die Opioid-Affinität konstant bleibt (24). Die Plasma-Aktivität von Beta-Endorphinen ist beim Neugeborenen drei- bis viermal höher als bei der Mutter oder bei anderen Erwachsenen (25), und die Beta-endorphin-Spiegel steigen in den ersten vier Lebenstagen noch weiter an (26). Diese erhöhten Spiegel sind wahrscheinlich als Antwort des Körpers auf die Veränderungen im sensorischen «Input» und auf verschiedene durch das extrauterine Lebens bedingte Streßreize zu erklären. Sie korrelieren auch mit dem klinischen Eindruck, daß Neugeborene in den ersten Lebenstagen relativ schmerzunempfindlich sind, während danach die Empfindlichkeit schnell ansteigt. Es ist bisher noch nicht sicher erwiesen, daß von Geburt an peripher sensible Rezeptoren vorhanden sind, und dies in ausreichender Anzahl, um eine dem Erwachsenen vergleichbare Schmerzantwort zu ermöglichen, doch zeigt die klinische Beobachtung, daß dies eine vernünftige Annahme ist.

*Abb. 13. Teilbild A zeigt, wie die sensorisch afferenten Fasern zum Hinterhorn des Rückenmarks ziehen. Im Hinterhorn finden synaptische Umschaltungen statt, die dann über postsynaptische Fasern das Hinterhorn verlassen und auf verschiedenen Bahnen zum Gehirn ziehen.*

*Teilbild B zeigt eine detaillierte Darstellung des Hinterhorns mit den verschiedenen Laminae, in denen es zu den Umschaltungen kommt.*

1. *Hintersäule*
2. *Dorsale Wurzel*
3. *Dorsales Spinalganglion*
4. *Ventraler Fasciculus spinothalamicus*
5. *Substantia gelatinosa*
6. *Dicke Fasern zur Haut*
7. *Dünne Fasern zur Haut*
8. *Viszerale Fasern*
9. *Kreuzung zum kontralateralen Tractus spinothalamicus*
10. *Zum ipsilateralen Tractus spinothalamicus*

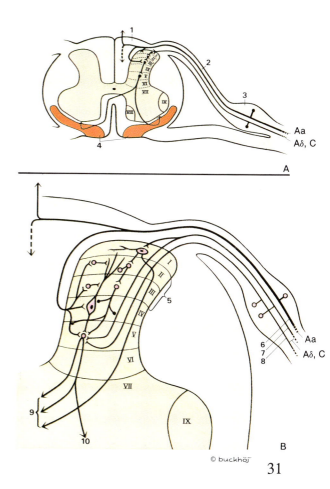

# Physiologie der rückenmarksnahen Leitungsblockade

## Hämodynamik

Es finden sich zwei hämodynamische Effekte: Epidural- und Spinalanästhesie bewirken eine Blockade des lumbalen und thorakalen Sympathikus, was wiederum zu einer Vasodilatation im Bereich der unteren Extremität führt. Reicht der Block hoch genug, kann es auch zur Blockade der sympathischen Versorgung des Herzens kommen, wobei diese Fasern bereits aus den oberen vier thorakalen Segmenten kommen (Abb. 14). Beim Erwachsenen besteht die Haupt(neben)wirkung einer rückenmarksnahen Leitungsblockade in einem Blutdruckabfall, einem Abfall des HZV und einer peripheren Vasodilatation (27). Dieser Effekt wird moduliert durch folgende Faktoren: die Höhe der Blockade, die Menge der verabfolgten Substanz, die spezifischen Eigenschaften des Lokalanästhetikums, den evtl. Zusatz eines Vasokonstriktors zum Anästhetikum (28), die dazukommenden (Neben-)Wirkungen einer Allgemeinanästhesie (29, 30), sowie das Alter des Patienten und sein kardiovaskulärer Status.

Alle verfügbaren Studien bei Kindern zeigen, daß bei den kleinen Patienten Epidural- und Spinalanästhesie mit nur ganz geringen hämodynamischen Veränderungen einhergehen. Dies wurde erstmals 1954 von Ruston (31) nach lumbaler Epiduralanästhesie berichtet und von Fortuna (32) nach Kaudalanästhesie bestätigt. In jüngerer Zeit benutzte Arthur (33) die thorakale Epiduralanästhesie, um den systolischen Blutdruck bei Aortenstenose-Eingriffen unter Kontrolle zu halten. Es gelang ihm, eine hypertone Reaktion zu verhindern, doch kam es nicht zur erwarteten Blutdrucksenkung und die Patienten verhielten sich insgesamt sehr stabil.

Die hämodynamischen Effekte einer rückenmarksnahen Leitungsblockade hängen jedoch vom Alter des Kindes ab. 1979 untersuchten Dohi und Mitarbeiter (34) Spinalanästhesien mit einem sensorischen Blockadeniveau von T3 bis T5. Bei Kindern im Alter von unter 5 Jahren trat hierbei wenig oder gar keine Änderung bezüglich Blutdruck und Herzfrequenz auf, während bei den Kindern im Alter von mehr als 6 Jahren unterschiedlichste Blutdruckabfälle zu registrieren waren. Murat et al. (35)(Abb. 15 und 16) führten eine präzise Studie durch, bei der Kinder mit ASA-Status I in drei Altersgruppen (unter 2 Jahre, 2 bis 8 Jahre, und über 8 Jahre) einer Epiduralanästhesie unterzogen wurden. Die Ausgangswerte für den systolischen

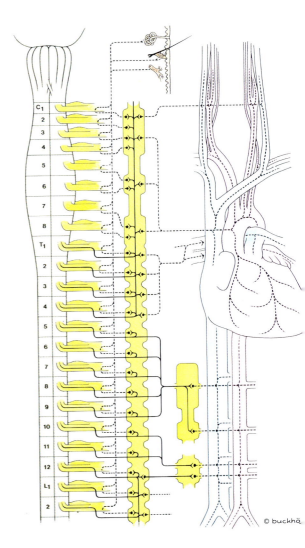

*Abb. 14. Das Diagramm zeigt die sympathisch-efferente Innervation von Herz und Blutgefäßen*

Blutdruck (SBP) waren in allen drei Gruppen identisch, während die Ausgangsfrequenz (HR) bei den jüngeren Kindern erwartungsgemäß signifikant höher lag. (Der postnatale Herzfrequenz-Abfall scheint eher mit Veränderungen kardialer Eigenschaften nach der Geburt zu tun zu haben als mit Änderungen von sympathischem oder parasympathischem Tonus (36).) Alle Kinder bekamen eine Allgemeinanästhesie mit 1,5 Vol% Enflurane und eine Epiduralblockade bis T6. Bei den Kindern unter 2 Jahren und in der Gruppe der 2- bis 8-jährigen konnten nur minimale hämodynamische Veränderungen registriert werden, während bei den Kindern über 8 Jahre Veränderungen gesehen wurden, wie man sie auch bei Erwachsenen findet, nur nicht ganz so stark ausgeprägt.

Es ist nicht klar, warum man bei kleinen Kindern einen geringeren Blutdruckabfall findet. Sogar bei jungen Tieren sind nach den ersten Lebensmonaten die neurohormonale Kontrolle des Ruhe-Blutdrucks und der systemische Effekt nach Gabe von Agonisten des autonomen Nervensystems der Situation beim Erwachsenen identisch (36, 37, 38). Eine Erklärung könnte man im proportional geringeren Blutvolumen der kindlichen unteren Extremität und im geringeren systemischen Gefäßwiderstand in Ruhe suchen (39). Als praktische Konsequenz ergibt sich, daß man vor Epiduralanästhesien bei Kindern weder zusätzliche Flüssigkeit noch vasoaktive Substanzen geben muß.

Da üblicherweise vor Anlegen einer Regionalanästhesie bei kleinen Kindern eine flache Allgemeinanästhesie eingeleitet wird, müssen die Kombinationseffekte beider Techniken mit bedacht werden. Selbst eine flache Allgemeinanästhesie läßt die kompensatorische Vasokonstriktion der oberen Extremität nicht unbeeinflußt (29,30), und die üblicherweise zur Aufrechterhaltung einer Allgemeinanästhesie verwendeten halogenierten Kohlenwasserstoffe haben eine Reihe Nebenwirkungen auf die myokardiale Kontraktilität, den peripheren Gefäßwiderstand und den Baroreflex (40, 41). Jedoch braucht man bei einer Regionalanästhesie nur geringe Konzentrationen, so daß die Nebenwirkungen meist nur minimal sind. Isofluran scheint eine geringere myokardiale Depression zu haben als Halothan und Enfluran, so daß es das Mittel der Wahl ist, wenn es auf eine kardiovaskuläre Stabilität besonders ankommt (42).

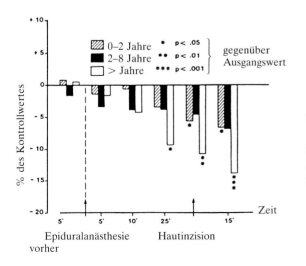

*Abb. 15. Änderung der Herzfrequenz während einer Epiduralanästhesie. I. Murat et al. (1987) Br. J. Anaesth.*

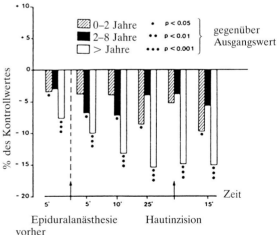

*Abb. 16. Änderung des Blutdrucks während einer Epiduralanästhesie. I. Murat et al. (1987) Br. J. Anaesth.*

## Regionaler Blutfluß

Es gibt nur wenige Studien bei Erwachsenen, welche sich mit regionaler Durchblutung unter Epiduralanästhesie beschäftigen (43). Bei Freiwilligen konnte unter einer Blockade bis T5 eine Verminderung des renalen Blutflusses um 14% beobachtet werden, die auftrat, obwohl weder ein signifikanter Blutdruckabfall, noch eine Abnahme des HZV zu verzeichnen waren. Andererseits konnte gezeigt werden, daß sich der hepatische Blutfluß parallel zum mittleren arteriellen Druck verhält.

Die Auswirkungen einer Epiduralanästhesie auf den Blutfluß in den Extremitäten wurden sowohl bei Erwachsenen als auch bei Kindern gemessen. Beim Erwachsenen geht die ausgeprägte Durchblutungssteigerung in der unteren Extremität einher mit einer kompensatorischen Flowreduktion im Bereich der oberen Extremität oberhalb des Blockadeniveaus (43). Bei Kindern wurden Untersuchungen mit Hilfe der gepulsten Doppler-Technik durchgeführt, um so relative Veränderungen des Blutflusses in oberer und unterer Extremität nach Kaudalanästhesie zu erfassen (44). In der unteren Körperhälfte konnte keine signifikante Veränderung nachgewiesen werden, während die Durchblutung des Armes eine deutliche Verminderung erfuhr.

## Respiratorisches System

Der Effekt einer einzeitigen Injektion eines Lokalanästhetikums in den Epiduralraum hängt nicht nur von der Höhe der Blockade ab, sondern auch von der Qualität (der «Dichte») des Blocks und davon, ob motorische Fasern ebenso betroffen sind wie sympathische und somatische (45, 46). Eine Apnoe ist normalerweise keine Komplikation einer hohen Epiduralanästhesie an sich, sondern ist meistens ursächlich bedingt durch die versehentliche intrathekale Gabe einer epiduralen Dosis oder bedingt durch Hypoxie als Folge der Hypotonie.

Eine Allgemeinanästhesie mit Spontanatmung führt durch Vergrößerung des Totraumes zu einer respiratorischen Effizienzminderung, was bei Beatmung (IPPV) nicht der Fall ist.

Einer der Effekte einer hohen Epiduralblockade besteht darin, daß die reflektorisch-respiratorischen Afferenzen vermindert sind und die Reizschwelle erhöht ist, so daß eine Beatmung (IPPV) ohne zusätzliche Medikamentengabe problemlos möglich ist.

Die Nebenwirkungen halogenierter Inhalationsanästhetika auf das respiratorische System muß ebenfalls mit in Betracht gezogen werden: Halothan verursacht einen Anstieg der Atemfrequenz, eine Verminderung des Atemzugvolumens und eine Abnahme der ventilatorischen Antwort auf $CO_2$, doch bleibt die Änderung der alveolären Ventilation minimal, solange die inspiratorische Halothankonzentration unter 1% ist (47). Hatch und Mitarbeiter (48) verglichen eine Gruppe gesunder Kinder, welche eine reine Halothannarkose bekamen, mit einer anderen Gruppe, die Halothan in Verbindung mit einer Kaudalanästhesie bekamen. Beide Gruppen atmeten spontan, beide Gruppen unterzogen sich Eingriffen im Bereich des Unterbauches. Die Autoren kamen zu dem Schluß, daß eine Kaudalanästhesie in Verbindung mit der Halothannarkose zu einer intraoperativ effizienteren Ventilation führt, da Atemfrequenz, Atemminutenvolumen und Totraumventilation reduziert werden.

Meigner et al. (49) berichten über die günstigen Effekte einer thorakalen Blockade in der postoperativen Periode bei Risiko-Kindern mit respiratorischen Erkrankungen.

# Neuro-Endokrinium und Metabolismus

Die Ausschaltung afferenter Stimuli über sowohl autonome wie auch sensorische Bahnen spielt möglicherweise eine Hauptrolle bei der Vermeidung der endokrinen Antwort auf das chirurgische Trauma (Tabelle 1), welche aus einer Reihe von Veränderungen besteht: Anstieg des Katecholamin- und des Cortisonspiegels, negative Stickstoffbilanz sowie Wasser- und Salzretention (50). Einige Ergebnisse der Untersuchungen bei Erwachsenen erscheinen widersprüchlich und es kann sein, daß die Messungen von einer Reihe von Faktoren beeinflußt waren wie z. B. der Art des gewählten Lokalanästhetikums, dem Zusatz (oder Weglassen) von Adrenalin, der Höhe und Dichte der epiduralen Blockade oder auch dem intraoperativen Blutverlust. Es besteht jedoch allgemeine Übereinstimmung darin, daß bei Erwachsenen, die sich einem Unterbaucheingriff unterziehen, eine Epiduralanästhesie mit Ausbreitung von T4 bis S5 den sonst üblichen Anstieg von Glukose, Cortison, zyklischem AMP und Katecholaminen blockiert (51, 52) (Tabelle 2).

Bei Kindern reicht unter Allgemeinanästhesie schon ein kleiner Unterbaucheingriff, um die neuro-endokrine und metabolische Antwort hervorzurufen (Abb. 17), welche durch eine Kaudalanästhesie effektiv verhindert werden kann (53). Man hat aber sowohl bei Erwachsenen als auch bei Kindern zeigen können, daß eine Blockade, die für eine perfekte postoperative Analgesie sorgt, gleichwohl nicht in der Lage ist, die postoperative Streßantwort zu unterbinden (54). Eine lumbale Epiduralanästhesie kann jedoch die Cortison-Antwort auf einen peripheren Eingriff bei Kindern effektiv vermindern (Abb. 18).

Man hat eine spezifische endokrine Antwort beschrieben (55), bei der sich präpubertäre Jungen von Erwachsenen unterscheiden: bei letzteren fällt bei einem Eingriff unter Allgemeinanästhesie der Testosteronspiegel ab, nicht aber unter Epiduralanästhesie. Bei (präpubertären) Jungen dagegen

*Tabelle 1. Effekt einer Epiduralanästhesie auf operationsbedingte Veränderungen endokriner Funktionen. Nur die mit * versehenen Studien wurden bei Kindern durchgeführt. Nach: Covino B. G., Scott D. B. (Hrg.): Handbook of Epidural Anaesthesia and Analgesia. Schultz, Copenhagen 1985.*

| Endokrine Parameter | Operation | Epiduralblock |
|---|---|---|
| **Hypophysenhormone** | | |
| Prolaktin | ↑ | Hemmung |
| Wachstumshormon | ↑ | Hemmung |
| ACTH* | ↑ | Hemmung |
| ADH* | ↑ | Hemmung |
| **Nebennieren- und Nierenhormone** | | |
| Kortison* | ↑ | Hemmung |
| Aldosteron | ↑ | Hemmung |
| Renin | ↑ | Hemmung |
| Adrenalin | ↑ | Hemmung |
| Noradrenalin | ↑ | Hemmung |
| **Pankreashormone** | | |
| Insulin | – | ↓ |
| Glukagon | – | – |
| **Schilddrüsenhormone** | | |
| Thyroxin | – | – |
| Trijodthyronin | ↓ | – |

*Tabelle 2. Effekt einer Epiduralanästhesie auf operationsbedingte Veränderungen endokriner Funktionen. Nur die mit * versehenen Studien wurden bei Kindern durchgeführt. Nach: Covino B. G., Scott D. B. (Hrg.): Handbook of Epidural Anaesthesia and Analgesia. Schultz, Copenhagen 1985.*

| Metabolische Parameter | Operation | Epiduralblock |
|---|---|---|
| Glukose* | ↑ | Hemmung |
| Laktat/Milchsäure | ↑ | Hemmung |
| 3-Hydroxybuttersäure | ↑ | Hemmung |
| Glyzerin | ↑ | Hemmung |
| Freie Fettsäuren | ↑ | Hemmung |
| Alanin | ↓ | – |
| Zyklisches AMP | ↑ | Hemmung |

steigt das Testosteron bei Eingriffen unter Allgemeinanästhesie an. Die Erklärung findet sich wahrscheinlich in der Tatsache, daß beim Erwachsenen die Testes für 99% der gesamten Testosteronproduktion verantwortlich sind, während bei präpubertären Jungen sowohl die Nebennieren als auch die Testes beteiligt sind, und möglicherweise auch noch eine periphere Umwandlungen von Testosteron-Vorprodukten.

Die metabolischen Effekte einer Kombination von Regional- und Allgemeinanästhesie wurden ebenfalls untersucht. Reinauer und Hollmann (56) fanden, daß es bei Verwendung von Halothan zu einer Akkumulation von Laktat kommt, deren Ausmaß allerdings konzentrationsabhängig ist, aber bereits ab 0,5% nachgewiesen werden kann. Da bei einer Kombination von Allgemein- und Regionalanästhesie weit weniger Allgemeinanästhetikum benötigt wird, kann dieser Nebeneffekt der Laktatakkumulation sehr klein gehalten werden.

## Zusammenfassung

Die wichtigsten Unterschiede zwischen Kindern und Erwachsenen im Hinblick auf die physiologischen Effekte einer rückenmarksnahen Blockade sind:
1. Die Differentalblockade von Nervenfasern durch Lokalanästhetika, was zu einer hohen Erfolgsrate bei der Blockade der sakralen Nervenwurzeln führt.
2. Die minimal ausgeprägten hämodynamischen Effekte einer rückenmarksnahen Blockade bei Kindern im Alter von unter 6 Jahren, was es dem Anästhesisten erlaubt, vor Anlegen einer Epidural- oder Spinalanästhesie auf eine zusätzliche Flüssigkeitsgabe zu verzichten.

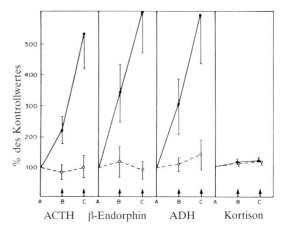

A = Kontrollwert (bei Einleitung)
B = 3 Minuten nach der Einleitung
C = 15 Minuten nach der Einleitung

——— Anästhesie mit Halothan
- - - Kaudalblock

*Abb. 17. Vergleich der endokrinen Streßantwort (53).*

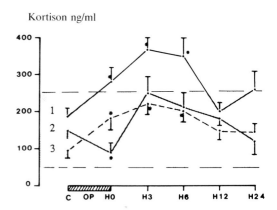

1. Kontrollwert (n = 6) (peripherer Eingriff)
2. Lumbale Epiduralanästhesie (n = 7)
3. Thorakale Epiduralanästhesie (n = 7)

*Abb. 18. Veränderung der Kortisolauschüttung (54). Die gestrichelten Linien geben den Bereich der Normalwerte für Kinder dieser Altersgruppe an. C = präoperativer Kontrollwert, HO = Operationsende, H3–H24 = Stunden postoperativ*

# Literatur

1. Strichartz, G., (1985) Interactions of local anesthetics with neuronal sodium channels in; Effects of anesthesia pp. 39–52. Covini, B. G., Fozzard, H. A., Rehder, K., Strichartz, G. eds American Physiological Society. Bethesda, Maryland.
2. Hille, B., (1977) Local anesthetics: hydrophilic and hydrophobic pathways for the drug-receptor reaction. J. Gen. Physiol. 69:497
3. Hille, B., (1977) The pH-dependant rate of action of local anesthetics on the node of Ranvier. J. Gen. Physiol. 69:475
4. Gasser, H. S., Erlanger, J., (1929) The role of fibre size in the establishment of a nerve block by pressure or cocaine. Am. J. Physiol. 88:581
5. Nathan, P. W., Sears, T. A., (1961) Some factors concerned in differential nerve block by local anesthetics. J. Physiol. (Lond.) 157:565
6. Franz, D. N., Perry, R. S., (1974) Mechanisms for differential block among single myelinated and non-myelinated axons by procaine. J. Physiol. (Lond.) 236:193
7. Dobbing, J., (1966) The effect of undernutrition on myelinisation in the Central Nervous System. Biol. Neonat. 9:132
8. Curless, R. G., (1977) Developmental patterns of peripheral nerve, myoneural junction and muscle: a review. Prog. Neurobiol. 9:197
9. Blom, S., Finnstrom, C., (1971) Studies on maturity in newborn infants. V.: Motor conduction velocity. Neuropaediatrie 3:129
10. Schulte, F. J., Michaelis, R., Linke, I., Nolte, R., (1968) Motor nerve conduction velocity in term, preterm and small-for-dates newborn infants. Pediatrics 42:17
11. Wagner, A. L., Buchthal (1972) Motor and sensory conduction in infancy and childhood: Reappraisal. Develop Med. Child Neurol. 14:189
12. Covino, B. G., Scott, D. B., (1985) Handbook of epidural anaesthesia and analgesia. Mechanism of epidural anaesthesia p. 36. Schultz Medical Information ApS. Copenhagen, Denmark.
13. Ecoffey, C., Dubousset, A. M., Samii, K., (1986) Lumbar and thoracic epidural anesthesia for urologic and upper abdominal surgery in infants and children. Anesthesiology 65:87
14. Andrade, P., (1983) A new interpretation of the origin of extradural space negative pressure. Br. J. Anaesth. 55:85
15. Zarzur, E., (1984) Genesis of the true negative pressure in the lumbar epidural space. Anaesthesia 39:1101
16. Shah, J. L., (1984) Effects of posture on extradural pressure. Br. J. Anesth. 56:1373
17. Usubiaga, J. E., Wilkinski, J. A., Usubiaga, L. E., (1967) Epidural pressure and its relation to spread of anaesthetic solutions in epidural space. Anesth. Analg. 46:440
18. Tretjakoff, D., (1926) Das epidurale Fettgewebe. Z. Anat. 79:100
19. Galindo, A., Hernandez, J., Benavides, O., Ortegon, D. E., Munoz, S., Bonica, J. J., (1975) Quality of spinal extradural anaesthesia: the influence of spinal nerve root diameter. Br. J. Anaesth. 47:41
20. Saugbjerg, P., Asoh, T., Lund, C., Kuhl, V., Kehlet, H., (1986) Effects of epidural analgesia on scalprecorded somatosensory evoked potentials to posterior tibial nerve stimulation. Acta Anaesth. Scand. 30:400
21. Melzack, R., Wall, P. D., (1965) Pain mechanisms: a new theory. Science 150:971
22. Wall, P. D., (1978) The gate control theory of pain mechanisms: a re-examination and re-statement. Brain 101:1
23. Clendinnin, H. J., Pehaitis, M., Simon, E. J., (1976) Ontological development of opiate receptors in rodent brain. Brain Res. 118:157
24. Simon, E. J., Hiller, J. M., (1978) in vitro studies on opiate receptors and their ligands. Fed. Proc. 37:141
25. Wardlaw, S. L., Stark, R., Barc, L., Franz, A., (1979) Plasma β-endorphin and B-lipotropin in human fetus at delivery: correlation with arterial pH and $PO_2$. J. Clin. Endocr. Metab. 49:888
26. Moss, I. R., Conner, H., Yee, W. F., Jorio, P., Scarpelli, E. M., (1982). Human β-endorphin-like immunoreactivity (ELI) in the perinatal/neonatal period. J. Pediatr. 101:443
27. Bonica, J. J., Berges, P. U., Morikawa, K., (1970) Circulatory effects of peridural block: I-effects of level of analgesia and dose of lidocaine. Anesthesiology 33:619
28. Scott, D. B., Littlewood, D. G., Drummond, G. B., Buckley, P. F., Covino. B. G. (1977) Modification of the circulatory effects of extradural block combined with general anaesthesia by the addition of adrenaline to lignocaine solutions. Br. J. Anaesth. 49:917
29. Stephen, G. W., Lees, M. M., Scott, D. B., (1969) Cardiovascular effects of epidural block combined with general amaesthesia. Br. J. Anaesth. 41: 933
30. German, P. A. S., Roberts, J. G., Prys-Roberts, C. (1979) The combination of general anaesthesia and epidural block: I-The effects of sequence of induction on hemodynamic variables and bllod gas measurements in healthy patients Anaesth Intens Care 7:229
31. Ruston, F. G., (1954) Epidural anaesthesia in infants and children. Can. Anaesth. Soc. J. 1:37
32. Fortuna, A., (1967) Caudal analgesia: a simple and safe technique in paediatric surgery. Br. J. Anaesth. 39:165
33. Arthur, D. S., (1980) Postoperative thoracic epidural analgesia in children. Anaesthesia 35:1131
34. Dohi, S., Naito, H., Takahashi, T., (1979) Agerelated changes in blood pressure and duration of motor block in spinal anesthesia. Anesthesiology 50:319
35. Murat, I., Delleur, M. M., Esteve, C., Egu, J. F., Raynaud, P., Saint-Maurice C (1987) Continuous epidural anaesthesia in children: clinical and haemodynamic implications. Br. J. Anaesth. 59:1441
36. Woods, J. R., Dandavino, A., Murayama, K., Brinkman, C. R., Assali, N. S., (1977) Autonomic control of cardiovascular functions during neonatal development and in adult sheep. Circ. Res. 40:401
37. Buckley, N. M., Brazeau, P., Gootman, P. M., (1983) Maturation of circulatory responses to adrenergic stimuli. Fed. Proc. 42:1643

38. Gootman, P. M., Gootman, N., Buckley, B. J. (1983) Maturation of central autonomic control of the circulation. Fed. Proc. 42:1648

39. Magrini, F., (1978) Haemodynamic determinants of the arterial blood pressure rise during growth in conscious puppies. Cardiovasc. Res. 12:422

40. Wear, R., Robinson, S., Gregory, G. A., (1982) The effects of halothane on the baroresponse of adult and baby rabbits. Anesthesiology 56:188

41. Seagard, J. L., Elegbe, E. O., Hopp, F. A., Bosnjak, Z. J., Von Colditz, J. H., Kampine, J. P., (1983) Effects of isoflurane on the baroreceptor reflex. Anesthesiology 59:511

42. Wolf, W. J., Neal, M. B., Peterson, M. D., (1986) The hemodynamic and cardiovascular effects of isoflurance and halothane anesthesia in children. Anesthesiology 64:328

43. Arndt, J. O., Hock, A., Stanton-Hicks, M., Stuhmeier, K. M., (1985) Peridural anesthesia and the distribution of blood in supine humans. Anesthesiology 63:616

44. Payen, D., Ecoffey, C., Carli, P., Dubousset, A. M., (1987) Pulsed Doppler ascending aortic, carotid, brachial, and femoral artery blood flows during caudal anesthesia in infants. Anesthesiology 67:681

45. McCarthy, G. S., (1976) The effect of thoracic extradural analgesia on pulmonary gas distribution, functional residual capacity and airway closure. Br. J. Anaesth. 48:234

46. Takasaki, M., Takahashi, T., (1980) Respiratory function during cervical and thoracic extradural analgesia in patients with normal lungs. Br. J. Anaesth. 52:1271

47. Murat, I., Delleur, M. M., McGee, K., Saint-Maurice, C., (1985) Changes in ventilatory patterns during halothane anaesthesia in children. Br. J. Anaesth. 57:569

48. Hatch, D. J., Hulse, M. G., Lindahl, S. G. E., (1984) Caudal analgesia in children. Influence on ventilatory efficiency during halothane anaesthesia. Anaesthesia 39:873

49. Meignier, M., Souron, R., Le Neel, J. C., (1983) Postoperative dorsal epidural analgesia in the child with respiratory disabilities. Anesthesiology 59:473

50. Kehlet, H., (1985) The stress response to anaesthesia and surgery: release mechanisms and modifying factors. Clin. Anaesthesiol. 2:315

51. Kehlet, H., Brandt, M. R., Prange-Hansen, A., Alberti, K. G. M. M., (1979). Effect of epidural analgesia on metabolic profiles during and after surgery. Br. J. Surg. 66:543

52. Engquist, A., Brandt, M. R., Fernandes, A., Kehlet, H., (1977) The blocking effect of epidural analgesia on the adrenocortical and hyperglycemic responses to surgery. Acta Anaesth Scand 21:330

53. Giaufre, E., Conte-Devolx, B., Morisson-Lacombe, G., Boudouresque, F., Grino, M., Rousset-Rouviere, B., Guillaume, V., Oliver, C., (1985) Anesthesie peridurale par voie caudale chez l'énfant. Etude des variations endocriniennes. Presse Med. 14:201

54. Murat, I., Walker, J., Estève, C., Nahoul, K., Saint-Maurice. C., (1988) Effect of lumbar epidural anaesthesia on plasma cortisol levels in children. Can. Anaesth. Soc. J. 35:20

55. Boninsegni, R., Salerno, R., Andreucetti, T., Busoni, P., Santoro, S., (1983) Effects of surgery and epidural or general anaesthesia on testosterone, 17-hydroxyprogesterone, and cortisol plasma levels in prepubertal boys. J. Steroid Biochem. 106:1783

56. Rainauer, H., und Hollmann, S., (1966) Der Einfluß der Narkoseart auf den Gehalt an Adeninnucleotiden, Lactat und Pyruvat in Herz, Leber und Milz der Ratte. Anaesthesist 15:327

# Pharmakologie und Pharmakokinetik

Jean Xavier Mazoit und Anne-Marie Dubousset

**Begriffsglossar**

| | |
|---|---|
| AAG | Alpha-1-Glycoprotein, auch «Stressprotein» genannt |
| AUC | Fläche unter der Plasma- oder Serum-Konzentrations-Zeit-Kurve (**a**rea **u**nder plasma/serum **c**oncentration-time curve) |
| Cl | Clearance, Gesamt-Körper-Clearance |
| $Cl_{int}$ | Intrinsic-Clearance, üblicherweise hepatische Intrinsic-Clearance. Der Ausdruck bezeichnet die maximale Fähigkeit der Leber, eine Substanz aus dem Plasma zu eliminieren unter der theoretischen Annahme, den Blutfluß durch die Leber als unendlich setzen zu können. |
| $C_{max}$ | Maximale Spitzenkonzentration im Plasma |
| CSF | Cerebro-spinale Flüssigkeit, Liquor |
| CVS | Cardio-vasculäres System |
| HER | Hepatisches Extraktionsverhältnis («extraction ratio») |
| pKa | Entsprechend dem Massenwirkungsgesetz entspricht pKa demjenigen pH-Wert, bei dem die Hälfte der Moleküle in ionisierter und die andere Hälfte in nicht-ionisierter Form vorliegt. |
| T1/2 oder T1/2z | Halbwertszeit in der Terminalphase Im Falle einer verlängerten Absorption wird die terminale Halbwertszeit nach epiduraler Injektion länger sein als nach intravenöser Injektion. |
| V oder Vz oder Vbeta | Verteilungsvolumen, berechnet entsprechend der Steilheit («slope») der Terminalphase |
| Vss | Verteilungsvolumen im Gleichgewicht («steady-state»), wobei üblicherweise Vss kleiner ist als |
| V Vc | Volumen des zentralen Kompartiments |
| ZNS | Zentrales Nervensystem |

## Pharmakologie und Pharmakokinetik der bei Regionalanästhesien benutzten Medikamente

Die Praxis der Regionalanästhesie bei Kindern erfordert eine gute Kenntnis der physikochemischen Eigenschaften, der Pharmakokinetik und der Wirkmechanismen der bei diesen Techniken verwendeten Substanzen. Unterschiede der Anatomie, Physiologie und bezüglich des Metabolismus zwischen Erwachsenen, Säuglingen und Kindern können zu unterschiedlicher Pharmakokinetik und -dynamik der Substanzen führen. Wenn man Komplikationen vermeiden will, sollten die Indikationen, Kontraindikationen und das Dosierungsschema gut bedacht sein.

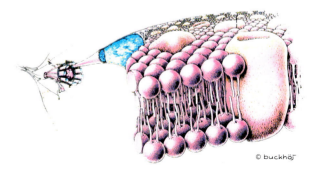

*Abb. 19. Schaubild zur Struktur der Nervenmembran, bestehend aus einer doppelten Lipidschicht und Proteinmolekülen, die die Natriumkanäle enthalten.*

# Lokalanästhetika

## Struktur und physikochemische Eigenschaften

Von den beiden Klassen der Lokalanästhetika – den Estern und den Amiden – wird die Amidgruppe bei Kinder-Regionalanästhesien am häufigsten verwandt. Diese Moleküle (Abb.20) sind sich sehr ähnlich und bestehen aus drei Teilen: Einem aromatischen Pol, der für die Fettlöslichkeit verantwortlich ist, einer intermediären Kette mit der Ester- oder Amidgruppe, und einem Rest, der für die Wasserlöslichkeit verantwortlich ist.

Alle Lokalanästhetika sind schwache Basen mit einem Molekulargewicht zwischen 220 und 288 Dalton (Tabelle 3). Drei Faktoren müssen beachtet werden:

*Abb. 20. Struktur der Lokalanästhetika*

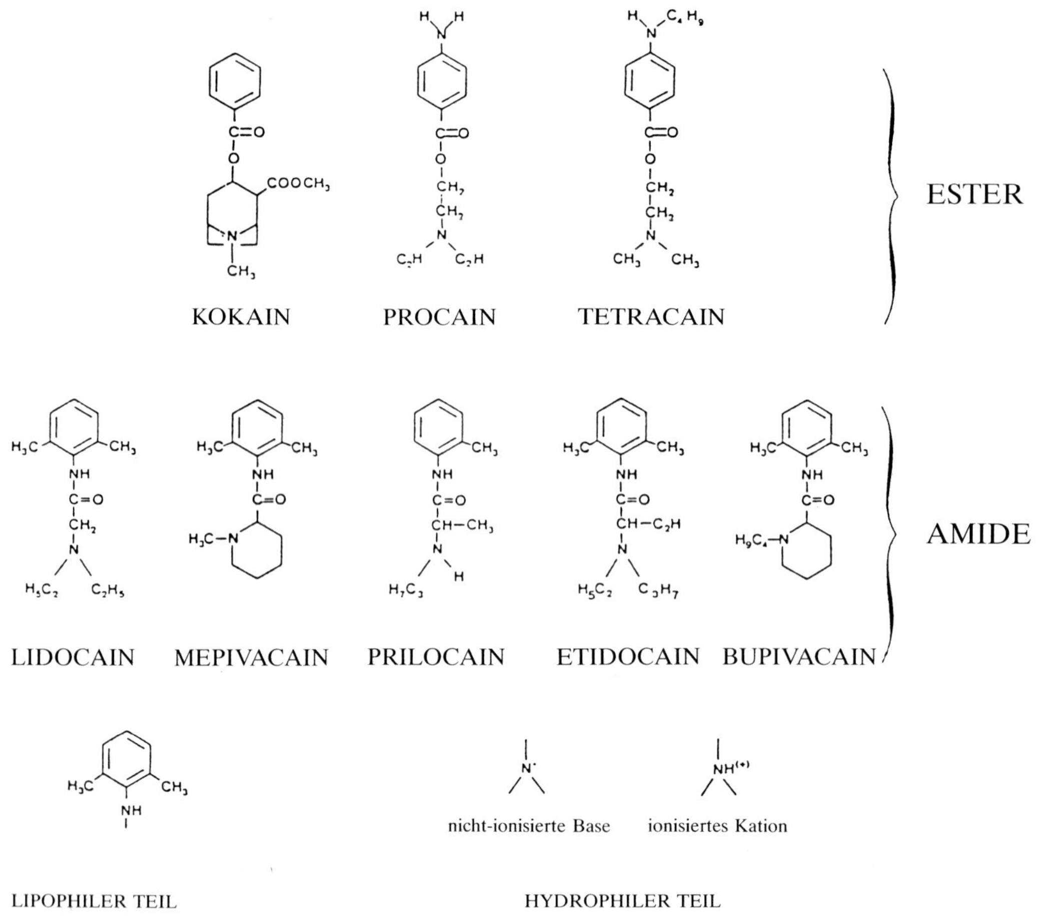

KOKAIN   PROCAIN   TETRACAIN   } ESTER

LIDOCAIN   MEPIVACAIN   PRILOCAIN   ETIDOCAIN   BUPIVACAIN   } AMIDE

nicht-ionisierte Base   ionisiertes Kation

LIPOPHILER TEIL   HYDROPHILER TEIL

1. pKa
2. Lipidlöslichkeit und Molekulargewicht
3. Proteinbindung

Die Diffusion in biologischen Flüssigkeiten hängt hauptsächlich von der Ionisation und damit vom pKa ab, während die Diffusion durch biologische Membranen vornehmlich vom Verteilungskoeffizienten der nicht-ionisierten Form abhängt. Eine Akkumulation an und um den Wirkort hängt dagegen von einer Reihe von Faktoren ab, wie z. B. von der Proteinbindung, der Fettlöslichkeit, vom Molekulargewicht und den Assoziationskonstanten mit dem Rezeptor, wobei die zuletztgenannten Faktoren noch nicht sehr gut verstanden werden.

## pKa und Ionisation

Der pKa-Wert bestimmt, welcher Anteil der Gesamtmenge einer Substanz in ionisierter Form vorliegt und damit wasserlöslich ist, und wieviel nichtionisiert und damit «membran»-löslich ist. Da alle Lokalanästhetika schwache Basen sind (Tabelle 3), ist bei einem pH von 7,4 3–4mal mehr ionisiertes Lokalanästhetikum verfügbar als nicht-ionisierte freie Base. Bei einem durchschnittlichen intrazellulären pH von 6,9 liegen 83% des Mepivacain und 93% des Bupivacain in ionisierter Form vor. Ein Molekül mit höherem pKa wird also besser in die extrazelluläre Flüssigkeit diffundieren können, auf der anderen Seite wird aber seine Fähigkeit, Membranen zu überwinden, vermindert sein.

*Tabelle 3. Physikochemische Eigenschaften der Lokalanästhetika*

| Substanz | Molekulargewicht (Dalton) | pKa (38° C) (1) | Verteilungs-Koeffizient (3) | % Proteinbindung | Vert.-Koeff. Mol.-Gew. Bindung |
|---|---|---|---|---|---|
| **Ester** | | | | | |
| Procain | 236 | 8,66 | 0,02 | 5,8 | 0,001 |
| Chloroprocain | 271 | 8,77 | 0,14 | | 0,0085 |
| Tetracain | 264 | 8,26 | 4,1 | 75,6 | 0,25 |
| **Amide** | | | | | |
| Prilocain | 220 | 7,9 | 0,9 | 55 | 0,06 |
| Lidocain | 234 | 7,9 | 2,9 | 64,3 | 0,05 |
| Mepivacain | 246 (2) | 7,6 (25° C) | 0,8 | 77,5 | |
| Etidocain | 276 (2) | 7,7 (25° C) | 141,0 | 94,0 | 8,5 |
| Bupivacain | 288 | 7,92 | 27,5 | 95,6 | 1,6 |

(1) Daten nach: Kamaya H., Hayes J. J., Veda I.: Dissociation constants of local anesthetics and their temperature dependance. Anesth. Analg. 62: 1025 (1983).
(2) Daten nach: Tucker G. T., Mather L. E.: Absorption and disposition of local anesthetics: Pharmacokinetics. In: Cousins M. J., Brindenbaugh P. O. (eds): Neural blockade in clinical anesthesia and management of pain. Pp 45, Lippincott, Philadelphia 1980.
(3) N-Heptane/Puffer pH 7,4, bei 25° Celsius
(Anmerkung des Übersetzers: Tucker und Mather geben in dem von den Autoren unter (2) zitierten Buch von Cousins auf S. 48/49 z. T. etwas abweichende Zahlen an, welche – ergänzt durch die Zahlen für Mepivacain hier vorliegen!)

## Fettlöslichkeit und Molekulargewicht

Für die Lipoidlöslichkeit sind sowohl der aromatische Teil des Moleküls verantwortlich, als auch die Länge der Seitenkette des hydrophilen Restes. Nach dem Fick'schen Gesetz ist ein Molekül um so besser in der Lage, biologische Membranen zu überwinden, je lipophiler es ist. Fenstermacher (1) hat nachgewiesen, daß die Fähigkeit einer ganzen Reihe von Molekülen, die Blut-Hirn-Schranke zu überwinden, ihrem Molekulargewicht indirekt proportional ist. Wirkstärke und Wirkdauer scheinen in einer direkten Beziehung zu Fettlöslichkeit und Molekulargewicht zu stehen. Die Molekulargewichtsunterschiede zwischen den einzelnen Lokalanästhetika sind aber nicht groß genug, um einen Wirkunterschied zu erklären.

## Proteinbindung

Alle Substanzen vom Amid-Typ weisen eine hohe Proteinbindung auf (Tabelle 3), welche in direkter Beziehung zu Wirkstärke und Wirkdauer zu stehen scheint. Man kann dies als Ergebnis entweder einer «Membran-Erweiterung» oder einer Rezeptor-Bindung sehen, oder als Kombination von beidem.

## Wirkmechanismus

Die Wirkung von Lokalanästhetika besteht darin, die Ausbreitung von Aktionspotentialen, d. h. die Depolarisation der axonalen Membran zu unterbinden. Diese Hemmung der Depolarisation ist darauf zurückzuführen, daß ein Öffnen der Natriumkanäle verhindert wird.

Die «abgewandelte Rezeptortheorie», welche 1977 fast gleichzeitig von Hille (2), sowie von Hondeghem und Katzung (3) vorgeschlagen wurde, bezieht die meisten Charakteristika der Wirkung von Lokalanästhetika mit ein, insbesondere die antiarrhythmische Wirkung des Lidocain und die Kardiotoxizität des Bupivacain. Nach dieser Theorie binden sich Lokalanästhetika in der «offenen» inaktiven Phase stärker an die Natriumkanäle als in der Ruhephase (4).

In jüngerer Zeit konnte außerdem gezeigt werden, daß sowohl Lidocain als auch Bupivacain zudem noch eine Kalzium-blockierende Wirkung haben (5). Darüber hinaus scheint Bupivacain eine spezifische Wirkung zu haben, indem es eine signifikante Depolarisation des Ruhepotentials verursacht. Diese Eigenschaften könnten die Myokarddepression und auch die Arrhythmien bei toxischen Spiegeln von Bupivacain erklären.

*Abb. 21. Differentialblock: die Reihenfolge der Blockade richtet sich nach der Dicke und Myelinisierung der Nervenfasern (AG = Autonomes Ganglion).*

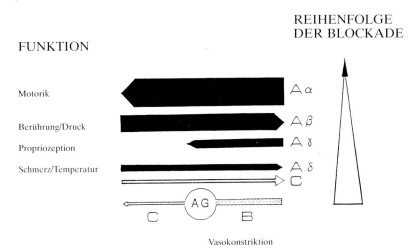

## Differentialblock

Die blockierende Wirkung von Lokalanästhetika wird sehr stark vom Durchmesser und vom Myelinisierungsgrad der jeweiligen Nervenfaser beeinflußt. Der Beginn einer Blockade und die für einen Block notwendige minimale Konzentration hängen beide von diesen zwei Faktoren ab, d. h. daß dicke und stark myelinisierte Fasern einer höheren Konzentration bedürfen als dünne und nicht myelinisierte, und daß sich an ersteren der Wirkungseintritt später zeigt als an letzteren (Abb.21). Bei Kindern ist der Durchmesser der Nervenfasern offensichtlich kleiner als bei Erwachsenen, und die Myelinisierung ist noch weniger gut entwickelt, ebenso stellen die C-Fasern eine geringere Diffusionsbarriere dar, so daß man eine weitere Ausbreitung der Blockade in Bezug auf deren Qualität findet als beim Erwachsenen. Daraus ergibt sich unter anderem als klinische Konsequenz, daß man bei Kindern keine karbonatgepufferten Lokalanästhetika braucht, die bei Erwachsenen gelegentlich verwendet werden, um die Anschlagszeit zu verkürzen und das Risiko eines Blockadeversagers zu vermindern.

## Frequenzabhängiger Block

Das Axon eines Nerven ist einer Lokalanästhetika-Blockade gegenüber empfindlicher, wenn die Frequenz der übergeleiteten Impulse erhöht wird. Wird an einem isolierten und partiell anästhesierten Axon die Impulsfrequenz erhöht, werden weniger Aktionspotentiale fortgeleitet. Das Ausmaß und der zeitliche Ablauf einer frequenzabhängigen Blockade kann z.T. als Funktion der Lipidlöslichkeit beschrieben werden.

## Abgewandelte Rezeptortheorie (2, 3)

Die Natriumkanäle gehen bei der Depolarisation in einen offenen und inaktiven Zustand über, in welchem sich die Lokalanästhetika besonders gut binden können. Wenn die Kanäle im Ruhezustand oder geschlossenen Zustand sind, löst sich das Medikament aus der Bindung und die Kanäle können sich von der Blockade erholen (Abb. 22).

Zwei Faktoren spielen beim frequenzabhängigen Block eine Rolle:
1. Die Leichtigkeit, mit der das Medikament an den Rezeptor gelangt – die hier entscheidende Eigenschaft ist eine hohe Löslichkeit in den Membran-Lipiden.
2. Die relative Impuls-Frequenz und die Affinitätskonstante für die Bindung von Medikament und Rezeptor.

Diese Faktoren spielen bei der Bestimmung der Kardiotoxizität eine wichtige Rolle. Kleine Moleküle mit einer mittleren Lipidlöslichkeit wie z. B. Lidocain binden sehr schnell und lösen sich sehr schnell aus der Bindung, so daß die Frequenzabhängigkeit erst bei höheren Frequenzen zum Tragen kommt und solche Substanzen dann als Antiarrhythmika wirksam sind. Anderseits dissoziieren große Moleküle mit hoher Fettlöslichkeit wie z. B. Bupivacain nur langsam vom Rezeptor und die Frequenzabhängigkeit kommt schon bei niedrigeren Frequenzen der Kanal-Aktivierung zum Tragen. Solche Substanzen können daher eine starke Inhibition der kardialen Reizleitung verursachen. Ein frequenzabhängiges Blockadeverhalten könnte daher bei Kindern von Nachteil sein, da sie aufgrund ihrer hohen Herzfrequenz für eine Lokalanästhetika-induzierte Kardiodepression prädisponiert scheinen.

## Systemische Wirkungen von Lokalanästhetika

Die am Injektionsort absorbierten Lokalanästhetika können eine systemische Wirkung entfalten und in einzelnen Organen toxische Reaktionen hervorrufen. Der verfügbare Anteil an Lokalanästhetikum, der mit diesen Organen reagieren kann, sollte eher unter dem Gesichtspunkt des «freien Intermediärmodells» betrachtet werden, als unter der Hypothese des «freien Anteils» (siehe nachstehend).

*Abb. 22. Verschiedene Aktivitätsstadien des Natriumkanal.*
*(1) geschlossen (2) offen (3) inaktiviert*

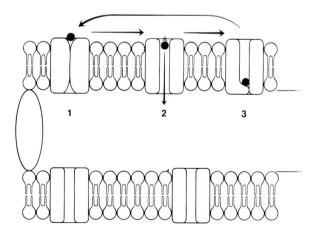

## ZNS-Wirkungen

Dosisabhängig verursachen die Lokalanästhetika vom Amid-Typ eine ZNS-Toxizität: nach initialer Schläfrigkeit und sogar anti-konvulsivem Effekt führt eine weitere Dosissteigerung zu Erregungszuständen, Krampfanfällen und schließlich zu einer ZNS-Depression bis hin zu Koma und Atemstillstand. Die ersten Zeichen einer ZNS-Toxizität bei wachen Patienten sind Benommenheit, sowie Kribbeln und Taubheitsgefühl im Zungen- und Lippenbereich. Langwirkende Substanzen wie Bupivacain und kürzer wirksame wie Lidocain haben nicht dieselbe Toxiziätspotenz, wobei Bupivacain etwa 3–4mal toxischer als Lidocain ist. Unterstützende Maßnahmen mit Gabe von Sauerstoff, Intubation und Beatmung bestimmen die Behandlung einer Überdosis von Lokalanästhetika. Es wurde auch vorgeschlagen, zur Behandlung der Konvulsionen Muskelrelaxantien einzusetzen, doch scheint dies die Lidocain-Aufnahme ins Gehirn zu verstärken (6), daher ist die Gabe von Diazepam oder sogar von geringen Mengen Thiopental vorzuziehen. Wenn (und da) sich diese Medikamente als wirksam erweisen, sollte die Gabe von Succinylcholin unnötig sein.

## Kardio-vaskuläre Wirkungen

Lokalanästhetika haben «membranstabilisierende» Eigenschaften, die dazu geführt haben, daß wir zum einen Lidocain als Antiarrhythmikum einsetzen, zum anderen aber bei versehentlicher intravasaler Injektion von Bupivacain schlimme kardio-vaskuläre Zwischenfälle gesehen haben. Diese jeweiligen Effekte scheinen in beiden Fällen durch direkte Wirkungen auf die Myokardfasern bedingt zu sein, sowie durch indirekte durch das ZNS modulierte Wirkungen (7).

## Direkte Effekte

Alle Lokalanästhetika vom Amid-Typ wirken dosisabhängig kardiodepressiv: negativ inotrop – negativ bathmotrop – negativ dromotrop und negativ chronotrop.

## Indirekte Effekte: Reflexaktivität

Ein Blutdruckabfall führt zur Stimulation des Barorezeptor – Reflexes und damit zu einem Anstieg der Herzfrequenz.

## Zentral-sympathische Stimulation

Dies ist ein frühes Zeichen der ZNS-Toxizität mit Anstieg von Blutdruck, Herzfrequenz, Schlagvolumen und myokardialer Kontraktionskraft, was alles wahrscheinlich durch eine Katecholaminausschüttung bedingt ist.

Trotzdem kann man zusammenfassend sagen daß der Effekt der Lokalanästhetika in einer Kardiodepression besteht, auch wenn dies klinisch durch Reflexgeschehnisse und indirekte Effekte maskiert sein kann. Wahrscheinlich sind Kinder mit ihrer hohen Herzfrequenz diesem depressiven Effekt stärker ausgesetzt als Erwachsene (4).

Lokalanästhetika können auch zentral vermittelte kardiale Arrhythmien verursachen, was durch die direkte Applikation von Lidocain und Bupivacain auf das Gehirn demonstriert werden kann. Heavner (8) und Thomas (9) haben in ihren parallelen Arbeiten gezeigt, daß das Einbringen von Lokalanästhetika in das zerebrale Ventrikelsystem von Katzen (8) bzw. an die Medulla von Ratten (9) zu schwerwiegenden und sogar tödlichen Arrhythmien führen kann. Andererseits wurde sogar vorgeschlagen, zur Behandlung einer Bupivacain-Intoxikation intravenös Lidocain zu verabreichen (10), mit der Begründung, Lidocain könnte das Bupivacain vom Membranrezeptor verdrängen (4). Die Toxizität beider Substanzen könnte sich aber auch addieren, so daß weitere Untersuchungen abgewartet werden müssen, welche diese (interessante) Hypothese entweder bestätigen oder widerlegen.

## Behandlung der kardio-vaskulären Toxizität

Für den Fall einer massiven Lokalanästhetika-Überdosierung durch versehentliche intravasale Injektion wurden verschiedene therapeutische Maßnahmen vorgeschlagen, doch müssen lebensbedrohliche Zustände immer mit Sauerstoffgabe, Intubation und Beatmung des Patienten behandelt werden, dazu kommt noch eine leichte Alkalinisierung, um das Verhältnis von freier zu gebundener und ionisierter zu nicht-ionisierter Substanz zu verbessern. Die kardiopulmonalen Wiederbelebungsmaßnahmen sollten lange genug fortgeführt werden, um eine Dissoziation des Lokalanästhetikums von den kardialen Proteinen zu erreichen. In jüngerer Zeit konnte gezeigt werden, daß die Gabe einer vergleichsweise großen Dosis Adrenalin eine sinnvolle therapeutische Maßnahme darstellen kann.

## Wirkungen auf das Respirationssystem

Lokalanästhetika scheinen auf das respiratorische System nur geringe bis mäßige Effekte zu haben. Es konnte gezeigt werden, daß systemisch verfügbares Lidocain einen mild-stimulatorischen Effekt mit Anstieg der ventilatorischen $CO_2$-Antwort hat (11).

## Metabolische Wirkungen

Bei hohen Dosierungen von Prilocain kann es bei Erwachsenen zur Methämoglobinämie kommen, während bei Kindern über einige Zwischenfälle auch bei niedriger Dosis berichtet wurde (12). Es ist daher wohl am besten, Prilocain in dieser Altersgruppe nicht zu benutzen.

## Wirkungen von Zusätzen

Lokalanästhetika wird häufig zur Verzögerung der Absorption Adrenalin zugesetzt, und im Rahmen einer Testdosis kann der Adrenalinzusatz durch seine kardio-vaskulären Effekte eine versehentliche intravasale Injektion erkennen helfen. Da die Halbwertszeit des Adrenalin sehr kurz ist, sind die Effekte bei intravasaler Injektion wie z. B. die Tachykardie (möglicherweise sogar Tachyarrhythmie) und die Vasokonstriktion mit Hypertonus und Blässe von nur kurzzeitiger Dauer. Wenn man den Adrenalinzusatz auf diese Art und Weise benutzt, um eine versehentliche intravasale Injektion auszuschließen, ist es sehr wichtig, die zur Fehllagenerkennung nötige Minimaldosis zu beachten (13). Eine Halothannarkose, die in der pädiatrischen Praxis häufig mit der Regionalanästhesie kombiniert wird, ist aufgrund der Sensibilisierung des Myokards gegen Adrenalin aus theoretischer Sicht kontraindiziert. Es konnte jedoch gezeigt werden, daß es bei moderater Dosierung von z. B. 1 ml/kg KG einer 1:200 000-Lösung zu keinerlei deletären Effekten auf das Herz kommt (14). Der Einfluß von Atropin ist umstritten. Es wird zur Sekretionsverminderung gegeben, da dies in der Kinderanäs-

*Abb. 23. Systemische Verteilung von Lokalanästhetika.*

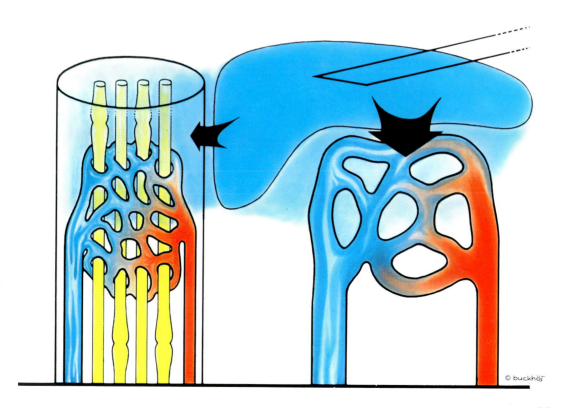

thesie ein Problem darstellt; doch führt dies andererseits zu einer Erhöhung der Herzfrequenz, welche das Erkennen einer kardialen Antwort auf intravaskuläres Adrenalin erschweren kann. Zur Vermeidung deletärer Nebenwirkungen ist aber auf alle Fälle eine schrittweise Injektion der Lokalanästhetika zu empfehlen.

### Lokale Verteilung

Die Bedeutung der meisten Faktoren, welche bei der lokalen Verteilung eines Lokalanästhetikums eine Rolle spielen, bleibt was ihre klinische Signifikanz und die Wechselwirkungen anbelangt weitgehend im Dunkeln. Trotzdem kann man sagen, daß die lokale und regionale Verteilung von Volumen, Kraft und Flow der Injektion abhängt, sowie vom Diffusionsverhalten im Extrazellulärraum und über die Membranen, bzw. von der nicht-spezifischen Proteinbindung. Einige Studien (15) haben gezeigt, daß die systemische Verteilung (Abb. 23) bei Säuglingen größer ist; auch braucht man bei Säuglingen und Kleinkindern geringere Konzentrationen, um eine Blockade zu erzielen, und der Zusatz von Adrenalin zu Bupivacain führt bei Kindern unter 4 Jahren zu einer deutlich länger anhaltenden Schmerzlinderung als bei älteren Kindern (16).

## Pharmakokinetik

Die lokalen Diffusionsvorgänge am Injektionsort bewirken den gewünschten Effekt, nämlich die regionale Blockade, während die Diffusion ins Blut zu Lokalanästhetikakonzentrationen führen kann, die Nebenwirkungen in Form von toxischen Reaktionen verursachen.

Die für die jeweiligen Blutspiegel verantwortlichen Faktoren sind bei einer einmaligen Injektion nicht dieselben wie bei mehrfacher Nachinjektion. Nach einmaliger Injektion hängt die maximale Plasmakonzentration des Lokalanästhetikums hauptsächlich von zwei Faktoren ab: der Absorptionsrate und dem Verteilungsvolumen. Die Clearance hat hier so gut wie keine Bedeutung, während sie bei mehrfacher Nachinjektion oder kontinuierlicher Infusion praktisch der alleinige Faktor ist, der im Gleichgewicht («steady state») die Höhe des Blutspiegels bestimmt.

### Absorption

Es wird allgemein angenommen (17), daß die Bioverfügbarkeit nicht-intravenös injizierter Lokalan-

*Abb. 24. Querschnitt durch Rückenmark und Spinalnervenwurzeln. Die Epiduralvenen sind von reichlich Fettgewebe umgeben.*

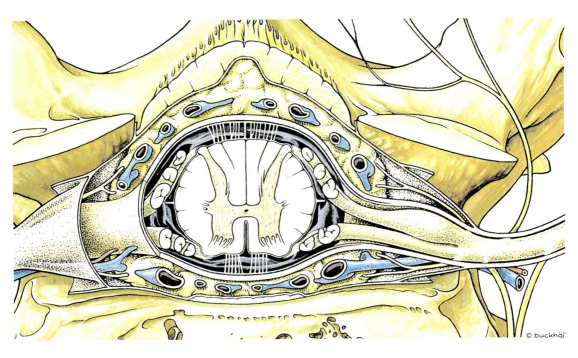

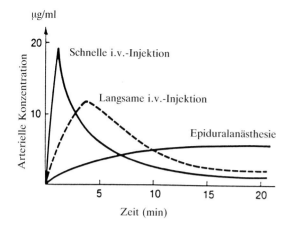

*Abb. 25. Beziehung der arteriellen Konzentrationen eines Lokalanästhetikums nach schneller und langsamer i.v.-Injektion, sowie nach epiduraler Gabe. linker Rand: Arterielle Konzentration*

*Tabelle 4. Verteilung von Lidocain und Bupivacain im Körper (Erwachsener)*

|  | Lidocain | Bupivacain |
|---|---|---|
| Verteilungskoeffizient Blut/Plasma | 0,84 | 0,73 |
| Nicht gebundener Anteil im Plasma | 0,36 | 0,04 |
| Verteilungsvolumen im steady state (l/kg) | 1,2 | 0,69 |
| Anteil der Substanz im Körper: |  |  |
| Im Blut | 0,06 | 0,07 |
| Im Plasma | 0,03 | 0,04 |
| Nicht gebunden im Plasma | 0,012 | 0,0018 |
| In Extrazellulärflüssigkeit | 0,18 | 0,23 |

Daten nach Literaturangabe 17 und nach:
Tozer T. N.: Concept basic to pharmacokinetics. Pharmac. Ter. 12: 109 (1981).

ästhetika vom Amidtyp vollständig gegeben ist. Die Absorptionsprozesse sind bezüglich klinischer Pharmakokinetik und Veraussagbarkeit toxischer Reaktionen von größter Wichtigkeit. So zeigten zum Beispiel Tucker und Mather (17), daß die Absorption aus dem Epiduralraum biphasisch verläuft. Sie erlärten dies damit, daß das epidurale Fett als Speicher wirkt, in dem das injizierte Lokalanästhetikum akkumulieren kann, was wiederum die längere terminale Halbwertszeit nach epiduraler im Vergleich zur intravenösen Injektion erklärt. Derselbe Mechanismus ist dafür verantwortlich, daß nach einer einmaligen Injektion die maximalen Plasmaspiegel niedriger als eigentlich zu erwarten sind, d. h. das epidurale Fettgewebe hat einen antitoxisch-protektiven Effekt. Bei Kindern ist das epidurale Fettgewebe nicht so stark ausgebildet (Abb. 24) wie beim Erwachsenen, so daß man die maximalen Blutspiegel früher erwarten darf, was durch die Untersuchungen von Eyres und seinen Mitarbeitern (15) bestätigt wird.

## Injektionsgeschwindigkeit

Eine Erhöhung oder eine Verminderung der Injektionsgeschwindigkeit hat nur wenig Einfluß auf die Absorptionsrate aus dem Epiduralraum (18). Es besteht jedoch die Möglichkeit, daß man eine versehentliche intravasale Injektion erkennen kann, bevor es zu ernsthaften Überdosierungserscheinungen kommt, wenn man die Injektion langsam genug vornimmt (Abb. 25).

## Verfügbarkeit

Die Verfügbarkeit hängt von zwei Prozessen ab: Verteilung und Elimination, und zwar so, daß die terminale Halbwertszeit dem Verteilungsvolumen direkt proportional und der Gesamt-Körper-Clearance indirekt proportional ist:

$$T1/2 = 0{,}693 \times \frac{Vd}{Cl}$$

## Verteilung

Lokalanästhetika vom Amidtyp erfahren eine hohe Proteinbindung und werden in starkem Maße außerhalb der Blutbahn verteilt (Tabelle 4). Bei einem pH von 7,4 liegen etwa 3/4 der Lokalanästhetika-Moleküle in ionisierter Form vor. Vergleicht man – gewichtsbezogen – die extrazellulären Flüssigkeitsvolumina, so sind diese beim Säugling und Kleinkind etwa zweimal so groß wie bei Erwachsenen; das Verteilungsvolumen ist bei Kindern viel größer. Da bekanntermaßen die Proteinbindung vieler Substanzen im Säuglingsalter vermindert ist

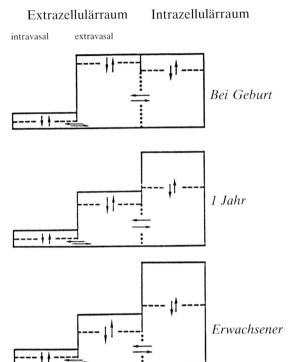

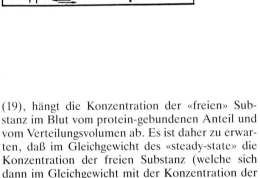

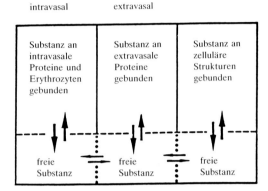

*Abb. 26. Verteilung der Lokalanästhetika und Beziehung zwischen den Flüssigkeitsräumen des Körpers und dem Verteilungsvolumen wasserlöslicher Substanzen. Das rechte Teilbild zeigt den Prozeß der Gleichgewichsbildung (nach Tozer T. N.: Concepts basic to pharmacokinetics. Pharmac. Ther. 12:109–31 (1981). Mit Genehmigung des Verlags). Das linke Teilbild zeigt die Unterschiede in der Verteilung des Wassers im Körper in Abhängigkeit vom Alter, und erklärt, warum bei Neugeborenen und kleinen Kindern ein sehr viel größeres Verteilungsvolumen erwartet werden kann als bei Erwachsenen.*

(19), hängt die Konzentration der «freien» Substanz im Blut vom protein-gebundenen Anteil und vom Verteilungsvolumen ab. Es ist daher zu erwarten, daß im Gleichgewicht des «steady-state» die Konzentration der freien Substanz (welche sich dann im Gleichgewicht mit der Konzentration der freien Substanz in der Extrazellulärflüssigkeit befindet) bei Neugeborenen und Säuglingen höher ist als bei Erwachsenen (Abb. 26).

### Aufnahme durch die Lunge

Das Auftreten toxischer Reaktionen hängt von der *arteriellen* Konzentration einer Substanz ab. Es konnte gezeigt werden, daß bei Erwachsenen der pulmonale Extraktionsindex für alle Amid-Lokalanästhetika sehr hoch ist (0,8 bis 0,9) und deshalb ein beträchtlicher Unterschied zwischen gemischtvenösen und arteriellen Konzentrationen besteht (20). Auch wenn die Lunge auf diese Weise eine Rolle bei der Limitierung der maximalen Plasmakonzentrationen einer Substanz und der Steilheit ihres Konzentrationsanstiegs spielt, so muß man doch die protektive Rolle gegen toxische Reaktionen in Frage stellen, da die Lunge sehr schnell gesättigt ist.

### Elimination

Für die Zeit von der Geburt bis ins Kleinkindesalter gibt es sehr wenig pharmakokinetische Daten. Zwar konnte bei Säuglingen in Bezug auf die meisten Substanzen eine Verlängerung der terminalen Halbwertszeit beobachtet werden, doch ist es nicht möglich, dies dem erwartungsgemäß größeren Verteilungsvolumen, einer verminderten Clearance oder dem Zusammenspiel beider Faktoren zuzuordnen. Lokalanästhetika sowohl vom Ester- als auch vom Amid-Typ werden erst nach Metabolisierung (Abb. 27) eleminiert, so daß weniger als 5% der Substanz unverändert über die Nieren ausgeschieden wird.

## Metabolismus der Ester

Der Metabolismus der üblicherweise klinisch benutzten Ester findet hauptsächlich im Serum statt, wobei der Hauptabbauweg für Ester, die sich von der Paraaminobenzoesäure ableiten (Procain, Chloroprocain und Tetracain), über die plasmatische Hydrolyse durch die Pseudocholinesterase führt. Hydrolyse in der Leber ist für andere Ester wie Piperocain der Hauptabbauweg. Bevor die Substanzen ausgeschieden werden, kommt es noch zu weiteren metabolischen Veränderungen, und es sieht so aus, als wenn die Metaboliten (vor allem Konjugate der Paraaminobenzoesäure) für die allergischen Reaktionen verantwortlich wären, die man gelegentlich bei Einsatz der Lokalanästhetika vom Estertyp beobachten kann (21). Da diese Substanzen denselben Abbauweg haben wie Succinyl-

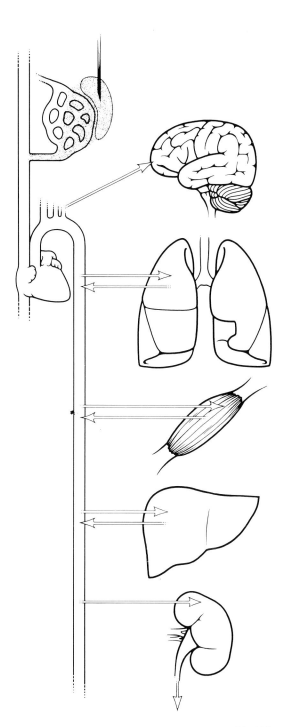

*Abb. 27. Verteilung der Lokalanästhetika im Körper.*

cholin, ist es theoretisch möglich, eine verlängerte Relaxationswirkung zu sehen, wenn beide Substanzen zusammen eingesetzt werden (22). In-vitro-Studien lassen vermuten, daß die Metabolismusrate bei Neugeborenen im Vergleich zu Erwachsenen vermindert ist. Die Plasma-Halbwertszeit des Chloroprocain im Plasma der Nabelschnur ist jedenfalls doppelt so hoch wie bei der Mutter – 43 sec vs. 21 sec (23).

## Metabolismus der Amide

Die Amide werden in der Leber unter Beteiligung des Cytochrom-P450 über oxydative Abbauwege metabolisiert. Die für die Substanz-Metabolisierung entscheidenden Cytochrom-P450-Spiegel waren bei Neugeboren praktisch identisch mit den bei Erwachsenen gefundenen Werten (24), so daß man erwarten würde, daß auch die Fähigkeit Amide zu metabolisieren annähernd dieselbe ist, was aber nur für das Lidocain zutrifft (25). Neugeborene können Mepivacain nur schlecht metabolisieren (26) und die N-Dealkylierung des Bupivacain ist erst einige Stunden nach der Geburt möglich (27), wobei dies dann allerdings leichter zu gehen scheint als beim Mepivacain. Nach Kaudalanästhesien bei Säuglingen im Alter von einem bis zu sechs Monaten wurden fast dieselben Werte für die Bupivacainclearance gemessen wie bei Erwachsenen (28). Darüberhinaus haben alle diese Amid-Anästhetika aktive Metaboliten, so ist z. B. die N-Dealkylierung zu Mono-äthylglyzin-xylidin (MEGX) der Hauptabbauweg des Lidocain (Abb. 28), wobei MEGX nur unwesentlich weniger potent und toxisch ist als die Muttersubstanz. Bei Neugeborenen ist die Metabolisierungskapazität für Metaboliten dieselbe wie bei Erwachsenen, und sollte diese sinken, sinkt zudem auch im selben Verhältnis die Metabolisierungskapazität der Muttersubstanz, so daß das Verhältnis Metabolit/Muttersubstanz dasselbe bleibt wie beim Erwachsenen.

*Abb. 28. Metabolismus des Lidocainabbaus. Nach: Covino B. G., Scott D. B. (Eds.): Handbook of Epidural Anaesthesia and Analgesia. Schultz, Copenhagen 1985.*

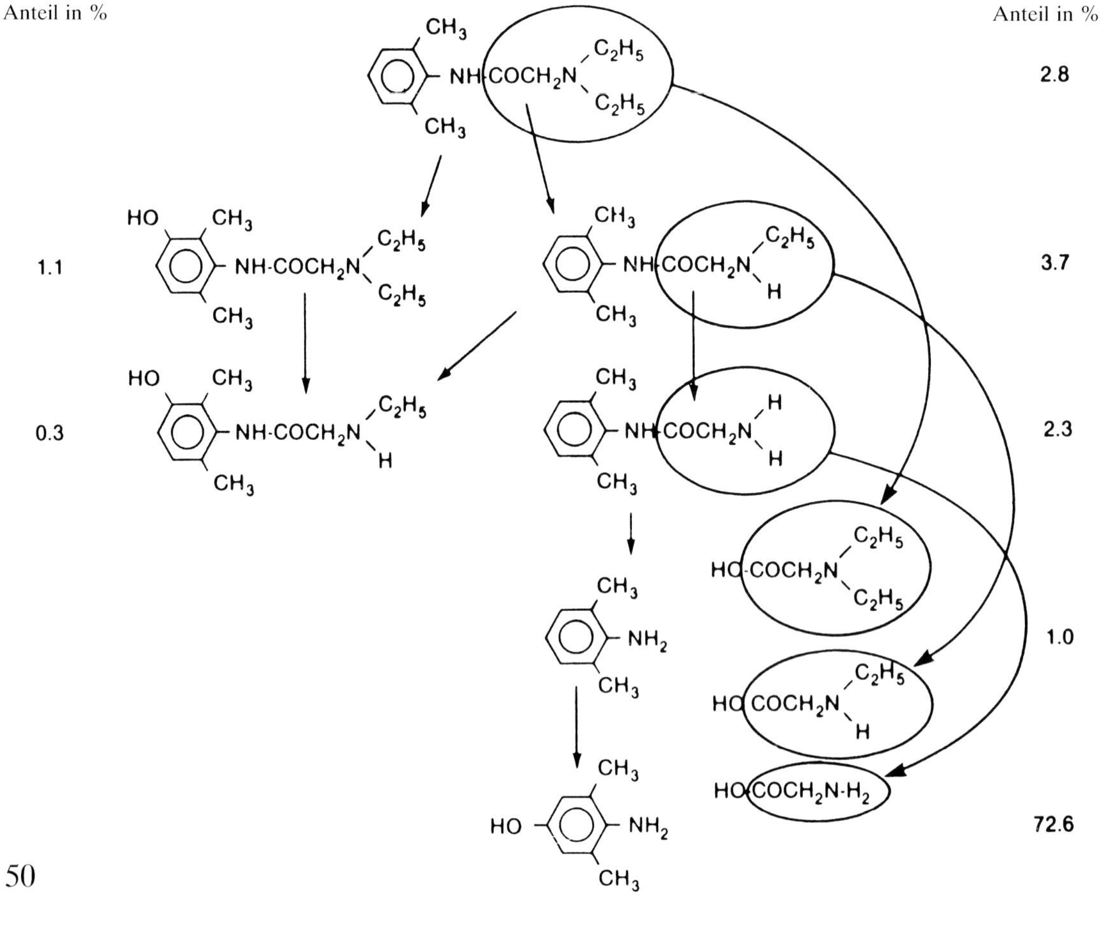

## Hepatische Clearance der Amide

Mit Ausnahme des Bupivacain haben die Lokalanästhetika vom Amidtyp eine relativ hohe hepatische Clearance. Der hepatische Blutfluß ist daher der limitierende Faktor für die Clearance, und man betrachtet die Substanzen daher als «flow-limitiert». Diese Annahme muß allerdings in Bezug auf zwei Punkte modifiziert werden:
1. Auch wenn die Lidocain-Clearance bei Neugeborenen praktisch genauso groß ist wie beim Erwachsenen, so trifft dies nicht auf Mepivacain und Bupivacain zu (siehe oben!).
2. Bei Erwachsenen konnte gezeigt werden, daß die Clearance für Lokalanästhetika mit der Zeit abnimmt (29), d. h. daß bei längerer Infusionszeit die Gesamtclearance abnimmt, während die Clearance für Indocyaningrün (als Maß der Leberdurchblutung) praktisch unverändert bleibt. Dies wurde einer Produkt-Inhibition durch einen Lidocainmetaboliten zugeschrieben (29). Bei Hunden konnte dieselbe zeitabhängige Verminderung der Clearance für Bupivacain nachgewiesen werden (30), so daß man sagen kann, daß Lidocain und auch die anderen Substanzen zumindest partiell «umsatzlimitiert» sind, da nun die sog. «intrinsic-clearance» zum wichtigsten Faktor wird.

## Altersabhängigkeit der Verfügbarkeit

Man hat die Unterschiede in der Verfügbarkeit der Substanz zwischen Erwachsenen nach intravenöser Injektion und Neugeborenen nach diaplazentarem Transfer untersucht. Da unglücklicherweise die über die Plazenta zugeführte Substanzmenge unbekannt ist, haben wir nur Daten über die terminale Halbwertszeit zur Verfügung (Tabelle 5). Die Verlängerung der terminalen Halbwertszeit von Lidocain ist mit einer normalen Clearance und einem erhöhten Verteilungsvolumen kompatibel, während die deutliche Verlängerung der Halbwertszeit bei Mepivacain und Bupivacain hauptsächlich durch eine verminderte Clearance bedingt zu sein scheint.

*Tabelle 5. Pharmakokinetik der Lokalanaesthetika (iv und sc) beim Neugeborenen*

|  | $T_{1/2}$ (h) | | Vz (l/kg) | | Cl (ml/Min · kg) | | HER 0,63 |
| --- | --- | --- | --- | --- | --- | --- | --- |
|  | E | N | E | N | E | N | E |
| Lidocain iv | 1,6 | 3 | 1,2 | – | 12,7 | – | 0,63 |
| sc | 1,8 | 3,2 | 1,1 | 2,8 | 9,2 | 10,2 |  |
| Mepivacain iv | 1,9 | 9 | 1,1 | – | 10,4 | – | 0,52 |
| sc | 3,2 | 8,7 | 1,0 | 1,8 | 5,5 | 5,2 |  |
| Etidocain iv | 2,6 | – | 1,8 | – | 14,8 | – | 0,74 |
| Bupivacain iv | 3,5 | 8,1 | 0,97 | – | 7,7 | – | 0,39 |

E = Erwachsener, N = Neugeborenes
Literaturverweise:
iv beim Erwachsenen: Tucker G. T. (Literaturhinweis 17)
iv beim Neugeborenen: Mago R., Berlin A., Karlsson K., Kjellmer I.: Anesthesia for cesarean section IV: Placental transfer and neonatal elimination of bupivacaine following epidural analgesia for elective cesarean section. Acta Anaesth. Scand. 20: 141 (1976)
und:
Brown W. U., Bell G. C., Lurie A. O. et al.: Newborn Blood levels of lidocaine and mepivacaine in the first postnatal day following maternal epidural anesthesia. Anesthesiology 42: 698 (1975).
sc-Daten: Mather L. E., Tucker G. T. (Literaturhinweis 40)

## Einflußfaktoren auf die Verfügbarkeit

Die Verfügbarkeit eines Lokalanästhetikums beeinflußt sein nachfolgendes pharmakokinetisches Verhalten und die (Reaktions-)Empfindlichkeit des Organismus auf die Substanz. Die Verfügbarkeit selbst wird von vielen Faktoren beeinflußt. So führt ein Absenken der Körpertemperatur bei jungen Hunden zu einer Verlängerung der terminalen Halbwertszeit des Lidocain (31), bei Erwachsenen führt ein niedriges Herzzeitvolumen zu verminderter Durchblutung im Bereich des Splanchnikus und damit zu verminderter Clearance, und bei Mäusen (33) wurde eine zirkadiane Schwankung der Lidocainempfindlichkeit des ZNS gefunden.

## Proteinbindung

Die Lokalanästhetika vom Amidtyp werden im Serum weitgehend an Proteine gebunden (Abb. 29), es kann daraus ein gewisser Schutz vor toxischen Reaktionen abgeleitet werden (34). Die beiden hier interessierenden Proteine sind das Albumin und das saure Alpha-1-Glycoprotein (AAG), wobei deren jeweilige Bindungseigenschaften deutlich unterschiedlich sind. Albumin hat eine geringe Substanzaffinität und wird praktisch nie aufgesättigt;

*Abb. 29. Proteinbindung von Lidocain und Bupivacain. Diese Kurve simuliert den Konzentrationsanstieg der freien Substanz bei Anstieg der Gesamtkonzentration, unter Verwendung folgender Formel:*

$$C_t = \Sigma \frac{ni \; Pi \; ki \; cf}{1 + ki \; Cf} + Cf$$

*wobei $C_t$ und $C_f$ die Gesamtkonzentration bzw. die freie Konzentration bezeichnen; $n_i \cdot P_i$ ist die Zahl der Bindungsstellen in der i-ten Klasse, $k_i$ ist die Dissoziationskonstante der Bindung der i-ten Klasse. Die Daten für die Bindungskonstanten von Lidocain und Bupivacain stammen aus McNamara P. J. et al.: Anesth. Analg. 1981, 60:395, und Coyle DE Anesthesiology 61:127 (1984). Mit Genehmigung des Verlages entnommen aus Mazoit J. X. et al.: Ann. Fr. Anesth. Réanim. 7 (1988).*

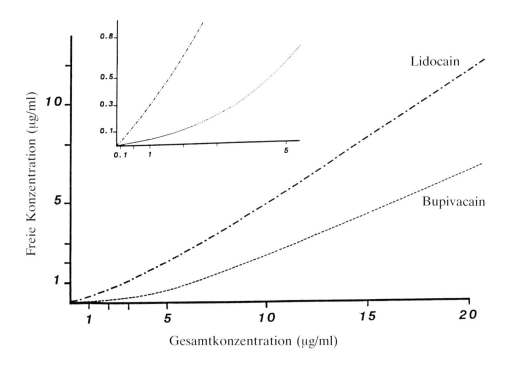

daraus folgt, daß der freie Anteil einer Substanz mit ansteigender Gesamtkonzentration im Plasma ebenfalls kontinuierlich ansteigt. Dem gegenüber weist das AAG eine hohe Substanzaffinität auf und bindet eine relativ größere Anzahl an Molekülen als Albumin; es ist aber bald aufgesättigt, und wenn dieser Punkt erreicht ist, steigt auch bei ansteigender Plasma-Gesamtkonzentration der Anteil der freien Substanz rapide an. In Bezug auf die Serumproteine bestehen zwischen Neugeborenen, Säuglingen und Erwachsenen große Unterschiede. Bei Geburt sind die Proteinspiegel noch sehr niedrig und steigen dann in den ersten Lebensmonaten an, um zwischen 6. und 12. Monat das Erwachsenenniveau zu erreichen (19). Dementsprechend konnte nachgewiesen werden, daß der Anteil «freien» Bupivacains bei Säuglingen zumindest bis zum 6. Lebensmonat erhöht ist (28). Darüber hinaus erbrachte diese Studie eine negative Regression zwischen freiem Anteil und Alter parallel zu einem altersabhängigen Abfall der AAG-Konzentration.

## Proteinbindung im Verhältnis zu Organextraktion und Toxizität

Die Hypothese von der «freien» Substanz geht davon aus, daß nur der nicht-gebundene Anteil eines Medikaments für eine Extraktion durch ein bestimmtes Organ zur Verfügung steht. Bis vor kurzem wurde diese Hypothese unwidersprochen akzeptiert, trotz einiger konträrer Befunde, wie der hohen hepatischen Clearance einiger stark gebundener Medikamente, wie z. B. Propanolol und Lokalanästhetika vom Amidtyp. Neben anderen hat auch Pardridge nachweisen können, daß die zur Aufnahme in periphere Gewebe verfügbare zirkulierende Substanzmenge nicht nur auf den sog. «freien» Anteil beschränkt ist, sondern zum Teil auch den proteingebundenen umfaßt (35). Darüber hinaus konnten bezüglich der Extraktion große Organunterschiede und auch Unterschiede zwischen einzelnen Substanzen nachgewiesen werden. Dieses Modell vom «freien-intermediären» Anteil trägt der Möglichkeit Rechnung, daß viele Faktoren, wie z. B. spezifische Rezeptoren oder die Anwesenheit freier Fettsäuren an der Membranoberfläche, bei der Diffusionserleichterung eine Rolle spielen können.

## Proteinbindung und Extraktion durch einzelne Organe

**Zentralnervensystem:** Bei Erwachsenen ist eine chronische Toxizität im Falle von Bupivacain eindeutig durch den freien Anteil der Substanz bedingt (36). Die akute Toxizität zeigt keine so eindeutige Beziehung, und es finden sich auch Unterschiede zwischen den einzelnen Substanzen. Die Lidocain-Extraktion über die Blut-Hirn-Schranke der Ratte hängt von der Albuminkonzentration ab, zeigt aber keine Korrelation zur AAG-Konzentration (35). In ähnlicher Weise hängt die Bupivacain-Extraktion des Rattenhirns hauptsächlich von der Albumin- und nicht so sehr von der AAG-Konzentration ab (37). So ist das austauschbare Bupivacain im Gehirn um ein Mehrfaches größer als der in vitro ungebundene Anteil.

**Leber:** Es gibt ausreichend Hinweise, daß der Anteil austauschbaren Lokalanästhetikums in der Leber ein mehrfaches größer ist als der sog. «freie» Anteil (siehe hepatische Extraktion in Tabelle 5). Wenn also die Konzentration der freien Substanz nicht die einzige Komponente des austauschbaren Anteils darstellt, dann folgt daraus, daß nicht die Gesamtkonzentration sondern vielmehr der freie Anteil die Toxizität entscheidend bestimmt. Trotzdem muß an dieser Stelle darauf hingewiesen werden, daß die toxische Konzentration, der toxische «Anteil», um ein Vielfaches größer ist als die freie Substanzkonzentration, und daß es auch noch Unterschiede zwischen akuter und chronischer Toxizität gibt.

## Die Proteinbindung beeinflussende Faktoren

Der Serumproteinspiegel und die Interaktionen der Substanzen mit diesen Proteinen stellen die Hauptdeterminanten der «freien» Substanzkonzentration dar. Ein weiterer und für Anästhesisten interessanter und wichtiger Faktor ist die Azidose. Sowohl eine metabolische als auch eine respiratorische Azidose erhöhen beim Menschen den freien Anteil an Lidocain und Bupivacain (38, 39). Unter Anästhesie kann es zur Entwicklung einer Azidose kommen, und dabei ist wichtig darauf hinzuweisen, daß dies zu einem plötzlichen Toxizitätsanstieg führen kann, auch wenn keine Nachinjektion stattgefunden hat. Ebenso ist die Rolle des Bilirubin zu beachten, da es die Substanzen aus der Albuminbindung verdrängt, weshalb Säuglinge mit einem Ikterus neonatorum besonders empfindlich auf albuminbindende Substanzen wie die Lokalanästhetika vom Amidtyp reagieren.

## Pharmakokinetik und Applikationsart

Man kann von der Geburt bis hin zum Jugendlichen- und Erwachsenenalter mit großen Unterschieden im pharmakokinetischen Verhalten rechnen (Tabelle 6), wobei im Säuglingsalter eine ganze Reihe von Effekten durch die Interaktion dreier Faktoren bedingt ist: schnellere Absorption, größeres Verteilungsvolumen, sowie niedrigere Plasmaspiegel von Albumin und AAG.

*Tabelle 6. Pharmakokinetische Parameter der Lokalanästhetika in Abhängigkeit vom Ort der Injektion*

| Substanz/Inj. | Alter | Konz. d. Lsg. | Dosis | Cmax (µg/ml) | tmax (min) | T1/2 (h) | Vss (l/kg) | Cl (ml/kg · min) | Literaturhinweis |
|---|---|---|---|---|---|---|---|---|---|
| **Lidocain** | | | | | | | | | |
| kaudal | <1 J. | 1% | 4 mg/kg | 2 | 10–20 | | | | 15 |
| | 1–10 J. | 1% | 4 mg/kg | 2 | 10–20 | | | | 15 |
| | 5 (3,5–7) J. | 1% | 5 mg/kg | 2,05 (1,6–2,5) | 9 (4–16) | 2,6 (1,25–6,2) | 3,05 (2,01–5,29) | 15,4 (9,8–21,2) | 41 |
| | 2,6 ± 0,5 J. | 1,5% | 11 mg/kg Adr. 1:200 000 | 2,2 | 30–45 | | | | (1) |
| | Erw. (40 J.) | 2% | 6 mg/kg Adr. 1:200 000 | 2,47–0,23 | 45 | | | | (2) |
| lumbal | Erw. | 2% | 300–400 mg | 2,3 | 24 | 2,33 | 2,5 | 11,65 | (3) |
| **Mepivacain** | | | | | | | | | |
| kaudal | 3,3 ± 0,6 J. | 1,5% | 11 mg/kg Adr. 1:200 000 | 2,53 | 45 | | | | (1) |
| **Bupivacain** | | | | | | | | | |
| kaudal | <1 J. | 0,25% | 3 mg/kg | 1,4 | 15–20 | entspr. arterielle Daten: | | | |
| | >1 J. | 0,25% | 3 mg/kg | 1,27 | 20–30 | Cmax: 1,6 µg/ml; Tmax: 15–20 min | | | (4) |
| | 1–6 Mo. | 0,25% | 2,5 mg/kg | 0,97 | 28 | 7,7 | 3,9 | 7,1 | 28 |
| | 7,25 (5,5–10) Mo. | 0,25% | 2,5 mg/kg | 1,25 (0,95–1,64) | 29 (20–40) | 4,6 (2,9–5,3) | 2,7 (1,6–3,3) | 10 (8,3–11,7) | 42 |
| | 2,4 ± 0,7 J. | 0,5% | 3,7 mg/kg Adr. 1:200 000 | 0,7 | 30–45 | | | | (1) |
| | Erw. (40 J.) | 0,75% | 2,2 mg/kg Adr. 1:200 000 | 0,86 ± 0,22 | 30 | | | | (2) |
| lumbal | 3–36 Mo. | 0,5% | 3,25 mg/kg Adr. 1:200 000 | 1,35 ± 0,7 | 20 | | | | 43 |
| | 1,5–11 J. | 0,25% | 1,7 mg/kg Adr. 1:200 000 | 0,64 | 19 | 3,8 | 3,4 | 11,0 | (5) |
| | Erw. | 0,5% | 150 mg Adr. 1:200 000 | 1,14 | | 2,8 | | | (6) |
| Axillärer Plexus | Erw. | 0,5% | 3 mg/kg | 1,44 (0,68–3,33) | 15–30 | | | | (7) |
| Intercostal-Block | 55 ± 11 Mo. | 0,5% | 3 mg/kg Adr. 1:200 000 | 1,4 ± 1,2 | 2,27 | | | | 44 |

(1) Takasaki et al (1984) Anesth Anal 66:337
(2) Freund et al (1984) Anesth Anal 63:1017
(3) Inoue et al (1985) Anesthesiology 63:304
(4) Eyres et al (1983) Anesth Intens Care 11:20
(5) Murat et al (1988) Eur J Anaesth 5:113
(6) Wilkinson et al (1970) Anesthesiology 63:304
(7) Tuominen et al (1983) Acta Anaesth Scand 27:303

## Lokalanästhesie der Atemwege

Nach einer Lokalanästhesie der Atemwege (meist der oberen, Spray-Anästhesie) treten bei Patienten im Alter von unter 3 Jahren die maximalen Plasmaspiegel von Lidocain bereits sehr früh auf (15). Man konnte bei Gabe von 4 mg/kg einer 4%-Lidocain-Lösung Plasmakonzentrationen von über 8 µg/ml beobachten, wobei der zeitliche Konzentrationsverlauf dem einer intravenösen Injektion ähnelt: da der Großteil der Dosis bei dieser Applikation praktisch sofort absorbiert wird, muß man bei Säuglingen und Kleinkindern besonders vorsichtig sein.

## Subkutane Injektion

Bei Neugeborenen konnte gezeigt werden, daß die Art und Weise wie die Halbwertszeit von Lokalanästhetika nach subkutaner Injektion verlängert ist, von der jeweils verwendeten Substanz abhängt (Tabelle 5). Das Ausmaß der Metabolisierung von Lidocain, ausgedrückt als Gesamt-Körper-Clearance, ist bei Neugeborenen gleich wie bei Erwachsenen (40), wobei die zu beobachtende längere Halbwertszeit durch das größere Verteilungsvolumen bedingt ist. Dagegen konnte bei Mepivacain eine deutliche Verminderung der Clearance beobachtet werden (40), ebenso auch bei Bupivacain, doch dürfte dies keine schwerwiegende Bedeutung haben. In der Tat scheint Bupivacain in dieser Altersgruppe eine sichere Substanz zu sein, vorausgesetzt man vermeidet Mehrfach- und Nachinjektionen.

## Epiduralanästhesie

**Kaudale Epiduralanästhesie:** Nach einer Kaudalanästhesie sind die Blutspiegel von Lidocain wie auch von Bupivacain, bezogen auf das Körpergewicht, bei Kindern ähnlich den bei Erwachsenen gefundenen Werten, dies gilt auch für kleine Säuglinge (Tabelle 6). Auch die maximalen Konzentrationswerte und der zeitliche Kurvenverlauf bis zum Erreichen dieser Werte sind den bei Erwachsenen nach kaudaler oder lumbaler Epiduralanästhesie gefundenen Werten ähnlich. Es soll hier nochmals daran erinnert werden, daß die arteriellen Konzentrationen etwas höher liegen und etwas früher das Maximum erreichen als gemischtvenöse. Andererseits finden sich – was aber keine Überraschung ist – Dispositionsunterschiede. Ecoffey und Mitarbeiter (41, 42) fanden bei Kindern im Alter von 4 bis 10 Jahren eine im Vergleich zum Erwachsenen erhöhte Gesamt-Körper-Clearance sowohl für Lidocain wie auch für Bupivacain. Andererseits fanden Mazoit und Mitarbeiter (28) bei Säuglingen im Alter von 1 bis 6 Monaten für Bupivacain eine dem Erwachsenen vergeichbare Clearance. In letzterer Studie fanden sich auch deutlich erhöhte Werte für den freien Anteil, so daß man hieraus eine besondere Vorsicht beim Einsatz von Bupivacain bei Kindern im Alter von unter 6 Monaten ableiten kann.

**Tiefe thorakale oder hohe lumbale Epiduralanästhesie:** Auch nach tiefer thorakaler oder hoher lumbaler Epiduralanästhesie finden sich bei Kindern zwischen 3 und 36 Monaten Blutspiegel von Bupivacain (bei Zusatz von Adrenalin und auf einer pro-kg KG-Basis gegeben), die unterhalb des toxischen Niveaus liegen (43).

**Blutspiegel nach anderen Applikationen:** Nach Interkostalblockaden wurde sowohl bei Kindern als auch bei Erwachsenen eine rasche Absorption beobachtet (44) (Tabelle 6). Auch wenn die beobachteten Konzentrationen gerade noch unterhalb der Toxizitätsschwelle lagen, sollte man mit dieser Technik bei Kindern (wie auch bei Erwachsenen) besonders vorsichtig umgehen. Für andere Applikationsformen liegen z. Zt. keine Daten vor.

## Adrenalinzusatz

Der Effekt eines Adrenalinzusatzes (üblicherweise 1:200 000) sowohl zum Lidocain wie zum Bupivacain besteht in einer verzögerten Absorption und Senkung des maximalen Blutspiegel. Interessant hierbei ist, daß dieser Effekt bei Kindern stärker ausgeprägt ist als bei Erwachsenen, insbesondere mit Bupivacain (Tabelle 6). Zusätzlich zum pharmakokinetischen Effekt kann dies zu einer länger anhaltenden Schmerzstillung führen, insbesondere bei Kindern im Alter von unter 4 Jahren (16).

Zusammenfassend kann man feststellen, daß die Blutspiegel bei Kindern – und sogar bei Säuglingen – bei verschiedenen Applikationsarten ähnlichen denen sind, die man auch bei Erwachsenen findet. Trotzdem ist besondere Vorsicht zu empfehlen, da bisher keine Daten bezüglich der «freien» Substanzkonzentrationen verfügbar sind.

# Wechselwirkungen

Zu Medikamenten-Interaktionen kann es mit den Lokalanästhetika selbst kommen, mit den Prämedikationsdrogen, einer gleichzeitigen Allgemeinanästhesie oder auch mit einer Langzeitmedikation (Tabelle 7).

### Mischen von Lokalanästhetika

Dies ist ein in der klinischen Praxis weithin geübtes Vorgehen, auch wenn seine Effektivität vom klinischen Standpunkt aus angezweifelt werden kann (45) und zudem die nachgewiesenermaßen erhöhte Toxizität (46) in Rechnung gestellt werden muß. Interaktionen, die mit der Verdrängung eines Lokalanästhetikums aus seiner Bindung einhergehen, führen zu einer Erhöhung des freien Anteils im Serum.

*Solange keine exakten Daten für eine bestimmte Mischung von Lokalanästhetika vorliegen, berechnet man die toxische Dosis am besten so, als wenn die gesamte Mixtur aus der jeweils toxischsten Substanz bestünde.*

### Wechselwirkungen mit Medikamenten zur Prämedikation und Narkose

Über Wechselwirkungen bezüglich der Proteinbindung von Prämedikationssubstanzen bzw. Allgemeinanästhetika und Lokalanästhetika liegen keine Berichte vor (Tabelle 7). Andererseits wird behauptet, daß volatile Anästhetika einen protektiven Effekt in Bezug auf toxische ZNS-Reaktionen böten (47), auch wenn nicht klar ist, ob es sich hier um einen wirklich protektiven Effekt handelt, oder ob durch exzessive Lokalanästhetikakonzentrationen verursachte Nebenwirkungen durch die Allgemeinanästhesie nur überdeckt werden. Auch wenn es hierzu keine präzisen Daten gibt, so können Enfluran-Konzentrationen von über 2,5 Vol% in Kombination mit Lokalanästhetika theoretisch gefährlich sein. Andererseits gibt es keine berichtenswerte Nebenwirkungen bei Gabe einer supplementierenden leichten Allgemeinanästhesie bei Kindern und Säuglingen (48).

*Tabelle 7. Interaktionen zwischen Bupivacain und anderen Substanzen nach Denson D. D. (Literaturhinweis 46)*

| Interaktion mit | Mechanismus | Klin. Zeichen |
|---|---|---|
| Cimetidin | oxydativer Stoffw. Leberdurchblutung | +++ (zu erwarten) |
| Propanolol | Leberdurchblutung | ++ |
| Ca-Blocker | direkte Interaktion | ++++ (gefährlich) |
| | über Proteinbindung: | |
| Diazepam | Albumin | 0 |
| Etidocain | AAG/Albumin | ? |
| Freie Fettsäuren | AAG/Albumin | 0 |
| Lidocain | AAG/Albumin | ? |
| Mepivacain | AAG | ++ |
| Pethidin | Albumin | 0 |
| Progesteron | AAG | 0 |
| Thiopental | Albumin | 0 |

### Wechselwirkungen mit anderen Medikamenten

Es gibt heutzutage noch wenig Daten bezüglich einer möglichen Interaktion von Lokalanästhetika und anderen stark proteingebundenen Substanzen. Zu diesen gehört auch Phenytoin, das in der Pädiatrie viel verwendet wird. Solange keine Daten verfügbar sind, sollte bei Patienten, die unter einer solchen Therapie stehen, keine Regionalanästhesie durchgeführt werden. Unter Regionalanästhesie ist auch eine erhöhte kardiovaskuläre Toxizität von Kalziumantagonisten beschrieben worden (49), die sowohl durch die direkt additiven Effekte der Substanzen, als auch durch die Sympathikolyse bedingt ist. Daher sollte auch bei Patienten, die unter einer solchen Dauertherapie stehen, von einer Regionalanästhesie Abstand genommen werden. Man sollte annehmen, daß Substanzen wie Cimetidin und Propanolol, die den oxidativen Stoffwechsel und/oder die Leberdurchblutung negativ beeinflussen, auch die Clearance von Lokalanästhetika vermindern, was für Propanolol auch bestätigt werden konnte (50). Zusammenfassend kann man sagen, daß bisher erst wenig über Interaktionen von Lokalanästhetika mit anderen Substanzen publiziert wurde, doch von den bekannten Interaktionen sind die mit den Kalziumantagonisten am gefährlichsten.

# Opioide

## Narkotika

**Struktur und Wirkmechanismus:** Der Einsatz von Narkotika im Rahmen der pädiatrischen Regionalanästhesie beschränkt sich üblicherweise auf die epidurale Analgesie, zu welchem Zweck die Opioide allein oder in Kombination und Mischung mit Lokalanästhetika gegeben werden können. Die Struktur der Narkotika ist nicht so spezifisch wie die der Lokalanästhetika, doch haben alle einen ähnlichen pKa und sind mehr oder weniger lipophil. Morphin ist nur gering lipophil, mit einem Verteilungskoeffizienten ähnlich dem des Lidocain (1, 4), während andere Substanzen, wie z. B. Fentanyl (Vert.-Koeff. von 813) eine hohe Lipophilität aufweisen. Man nimmt an, daß diese Opioide ihre Wirkung durch Stimulation deszendierender inhibitorischer Bahnen im Bereich des Hinterhorns des Rückenmarks entfalten (51) und eine langandauernde Schmerzlinderung bewirken. Die so erzielbare Analgesie ist für chirurgische Zwecke nicht ausreichend, dafür aber erreicht man eine exzellente postoperative Analgesie, und die Möglichkeit epidural gegebene Opioide bei der Behandlung chronischer (Karzinom-) Schmerzen einzusetzen, stellt ein interessantes Anwendungsgebiet dar. Die epidurale Gabe von Opioiden führt praktisch nie zu kardiovaskulären Reaktionen, dafür aber zu einer Reihe von Nebenwirkungen, bei denen die Atemdepression das Hauptproblem darstellt.

**Atemdepression:** Sowohl mit Morphin wie auch mit Fentanyl kann es zu früher und später Atemdepression kommen (51). Dies ist ein äußerst seltenes Vorkommnis bei Patienten, die bereits eine Opioidtoleranz entwickelt haben, und es gibt bis heute keinen Bericht über Atemdepression bei Patienten, die wegen chronischer Schmerzen behandelt wurden. Eine frühe Atemdepression scheint auf eine systemische Absorption zurückzuführen sein, während die späte Atemdepression erklärt wird durch einen Transport zum Gehirn, welcher wohl eher über vertebrale Venenplexus als über den Liquor verläuft (51). Kinder sind in gleicher Weise von einer Atemdepression bedroht wie Erwachsene (52); die ggf. mit Naloxon antagonisiert werden kann, doch muß man das Naloxon über längere Zeit infundieren (10 µg/kg/h).

**Andere Nebenwirkungen:** Hierzu gehören Übelkeit und Erbrechen, Harnverhalt und auch Juckreiz. Ein Harnverhalt kann mit Naloxon behandelt werden. Die hier genannten Nebenwirkungen kommen relativ häufig vor (53) und können von daher einem sinnvollen Einsatz epidural zu applizierender Narkotika Grenzen setzen.

## Pharmakokinetik

Nach epiduraler Injektion von Morphin kommt es rasch zur systemischen Absorption mit $T_{max}$ nach bereits 10,3 Min. (53). Die maximalen Plasmakonzentrationen sind üblicherweise weit unter dem atemdepressiven Niveau, und die Elimination läuft genauso ab wie nach einer intravenösen Injektion (53).

## Schlußfolgerungen

Trotz geringer therapeutischer Breite der Lokalanästhetika und trotz des Atemdepressionsrisikos der Narkotika scheinen beide im Rahmen der hier angegebenen Dosierungen sicher zu sein. Die klinisch wichtigsten Schlußfolgerungen, die man aus dem Studium der Pharmakokinetik der bei Regionalanästhesien eingesetzten Substanzen ziehen kann, sind folgende:
1. Die vorhersagbar geringere Proteinbindung von Lokalanästhetika bei Säuglingen kann zu toxischen Reaktionen beitragen, insbesondere bei versehentlich intravasaler Injektion.
2. Eine Azidose führt zur Freisetzung von Lokalanästhetika aus ihrer Proteinbindung und damit zu erhöhtem Toxizitätsrisiko.
3. In Bezug auf Gemische von Lokalanästhetika sind kaum präzise Daten vorhanden, so daß man die Dosis einer solchen Mixtur am besten so berechnet, als wenn die zu injizierende Gesamtdosis aus der jeweils toxischsten Substanz bestünde.
4. Der kombinierte Effekt von Lokalanästhetika und Kalziumantagonisten kann in einer tiefen Kardiodepression bestehen.
5. Adrenalin hat als Testsubstanz für versehentlich intravasale Injektion bei Säuglingen und Kleinkindern nicht denselben diagnostischen Wert wie beim Erwachsenen. Eine Tachykardie kann von nur sehr kurzer Dauer sein; die wichtigsten Zeichen, wenn sie überhaupt auftreten, sind: tiefe Blässe, Hypertonus und Arrhythmien.

# Literatur

1. Fenstermacher, J. D., Rapoport, S. I., (1984) The blood-brain barrier. In Handbook of physiology, The microcirculation, ed. by E. M. Renkin, C. C. Michel, Washington, D. C., American Physiological Society 969
2. Hille, B., (1977) Local anesthetics: Hydrophilic and hydrophobic pathways for the drug-receptor reaction. J. Gen. Physiol. 69:497
3. Hondeghem, L. M., Katzung, B. G., (1977) Time-and voltage dependant interactions of antiarrhythmic drugs with cardiac sodium channels. Biochem. Biophys. Acta 472:373
4. Clarkson, C. W., Hondeghem, L. M., (1985) Evidence for a specific receptor site for lidocaine, quinidine and bupivacaine associated with cardiac sodium channels in guinea pig ventricular myocardium. Cir. Research 56:496
5. Coyle, D. E., Sperelakis, N., (1987) Bupivacaine and lidocaine blockade of calcium-mediated slow action potentials in guinea-pig ventricular muscle. J. Exp. Pharmacol. Ther .242:1001
6. Simon, R. P., Benowitz, N. L., Culala, S., (1984) Motor paralysis increases brain uptake of lidocaine during status epilepticus. Neurology 34:384
7. Edouard, A., Berdeaux, A., Langloys, J., Samii, K., Giudicelli, J. F., Noviant, Y., (1986) Effects of lidocaine on myocardial contractility and baroreflex control of heart rate in conscious dogs. Anesthesiology 64.316–321
8. Heavner, J. E., (1986) Cardiac dysrhythmias induced by infusion of local anesthetics into the lateral cerebral ventricle of cats. Anesth. Analg. 65.133
9. Thomas, R. D., Behbehami, M. M., Coyle, D. E., Denson, D. D., (1986) Cardiovascular Toxicity of Local Anesthetics: an Alternative Hypothesis. Anesth. Analg. 65:444
10. Davis, N. L., de Jong, R. H., (1982) Successful resuscitation following massive bupivacaine overdose. Anesth. Analg. 61:62
11. Labaille, T., Clergue, F., Samii, K., Ecoffey, C., Berdeaux, A., (1985) Ventilatory response to $CO_2$ following intravenous and epidural lidocaine. Anesthesiology 63:179
12. Duncan, P. G., Kobrinski, N., (1983) Prilocaineinduced methemoglobinemia in a Newborn Infant. Anesthesiology 59:75
13. Moore, D. C., Batra, M. S., (1981) The components of an effective test dose prior to epidural block. Anesthesiology 55:693
14. Maze, M., Denson, D. M. Jr., (1983) Aetiology and treatment of halothane induced arrythmias. Clinics in Anaesthesiology 1:301
15. Eyres, R. L., Kidd, J., Oppenheim, R., Brown, T. C. K., (1978) Local Anaesthetic plasma levels in children. Anesth. Intens. Care 6:243
16. Warner, M. A., Kundel, S. E., Offord, K. O., Atchison, S. R., Dawson, B., (1987) The effects of Age, Epinephrine, and Operative Site on Duration of Caudal Analgesia in Pediatric Patients. Anesth. Anal. 66:995
17. Tucker, G. T., (1986) Pharmacokinetics of local anaesthetic agents. Br. J. Anaesth. 58:717
18. Scott, D. B., Jebson, P. J. R., Boyes, R. N., (1973) Pharmacokinetic study of the local anaesthetics bupivacaine and etidocaine in man. Br. J. Anaesth. 45:1010
19. Morselli, Pl., Franco-Morselli, R., Borsi, L., (1980) Clinial pharmacokinetics in newborns and infants. Age-related differences and therapeutic implications. Clin. Pharmacokin. 5:485
20. Jorfeldt, L., Levois, D. H., Lofstrom, J. B., Post, C., (1979) Lung uptake of lidocaine in healthy volunteers. Acta Anaesth. Scand. 23:567
21. Covino, B. M., Vassalo (1976) Local anesthetics. Mechanism of action and clinical use. p. 114. Grune and Stratton, New York
22. Salgado, A. S., (1968) The distribution of procaine in human blood: relation to potentiation of succinylcholine. Anesthesiology 29:1040
23. Finster, M., Perel, J. M., Hinswarko, N., et al. (1974) Pharmacodynamics of 2-chloroprocaine (nesacaine), an ester type local anesthetic. Fourth Europ Cong Anesth Amsterdam. Excerpta Medica 330:189
24. Rane, A., Sjoqvist, F., Orrenius, S., (1971) Cytochrome P-450 in human fetal liver microsomes. Chem. Biol. Interactions 3:305
25. Blankenbaker, W. L., Di Fazio, C. A., Berry, F. A., (1975) Lidocaine and its metabolites in the newborn. Anesthesiology 42:325
26. Brown, W. U., Bell, G. C., Lurie, A. O., et al. (1975) Newborn blood levels of lidocaine and mepivacaine in the first postnatal day following maternal epidural anesthesia. Anesthesiology 42:698
27. Di Fazio, C. A., (1979) Metabolism of local anaesthetics in the foetus, newborn and adult. Br. J. Anaesth. 51:29
28. Mazoit, J. X., Denson, D. D., Samii, K., (1988) Pharmacokinetics of Bupivacaine following Caudal Anesthesia in Infants. Anesthesiology 68:387
29. Bax, N. D. S., Tucker, G. T., Woods, H. F., (1980) Lignocaine and indocyanine green kinetics in patients following myocardial infarction. Br. J. Clin. Pharmacol. 10:353
30. Mazoit, J. X., Lambert, C., Berdeause, A., Gerard, J. L., Froideveause, R., (1988) Pharmacokinetics of bupivacaine after short and prolonged infusions in conscious dogs. Anesth. Analg. 67:961–6
31. Morishima, Ho., Mueller-Henbach, E., Shnider, S. M., 1971. Body temperature and disappearance of lidocaine in newborn puppies. Anesth. Analg. 50:938
32. Feely, J., Wade, D., Mc Allister, C. B., Wilkinson, G. R., Robertson, D., (1982) Effect of hypotension on liver blood flow and lidocaine disposition. N. Engl. J. Med. 14:866
33. Lutsch, E. F., Morris, R. W., (1967) Circadian periodicity in susceptibility to lidocaine hydrochloride. Science 156:100
34. Tucker, G. T., Mather, L. E., (1979) Clinical pharmacokinetics of local anesthetics. Clin. Pharmacokinet. 4:421
35. Pardridge, W. M., Sakiyama, R., Fierer, G., (1983) Transport of propanolol and lidocaine through the rat blood-brain barrier. J. Clin. Invest. 71:900

36. Denson, D. D., Myers, J. A., Hartrick, C. T., Pither, C. P., Coyle, D. E., Raj, P. P., (1984) The relationship between free bupivacaine concentration ans central nervous system toxicity. Anesthesiology 61:A211
37. Terasaki, T., Pardridge, W. M., Denson, D. D., (1986) Differential effect of plasma protein binding of bupivacaine on its in vivo transfer into the brain and salivary glands of rats. J. Pharmacol. Exp. Ther. 239:724
38. Mc Namara, P. J., Slaughter, R. L., Pieper, J. A., Wyman, M. G., Lalka, D., (1981) Factors influencing serum portein binding of lidocaine in humans. Anesth. Analg. 60:395
39. Denson, D. D., Coyle, D., Thompson, G., Myers, J., (1984) Alpha l-acid glycoprotein and albumin in human serum bupivacaine binding. Clin. Pharmacol. Ther. 35:409
40. Mather, L. E., Tucker, G. T., (1978) Pharmacokinetics and biotransformation of local anesthetics. Int. Anesthesiol. Clin. 16:23
41. Ecoffey, C., Desparmet, J., Berdeaux, A., Maury, M., Giudicelli, J. G., Saint-Maurice, C., (1984) Pharmacokinetics of lignocaine in children following caudal anaesthesia. Br. J. Anaesth. 56:1399
42. Ecoffey, C., Desparmet, J., Berdeaux, A., Maury, M., Giudicelli, J. F., Saint Maurice, C., (1985) Bupivacaine in children: pharmacokinetics following caudal anesthesia. Anesthesiology 63:447
43. Ecoffey, C., Dubousset, A. M., Samii, K., (1986) Lumbar and thoracic epidural anesthesia for urologic and upper adbominal surgery in infants and children. Anesthesiology 65:87
44. Rothstein, P., Arthur, G. R., Feldman, H. S., Kopf, G. S., Covino, B. G., (1986) Bupivacaine for intercostal nerve blocks in children: blood concentrations and pharmacokinetics. Anesth. Anal. 65:625
45. Seow, L. T., Lips, F. J., Cousins, M. J., Mather, L. E. (1982) Lidocaine and bupivacaine mixtures for epidural blockade. Anesthesiology 56:177
46. Denson, D. D., (1985) Recent advances in clinical pharmacology of local anesthetics. Proceedings of the fourth MAPAR-Bicêtre. Ed by MAPAR-Bicêtre 161
47. Yoshikawa, K., Mima, T., Egawa, T., (1968) Blood level of Marcain )LAV-43) in axillary plexus blocks, intercostal nerve blocks and epidural anaesthesia. Acta Anaesth. Scand. 12:1
48. Schulte Steinberg, O., (1988) Neural blockade for pediatric surgery. In neural blockade in clinical anesthesia and management of pain. Cousins, M. J., Bridenbaugh, P. O., Ed. F. B. Lippincott, C. O., Philadelphia, p. 672
49. Edouard, A., Froideveaux, R., Berdeaux, A., Ahmad, R., Samii, K., Noviant, Y., (1987) Bupivacaine accentuates the cardiovascular depressant effects of verapamil in conscious dogs. Eur. J. Anaesth. 4:249
50. Bax, N. D. S., Tucker, G. T., Lennard, M. S., Woods, H. F., (1985) The impairment of lignocaine clearance by propranolol-major contribution from enzyme inhibition. Br. J. Clin. Pharmac. 19:597
51. Cousins, M. J., Mather, L. E., (1984) Intrathecal and epidural administration of opioids. Anesthesiology 61:276
52. Attia, J., Ecoffey, C., Sandouk, P., Gross, J. B., Samii, K., (1986) Epidural Morphine in Children: Pharmacokinetics and $CO_2$ sensitivity. Anesthesiology 65:87
53. Glenski, J. A., Warner, M. A., Dawson, B., Kaufman, B., (1984) Postoperative use of epidurally administered morphine in children and adolescents. Mayo Clin. Proc. 59:530

# Psychologische Aspekte

Elisabeth Giaufré

«Auch wenn chirurgische Eingriffe einerseits zur Erhaltung von Leben und Gesundheit eines Menschen notwendig sein können, so können sie andererseits doch auch akute Angstzustände hervorrufen. Der Erwachsene erholt sich recht schnell vom emotionalen Streß, der mit einem chirurgischen Eingriff verbunden ist, und er leidet auch hinterher nicht notwendigerweise an Nachwirkungen. Das ist bei einem Kind jedoch ganz anders» (1).

## Von der Anästhesie unabhängige Faktoren (2)

### Alter und Trennung von den Eltern

Schaffer und Callender (3) haben zeigen können, daß eine Hospitalisierung und Trennung von den Eltern bei Kindern bis zum Alter von 7 Monaten nur wenig Auswirkungen hat. Nach diesem Alter wird ein Kind sich seiner Umgebung zunehmend bewußt, so daß es im Alter von 3 Jahren zu beträchtlichen Problemen kommen kann. Man hat sogar vorgeschlagen (4), elektive Eingriffe in diesem Alter möglichst zu verschieben. Bis zum Alter von 6 Jahren hat ein Kind bereits einen bestimmten Grad an Unabhängigkeit entwickelt, es kann in diesem Alter schon eher die Notwendigkeit einer Operation verstehen und seine Ängste ausdrücken, so daß es leichter ist, das Kind zu beruhigen.

### Die Zeit im Krankenhaus (5)

Je weniger Zeit ein Kind im Krankenhaus verbringt, desto besser. Die initiale Antwort eines kleinen Kindes auf die Trennung von den Eltern besteht in offensichtlichem Schmerz. Das Kind wird mit fortschreitender Zeit dann zunehmend ruhiger, und man ist versucht zu meinen, das Kind habe sich nun «beruhigt» und in seine neue Umgebung eingewöhnt. In Wirklichkeit täuscht diese Ruhe, und Psychiater haben nachweisen können, daß dieses Verhalten bei Kindern mit langem Krankenhausaufenthalt nicht ein ruhiges Akzeptieren der Trennung bedeutet, sondern Verzweiflung, und daß solche Kinder nach Ihrer Entlassung zu Hause häufig regressive Verhaltensmuster zeigen.

### Persönlichkeit und vorausgegangene Erfahrungen mit Operationen

Wie die Erwachsenen so zeigen auch die Kinder eine große Variationsbreite bezüglich Persönlichkeit und Einstellung zur Operation (6). Hilfreich sind eine einfühlsame und zugleich sachliche Vorbereitung des Kindes durch die Eltern, am wichtigsten aber ist die Aufrichtigkeit. Vorausgegangene Erfahrungen im Krankenhaus beeinflussen natürlich die Haltung des Kindes, und daher ist es besonders wichtig, den ersten Aufenthalt im Krankenhaus für das Kind so schmerzfrei und atraumatisch als möglich zu gestalten. Wenn eine vorausgegangene erste Erfahrung für das Kind schmerzhaft war, dann sollte man sich bemühen, die Ursachen hierfür herauszufinden und dafür zu sorgen, sie so weit als nur irgend möglich bei diesem Aufenthalt zu vermeiden, was nicht immer einfach ist, z. B. wenn ein Kind zu einem chirurgischen Folgeeingriff eingewiesen wurde und wieder an Nebenwirkungen wie Blutverlust und Erbrechen leiden muß. In diesem Zusammenhang ist es vielleicht von Bedeutung, zu erwähnen, daß eine Adenotomie die Operation ist, an die sich Kinder am häufigsten erinnern.

### Unwahre Informationen

Wenn ein Kind bei der ersten Krankenhausaufnahme ungewöhnlich ängstlich ist, so liegt dies üblicherweise daran, daß es durch die Vielzahl von Informationen aus unterschiedlichsten Quellen beunruhigt ist. Medizinische Sachverhalte werden z. B. im Fernsehen häufig in einer über-dramatisierenden Art und Weise behandelt, was wenig hilfreich ist, die Patienten zu beruhigen. Älteren Kindern macht es manchmal Spaß, über Injektionen, Masken, Blut und Wunden zu reden. Eltern können ungewollt weh tun, indem sie den wahren Grund für den «Besuch» im Krankenhaus verschweigen oder dem Kind nicht-zutreffende Auskünfte geben.

### Geschlecht

Das Geschlecht eines Kindes hat keinen signifikanten Einfluß auf seine psychologische Reaktion in Bezug auf Hospitalisation und Operation (7).

## Faktoren, die von der Anästhesie abhängen

### Die präoperative Visite

Ein Anästhesist, der bei Kindern Regionalanästhesien durchführen will, sollte zuerst einmal Erfahrungen mit der jeweiligen Blockade bei Erwachsenen sammeln. Er sollte außerdem über Erfahrungen mit Allgemeinanästhesien bei Kindern und deren allgemeiner Behandlung verfügen. Es ist einfacher, einem Kind, das noch keine oder kaum Vorinformationen hat, die Dinge zu erklären, als ein Kind wieder zu beruhigen, das bereits beunruhigende oder falsch verstandene Informationen aufgeschnappt hat. Daher ist es das Beste, wenn der Anästhesist das Kind am selben Tag besucht wie der Chirurg. Sinn dieser Visite ist es, dem Kind und seinen Eltern die jeweilige Regionalanästhesie zu erklären und die Einwilligung zu erhalten. Dies bereitet dem erfahrenen Anästhesisten keinerlei Schwierigkeiten, vorausgesetzt die Regionalanästhesie ist für das Kind tatsächlich die beste Wahl.

### Das Kind

**Kombination von Regional- und Allgemeinanästhesie:** Wenn man vorhat, beide Verfahren zu kombinieren, dann sollte man das Kind psychologisch wie zu einer Allgemeinanästhesie vorbereiten (8). Wenn die Regionalanästhesie jedoch in die postoperative Phase hinein weitergeführt werden soll, muß man das Kind wahrheitsgemäß aufklären, so daß es auf eventuell auftretende Taubheitsgefühle, Parästhesien und motorische Schwäche vorbereitet ist. Hierbei sollte man das Kind darauf hinweisen, daß diese milden Nebenwirkungen ein kleiner Preis sind für die postoperative Schmerzfreiheit und das postoperative Wohlbefinden.

**Regionalanästhesie als alleiniges Verfahren:** Wenn man einem Kind die Technik einer bestimmten Regionalanästhesie erklärt, sollte man unbedingt darauf achten, furchterregende Worte wie «Spritze» oder «Injektion» zu vermeiden. Man sollte auch die Methoden erklären, wie man die Ausbreitung der Blockade vor dem Eingriff testet, und dabei nochmals darauf hinweisen, daß das Kind weder während noch nach der Operation Schmerzen haben wird; man kann dem Kind sogar nahelegen, während des Eingriffs zu schlafen. Außerdem sollte man auf die voraussichtliche Dauer der Blockade hinweisen, und darauf, welche Empfindungen beim «Auftauen» des Blocks zu erwarten sind.

Andere Kinder, die einige Tage zuvor eine erfolgreiche Blockade bekommen haben, sind bei einem solchen Gespräch wertvolle Aliierte und geben häufig die besten Erklärungen, denn ein ängstliches Kind wird eher durch einen kleinen Mitpatienten beruhigt als durch den Arzt.

### Die Eltern

Eine Mutter, die zur Entbindung eine Epiduralanästhesie hatte, kann ihr Kind ebenfalls gut beruhigen, und da sie selbst schon die Erfahrung mit einer Regionalanästhesie gemacht hat, wird es nicht schwierig sein, sie von den Vorzügen dieses Verfahrens auch für ihr Kind zu überzeugen. Eltern die keine eigenen Erfahrungen haben, bedürfen einer detaillierteren Aufklärung, wobei einfache Zeichnungen (die man besser nicht im Beisein des Kindes zeigt) beim Erkären der verschiedenen Techniken sehr hilfreich sein können, insbesondere zur Erklärung von Spinal- und Epiduralanästhesie.

Der Umfang solcher Aufklärungen, sowohl was die Erwartungen der Eltern betrifft, als auch die vom jeweiligen Anästhesisten tatsächlich gegebene Information, zeigt eine beträchtliche Schwankungsbreite, nicht nur zwischen den verschiedenen Ländern und Kulturen, sondern auch von Zentrum zu Zentrum innerhalb eines Landes. Die Nachteile und möglichen Komplikationen einer bestimmten Technik müssen ebenfalls mit den Eltern besprochen werden, wobei die jeweilige medicolegale Situation mit einbezogen werden muß.

Eltern äußern häufig ihre Ängste in Bezug auf die Gefahren einer Regionalanästhesie, insbesondere bezüglich einer dauernden Lähmung. Sie können aber genauso auch besorgt sein, daß ihr Kind während des Eingriffes bei Bewußtsein bleibt, und man muß ihnen häufig sagen, welche Rolle sie in der postoperativen Phase spielen können. Oft haben Eltern auch Fragen in Bezug auf ein Vermeiden von postoperativen Schmerzen, und wenn man eine kontinuierliche Kathetertechnik anwenden will, sollte man dies erklären und die Vorzüge dabei hervorheben.

Nach der anästhesiologischen Visite sollten die Eltern die Gründe für die Wahl einer Regionalanästhesie verstanden haben und überzeugt sein, daß dies eine vernünftige Wahl des Verfahrens war. Das Kind sollte ebenfalls von der Sicherheit und Beruhigung profitieren, die durch ein Verstehen der Zusammenhänge erst entsteht, und es sollte sich dann nicht mehr vor der Blockade fürchten.

**Das Pflegepersonal**

Von besonderer Bedeutung ist, daß das Personal darin geschult ist, im Einleitungsraum und im Operationssaal mit Kindern umzugehen und sie zu überwachen, da die Bedürfnisse und Anforderungen bei Kindern andere sind als bei Erwachsenen. So sollte – wann immer es möglich ist – dafür gesorgt werden, daß die Eltern bei der Einleitung der Anästhesie anwesend sind, und man sollte sie davon nicht abhalten; man kann Masken mit Fruchtgeschmack einsetzen, um eine Inhalationseinleitung angenehmer zu gestalten; häufig können einzelne Teile der Anästhesieausrüstung bunt bemalt werden, so daß sie attraktiver oder sogar humorvoll aussehen; die Vorbereitungen der Instrumente muß außer Sichtweite des Kindes stattfinden; und Ärzte und Pflegekräfte müssen sich durchsetzen können, ohne auf Gewalt zurückzugreifen. Wenn man eine intravenöse Infusion anhängen will, dann sollte dies bei der Einleitung geschehen, bevor die Blockade angelegt wird. Im Hinblick auf eine Parästhesiesuche bei peripheren Nervblockaden muß darauf hingewiesen werden, daß ein konstantes Nachfragen durch Pflegepersonal zu vermeiden ist – auch wenn dies gut gemeint ist – und nur der die Blockade durchführende Anästhesist sollte nach Parästhesien fragen.

Wenn ein Kind unter Regionalanästhesie allein operiert werden soll, gewinnen noch zusätzliche Faktoren an Bedeutung. Die Methode, mit der ein Block getestet wird, muß zuverlässig sein, und man sollte mit dem Testen nicht beginnen, bevor nicht mit einigermaßen Sicherheit eine Analgesie erwartet werden kann. Man sollte besonders darauf achten, daß es nicht aus Versehen zu schmerzhaften Stimulationen oder Manipulationen an nicht anästhesierten Körperteilen kommt. Wenn das Kind sediert ist, müssen plötzliche laute Geräusche vermieden werden, und es sollte im Operationssaal eine ruhige Atmosphäre herrschen, da der Hörsinn häufig noch erhalten ist, auch wenn andere Sinne schon ausgeschaltet sind. Alle Beteiligten müssen sich ständig vergegenwärtigen, daß das Kind unter Regionalanästhesie (und nicht in Narkose) operiert wird. Bei der Durchführung der Blockade selbst und auch während der Operation sollte der Anästhesist oder eine dem Kind bekannte Pflegekraft mit ihm sprechen, entweder um schon gegebene Erklärungen zu wiederholen und erläutern, oder um die Aufmerksamkeit des Kindes abzulenken – je nach Erfordernis der jeweiligen Situation.

Wenn ein Kind auf die Allgemeinstation zurückkehrt, sollten die Schwestern dort wissen, daß das Kind eine Regionalanästhesie bekommen hat, so daß sie es beruhigen können, wenn das Kind z. B. noch kein Gefühl in seinen Beinchen hat oder wenn es ängstlich wird wenn die Empfindungsfähigkeit wiederkehrt. Unerwünschte Nebenwirkungen kann man auf ein Minimum reduzieren, indem man keine hochkonzentrierten Lokalanästhetika verwendet, so daß es bei Kaudal- und Epiduralanästhesien nicht zur motorischen Blockade kommt. Als Alternative kann man auch spezielle Blockadetechniken wie z. B. den Penisblock anwenden.

## Zusammenfassung

Überall in diesem Buch wird der Regionalanästhesie bei Kindern eine Vielzahl an Vorzügen nachgesagt, von denen die postoperative Schmerz-Vermeidung einer der wichtigsten ist (10), da kunstgerecht durchgeführte Regionalanästhesien zusammen mit einem sorgfältigen präoperativen Aufklärungsgespräch viel dazu beitragen können, die ungünstigen psychologischen Effekte eines chirurgischen Eingriffs möglichst klein zu halten.

## Literatur

1. Pearson, G., (1941) Effect of operative procedures on the emotional life of the child. Am. J. Dis. Child 62
2. Kay, B., (1977) Psychological effects of anaesthesia in children. Acta Anaesth. Belg. 28
3. Shaffer, H. R., Callender, W. M., (1959) Psychological effects of hospitalisation in infancy. Pediatrics 24:528
4. Hodges, R., (1960) Induction of anaesthesia in young children. Lancet 82
5. Hain, W. R., (1980) Children in hospital. Anaesth. 35:949
6. Benson, F., Reinard, T., (1960) Mental side reactions in paediatric anaesthesia. Acta Anaesth. Scand. 4:199
7. Vernon, D., Shulman, J., Foley, J., (1966) Changes in children's behaviour following hospitalisation. Amer. J. Dis. Child 111:581
8. Kay, B., (1981) Children and anaesthesia. Anaesth. 36:326
9. Kenneth, F., (1975) Regional anaesthesia for infants and children. Intern Anaesth. clinics 13:19
10. Andre, V., (1988) L'anesthésie peridurale vue par le pediatre et l'enfant. Médical Doctor Graduate Thesis. Marseille

# Allgemeine Vorgehensweise

Ottheinz Schulte Steinberg und Isabelle Murat

## Einleitung

Kinderanästhesisten waren aus Tradition meist keine begeisterten «Regionalanästhesisten». Sie wurden von der Vorstellung geleitet, daß Kinder eine «natürliche» Angst vor allem Unbekannten haben, wie z. B. vor dem Operationssaal und den seltsam ge- oder besser: verkleideten Menschen, denen man dort begegnet, und daß Kinder keine medizinischen Eingriffe und Instrumente mögen, insbesondere Nadeln und Injektionen. Darüberhinaus hatten Kinderanästhesisten in der Vergangenheit meist keine Erfahrung in der Regionalanästhesie und die Chirurgen wußten nichts von den Vorzügen der Regional- gegenüber der Allgemeinanästhesie. Man glaubte, daß die Kombination von Regional- und Allgemeinanästhesie die Risiken beider Verfahren mit sich bringt. Erst jetzt erkennt man, daß das Gegenteil richtig ist. Mit Hilfe der Regionalanästhesie können einige Komplikationen der Allgemeinanästhesie vermieden werden. Es wäre korrekter zu sagen, daß die Kombination beider Techniken die Vorzüge beider Verfahren mit sich bringt. So vermeidet man z. B. bei einer Zirkumzision mit Hilfe einer Regionalblockade Laryngospasmus und kardiale Reflexantworten auf den Schmerzreiz, und man umgeht die Notwendigkeit einer tiefen Halothannarkose mit nachfolgender Laktatazidose. Auf der anderen Seite hilft eine Allgemeinanästhesie, toxische Reaktionen auf Lokalanästhetika zu vermindern, und erhöht die Krampfschwelle. Mit anderen Worten: die Regionalanästhesie hilft Komplikationen der Allgemeinanästhesie zu vermeiden und vice versa. In pädiatrischen Zentren, wo regelmäßige Regionalanästhesien durchgeführt werden, sehen die Chirurgen dies zunehmend aus einer vorgemessenen Perspektive und sind immer mehr bereit, die Wahl der Anästhesietechnik ganz dem Anästhesisten zu überlassen. Voraussetzung hierbei ist natürlich, daß der Kinderanästhesist zunächst bei Erwachsenen die nötige Erfahrung gesammelt hat, bevor er mit Regionalanästhesien bei Kindern beginnt.

Zum Zwecke der leichteren Entscheidungsfindung, ob nämlich eine Regionalanästhesie mit einer Allgemeinanästhesie zu kombinieren ist, kann man die Kinder in zwei Gruppen unterteilen:

1. Kinder im Vorschulalter d. h. im Alter bis zu 6–7 Jahren
2. Schulkinder oder Kinder im Alter von über 7 Jahren

Kindern der ersten Gruppe wird man praktisch immer eine leichte Allgemeinanästhesie geben, sowohl zur Durchführung des Blocks als auch während des chirurgischen Eingriffes. Kinder der zweiten Gruppe können eine Blockade und den nachfolgenden Eingriff tolerieren, ohne daß man gezwungen ist, eine Allgemeinanästhesie dazu zu kombinieren. Dies hängt aber sehr vom «Temperament» des Kindes und auch von der Art des chirurgischen Eingriffes ab. Da es in jeder Phase, peri- und intraoperativ, und auch bei jedem Kind dazu kommen kann, daß man gezwungen ist, zusätzlich eine Allgemeinanästhesie einzuleiten, sind die präoperativen Vorbereitungen, einschließlich der Nüchternheitsperiode und anderer Vorsichtsmaßnahmen, in beiden Gruppen dieselben. Die einzige Ausnahme hiervon ist vielleicht das schon sehr viel ältere und «vernünftige» Kind, das eventuell schon einmal eine regionale Betäubung bekommen und dies als angenehm empfunden hat. In solchen Fällen kann man eine Regionalanästhesie ohne jede Supplementierung fest einplanen, und dann auch so durchführen.

## Anamnese

Individuelle und Familien-Anamnese zusammen mit klinischer Untersuchung sind immer noch die entscheidenden präoperativen Maßnahmen zur Vorbereitung sowohl einer Allgemein- wie auch einer Regional-anästhesie. Nur wenn der Anästhesist über die hieraus gewonnenen Kenntnisse verfügt, kann er die best-mögliche Anästhesietechnik (Allgemein- oder Regional-anästhesie allein, oder Kombination beider Verfahren) auswählen, wobei sowohl die Erfordernisse von Seiten des Kindes als auch von Seiten der geplanten Operation mit bedacht werden müssen.

Wenn eine Regionalanästhesie durchgeführt werden soll, sind eine Reihe von Detailpunkten von besonderer Wichtigkeit: Krämpfe in der Anamnese bedeuten, daß man besonders vorsichtig vorgehen muß, da in diesem Fall die Lokalanästhetika bereits bei relativ niedrigen Plasmakonzentrationen einen Anfall auslösen können, und man deshalb zur präoperativen Sedierung am besten eine erhöhte Dosis einer Substanz mit antikonvulsiven Eigenschaften verordnet. Anamnestische Punkte wie Ekzeme, Asthma, sowie Kuhmilch- und Zucker-intoleranz machen auf mögliche allergische Reaktionen gegenüber Medikamenten oder Pflaster aufmerksam. An dieser Stelle sollte nochmals darauf hingewiesen werden, daß eine echte Allergie auf Lokalanästhetika – mit Ausnahme der vom Estertyp – extrem selten ist.

Eine Epistaxis oder ungewöhnliche Blutverluste z. B. nach Zahnextraktionen, die Einnahme von Salizylaten und möglicherweise auch von Antikoagulantien, sollten den Anästhesisten auf eine mögliche Gerinnungsstörung aufmerksam machen.

Wenn eine rückenmarksnahe Leitungsblockade geplant wird, sollte jeder ungewöhnliche oder persistierende Kopfschmerz untersucht werden, um einen erhöhten intrakraniellen Druck auszuschließen.

Familienanamnestische Hinweise auf eine neuromuskuläre Erkrankung können im Anästhesisten den Verdacht auf Maligne Hyperthermie wecken, und von daher eine Regionalanästhesie vorschlagen lassen. Wenn ein Kind bereits an einer Erkrankung des Nervensystems leidet, oder wenn sensorische oder motorische Ausfälle vermutet werden, muß das Ausmaß der Erkrankung durch eine gründliche fach-neurologische Untersuchung festgestellt und dokumentiert werden. Bei solchen Patienten sollte eine Regionalanästhesie nur dann durchgeführt werden, wenn eine eindeutige Indikation besteht und die Vorteile mögliche Komplikationen weit aufwiegen. Eltern und Kind, sofern es alt genug ist, die Dinge zu verstehen, sollten in solchen Fällen besonders ausführlich aufgeklärt werden.

Bei den präoperativen Untersuchungen sollte die Gelegenheit genutzt werden, psychologischen Entwicklungsstand und Reife eines Kindes zu dokumentieren, da dies für den Anästhesisten bei seiner Entscheidung zur Anästhesietechnik von Wichtigkeit sein kann.

Wenn ein Kind zur Gruppe der Schulkinder bzw. der Kinder über 7 Jahre gehört und eine nicht-supplementierte Regionalanästhesie geplant ist, sollte dem Kind genau erklärt werden, was mit ihm geschehen wird, wobei der Anästhesist Worte wie «Spritze» oder «Injektion» vermeiden sollte. Die Eltern sollten zusätzlich in einem separaten Gespräch aufgeklärt werden, und man sollte sich mit ihnen einigen, ob sie das Kind bis zur «Schleuse» bzw. zum Einleitungsraum begleiten. Die Anwesenheit der Eltern bei der Einleitung ist häufig hilfreich, doch muß jeder Fall für sich betrachtet werden.

Wenn ein Kind Schmerzen hat, wird es viel leichter eine Blockade tolerieren, wenn man ihm sagt, daß dies seine Schmerzen lindern wird; der 3-in-1-Block bei Oberschenkelfraktur ist hier ein gutes Beispiel. Wenn die Regionalanästhesie mit einer Allgemeinanästhesie kombiniert werden soll, kann man die Art der Einleitung bei dieser Gelegenheit besprechen.

Der günstigste Zeitpunkt, auf motorische Blockaden und Parästhesien nach Regionalanästhesien hinzuweisen, ist sicher die präoperative Visite. Andererseits stellt dies kein ernsthaftes Problem dar, wenn man niedrig-konzentrierte Lokalanästhetika verwendet, doch ist es immer besser, ein Kind vorher auf diese Möglichkeit hinzuweisen, so daß das postoperative Auftreten der Symptome das Kind nicht erschrecken und überraschen kann.

## Klinische Untersuchung

Bei der klinischen Untersuchung gibt es bestimmte Punkte, die für den Anästhesisten, der eine Regionalanästhesie plant, von besonderem Interesse sind. Bei einer geplanten Blockade des Plexus brachialis sind z. B. Form, Dicke und Mobilität des Halses zu beachten. Plant man einen axillären Block, sollte man sich vergewissern, daß der Arm im Schultergelenk abduziert und die Arteria axillaris palpiert werden kann. Soll eine rückenmarksnahe Leitungsblockade durchgeführt werden, sollte man sich die knöcherne Wirbelsäule ansehen, da Deformitäten wie Skoliose und Kyphose eine Epidural- oder Spinalanästhesie technisch schwierig machen können, gelegentlich noch Zusatzuntersuchungen nötig sind, und man manchmal auch einen anderen anatomischen Zugang wählen muß. Eine Spina bifida stellt eine Kontraindikation für eine Blockade in diesem Bereich dar, wobei man den Verdacht auf eine solche Anomalie haben sollte, wenn im lumbosakralen Bereich eine abnorme Behaarung oder grübchenförmige Einziehungen oder narbig-angiomatöse Veränderungen vorhanden sind. Eine Infektion der Haut im Bereich der Einstichstelle ist eine absolute Kontraindikation gegen jede Form der Regionalanästhesie.

Bei jedem Kind werden die routinemäßigen Laboruntersuchungen wie bei einer Operation unter Allgemeinanästhesie durchgeführt, wobei für den Anästhesisten bei einer geplanten Regionalanästhesie die Gerinnungsparameter von speziellem Interesse sind, insbesondere wenn es sich um ein «Frühchen» handelt, oder wenn sich aus der Eigen- oder Familienanamnese ein diesbezüglicher Verdacht ergibt. Manche Anästhesisten bestehen auf einer routinemäßigen Untersuchung des Gerinnungsstatus mit dem Argument, daß bei Säuglingen und Kleinkindern die Anamnese hierzu einfach keine ausreichende Information liefern kann.

## Prämedikation

Vor einer Blockade müssen die Kinder ausreichend sediert werden, wobei sich Diazepam als eine besonders geeignete Substanz erwiesen hat, die man in einer Dosierung von 0,2 mg/kg bis zu einer Maximaldosis von 10 mg mindestens eine Stunde vor der geplanten Blockade geben sollte. So prämedizierte Kinder sind erstaunlich ruhig, noch gut ansprechbar und kooperationsfähig, sowie in der Lage, dem Anästhesisten das Auftreten von Parästhesien mitzuteilen. Die relativ große Dosis Diazepam hat den Vorteil, daß hierdurch die Krampfschwelle angehoben wird, was aber keinen Freibrief für eine Überdosierung des Lokalanästhetikums darstellt oder für technisch unsauberes Arbeiten. In manchen Fällen mag auch eine leichte Allgemeinanästhesie günstiger sein als die Sedierung, wobei diese Entscheidung – zwischen Sedierung und Allgemeinanästhesie – vom Anästhesisten vor allem unter dem Gesichtspunkt gefällt werden muß, daß die Durchführung einer Blockade unter Kraft- und Gewaltanwendung inakzeptabel ist und nicht nur eine Qual und psychologische Belastung für das Kind bedeutet, sondern die Blockade auch schwieriger und gefährlicher macht.

## Vorbereitung der Blockade

Das für eine Blockade nötige Material wird im nächsten Kapitel (s. S. 69) besprochen; es versteht sich, daß das Material steril sein muß. Ebenso muß die Haut desinfiziert werden, und es muß steril abgedeckt werden, wobei der Anästhesist bei den meisten Blockaden auch sterile Handschuhe trägt und bei manchen Blockaden sogar ganz steril angezogen sein sollte. Auf die psychologischen Aspekte des Verhaltens gegenüber dem Kind wurde im vorigen Kapitel bereits eingegangen (s. S. 60). Sobald der kleine Patient im Einleitungsraum oder Operationssaal angekommen ist, sollte der Anästhesist sich mit ihm in freundlich-ruhiger und beruhigender Weise beschäftigen, das Kind sollte ihn möglichst (als ein «bekanntes Gesicht») wiedererkennen können und das Gefühl haben, in eine ruhig-entspannte und freundliche Welt zu kommen, in der die Anästhesie Teil der üblichen Routine ist und nichts besonderes darstellt. Wenn zur Blockade eine leichte Allgemeinanästhesie geplant ist, sollte diese auch ohne langes Warten eingeleitet werden. In den Fällen wo eine Parästhesie ausgelöst werden soll, sollte der Anästhesist seinen kleinen Patienten vorher nochmals daran erinnern, was er empfinden wird und was man von ihm erwartet.

Während der Parästhesiesuche sollte der Anästhesist dauernd in verbalem Kontakt mit dem Kind bleiben, und bei einer axillären Blockade zum Beispiel kann eine Hilfskraft, die das Händchen des kleinen Patienten hält, durchaus spüren, wie es beim Kontakt mit dem Nerven zu einer plötzlichen Kontraktion kommt. Andererseits kann für das Kind ein dauerndes Fragen nach Parästhesien oder nach seinen subjektiven Empfindungen nur verwirrend sein. Vor jedem Schritt sollte der Anästhesist dem Kind erklären, was es zu erwarten hat, wobei er seine Worte sorgfältig wählen sollte: so reicht es, zu sagen «es wird kalt», bevor man desinfiziert, und «ein kleiner Pieks» ist eine gute Umschreibung für eine Injektion. Während der gesamten Prozedur sollte der Anästhesist das Kind immer wieder aufmuntern und ihm dabei sagen, wie wichtig seine Mithilfe für alle sei.

Der Effekt oder die Ausbreitung einer Blockade sollte nicht getestet werden, bevor man erfahrungsgemäß mit einiger Sicherheit eine ausreichende Analgesie erwarten kann. Andauerndes Testen wird als sehr störend empfunden. Wird zum Testen eine Nadel verwandt, muß man darauf achten, daß dies keine Verletzungsmarken hinterläßt, da dies nicht nur das Kind und die Eltern sehr stören kann, sondern auch den Chirurgen. Ein festes Kneifen gibt auch gute Hinweise auf eine chirurgische Analgesie und hinterläßt keine Marke.

## Monitoring

Die klinische Beobachtung ist und bleibt die wichtigste und zuverlässigste Methode, um eine Regionalanästhesie zu überwachen, und sie ist auch durch keine mechanische Methode ersetzbar. Wichtige Zeichen sind die Hautfarbe (Zyanose oder Blässe), sowie Atemfrequenz und Tiefe der Atmung. Eine plötzliche Logorrhoe oder Konfusion bei einem wachen Kind können Hinweis auf eine systemische Toxizität des Lokalanästhetikums sein. Die Größe und Form der Pupillen sollten nach dem Anlegen einer Blockade solange genau beobachtet werden, bis diese sich voll entwickelt hat.

Das übrige – unverzichtbare – Monitoring ist dasselbe wie bei einer Allgemeinanästhesie. Dazu gehören ein präkordiales Stethoskop, ein Blutdruckapparat und ein EKG-Monitor mit akustischer Frequenzüberwachung. Bei längeren Operationen sollte auch die Möglichkeit zur (ösophagealen oder rektalen) Temperaturüberwachung gegeben sein.

## Infusion

Sobald der kleine Patient schläft, sollte zunächst ein venöser Zugang gelegt werden, und nur in Fällen, wo anders keine Venen zu finden sind, ist es gerechtfertigt, zuerst die Blockade anzulegen, und dann nach Eintreten der Vasodilatation an der entsprechenden Extremität einen Zugang zu legen. Das zum Legen eines Zugangs nötige Material – insbesondere die «Nadel» – sollte für das Kind beim Eintreffen nicht sichtbar sein.

## Allgemeinanästhesie

In der Praxis der Kinderanästhesie ist eine Kombination von leichter Allgemeinanästhesie und Regionalanästhesie fast ideal, da so die Blockade unter idealen Bedingungen durchgeführt werden kann, der Patient nimmt die für ihn beunruhigende «Atmosphäre» des Operationssaales nicht wahr, der Anästhesist kann den Patienten beatmen, falls dies klinisch notwendig wird, und doch bleiben fast alle Vorteile der Regionalanästhesie erhalten. Natürlich müssen – wie schon ausgeführt – alle üblichen Maßnahmen (Voruntersuchungen, Prämedikation und Monitoring) wie bei einer Allgemeinanästhesie durchgeführt werden, und man braucht eine ausgebildete Hilfskraft, die die Allgemeinanästhesie überwacht, während der Anästhesist die Blockade setzt.

Die Allgemeinanästhesie kann auf jede übliche Art und Weise eingeleitet werden, wie zum Beispiel mit Lachgas/Sauerstoff und Halothan, Enfluran oder Isofluran über eine Maske. Zur Aufrechterhaltung einer leichten Allgemeinanästhesie reichen ein 50%-Lachgas/Sauerstoff-Gemisch mit 0,5% Halothan oder 1% Enfluran, wobei auch ein endotrachealer Tubus und künstliche Beatmung toleriert werden. Ebensogut kann die Einleitung auch mit Ketamin iv oder im erfolgen.

Dauer und Art des Eingriffs, intraoperative Lagerung und die möglicherweise negativen Auswirkungen dieser einzelnen Faktoren auf die Lungenfunktion bzw. den pulmonalan Gasaustausch – insbesondere bei den ganz Kleinen – machen hier üblicherweise eine endotracheale Intubation nötig. Die Intubation vermindert das Totraumvolumen auf etwa die Hälfte, doch scheint der intrapumonale Totraum bei wachen Kindern und solchen, die in Narkose spontan atmen, etwa gleich zu sein. Bei langen Eingriffen sollte besser mechanisch beatmet werden, da dies die für die Atemarbeit zu verwendende Energie vermindert. Unter kontrollierter Beatmung sollten die Einatemgase angefeuchtet sein, da dies nicht nur die Austrocknung der Bronchialsekretion verhindert, sondern auch dazu beiträgt, die Kerntemperatur aufrecht- und den pH stabil zu halten, dies ist wichtig, weil eine Azidose die Toxizität von Lokalanästhetika erhöht.

Wenn bereits ein Venenzugang liegt, kann er für eine iv-Einleitung mit Thiopental oder einem anderen geeigneten Einleitungsmedikament benutzt werden. Ketamin ist eine sehr gut geeignete Substanz, da es sowohl das Legen eines Venenzugangs als auch die Lagerung und anschließende Durchführung des Blocks in Ruhe ermöglicht. Man gibt es entweder intramuskulär in einer Dosierung von 4–5 mg/kg oder rektal 10–12 mg/kg.

Die Intubationsindikation kann sich aus klinischen Gründen ergeben, wie z. B. einem vollen Magen, einem Oberbaucheingriff, einer speziellen Lagerung des Patienten oder einer länger dauernden Operation, sowie bei elektiver künstlicher Beatmung. In diesen Fällen kann die Intubation unmittelbar nach Einleitung der Narkose erfolgen, entweder unter lokaler Spray-anästhesie oder unter Zuhilfenahme eines Muskelrelaxans.

Sobald die oberen Atemwege gesichert sind, sei es mit Maske oder Tubus, ist der Patient zur Blockade bereit und wird entsprechend gelagert. Dies ist dann selbst beim intubierten Kind ein kritischer Augenblick, in dem der Anästhesist besonders aufpassen muß; dasselbe gilt für die Phase nach Beendigung des Blocks, wenn das Kind wieder zurückgelagert oder in die entsprechende Operationsposition gebracht wird. Der Patient wird oberhalb der Kniee festgeschnallt und beide Arme werden sicher fixiert, so daß eventuelle unwillkürliche Bewegungen, die unter leichter Allgemeinanästhesie vorkommen können, den Chirurgen nicht stören und das Operationsfeld nicht unsteril machen. Zu diesem Zeitpunkt werden dann, wo nötig, auch Polsterungen angebracht, um oberflächlich verlaufende Nerven vor möglichen Druckschäden zu schützen. Gleichzeitig muß auf nachteilige Lagerungen wie z. B. die Hyperextension geachtet werden.

Während darauf gewartet wird, daß der Block sich entwickelt, kann das Operationsteam bereits mit der Hautdesinfektion und dann evtl. auch mit dem Hautschnitt beginnen. In dieser Phase wird der Patient in üblicher Weise anästhesiert gehalten, indem man entweder ein volatiles Anästhetikum gibt, oder intermittierend Ketamin; dies solange, bis die Blockade sich vollständig ausgebildet hat.

Ein Anstieg von Puls und Blutdruck, sowie andere Zeichen einer Schmerzreaktion wie Atemfrequenzerhöhung, Pupillendilatation und Abwehrbewegungen weisen darauf hin, daß der Block noch unvollständig ist oder es sich um einen «Versager» handelt. In letzterem Fall vertieft man die Allgemeinanästhesie, was innerhalb einiger weniger Minuten zu bewerkstelligen ist.

Wenn keines der oben beschriebenen (Schmerz-)Symptome auftritt, kann man davon ausgehen, daß die analgetische Wirkung der Blockade vollständig ist, die Allgemeinanästhesie wird mit verminderter Konzentration fortgeführt, was dann eine «balanced anaesthesia», eine balancierte Anästhesie ist, bei der das Inhalationsanästhetikum für Amnesie und Tubustoleranz sorgt, sowie unwillkürliche Bewegungen des Patienten unterdrückt, und zu der die Blockade Analgesie und Muskelrelaxation beisteuert. In manchen Fällen kann man auf das Inhalationsanästhetikum sogar ganz verzichten. Viszerale Impulse, die trotz effektiver Blockade durchkommen können, werden z. B. durch eine kleine Ketamindosis abgefangen. Man muß sich jedoch bei einer solchen leichten Allgemeinanästhesie bewußt sein, daß jede auch unbeabsichtigte Stimulation in nicht-blockierten Körperteilen zu Abwehrbewegungen des Kindes führen.

Es wird nur nach klinischen Gesichtspunkten künstlich beatmet, so wird bei Husten oder kurzfristigem «Vollrelaxationsbedarf» eine kleine Dosis eines kurzwirkenden Muskelrelaxans gegeben und das Kind beatmet, bis die Relaxationswirkung beendet ist. Nichtdepolarisierende Muskelrelaxantien, die gelegentlich eine postoperative Nachbeatmung erfordern, braucht man normalerweise nicht.

## Nicht-supplementierte Regionalanästhesie

Wie bereits ausgeführt, kann man dieses Verfahren nur bei älteren Kindern anwenden, und auch da bedarf es noch besonderer Aufmerksamkeit bezüglich der psychologischen Probleme, die auftreten können, wenn ein waches Kind mit den angsteinflössenden Geräuschen und Instrumenten im Operationssaal in Berührung kommt. In dieser Situation kann der Anästhesist, der inzwischen ein «guter Freund» des Kindes geworden ist, beruhigend einwirken, indem er dauernd anwesend ist, oder er kann das Kind ablenken, indem er während der Operation Geschichten erzählt, Wortspiele spielt und mit dem Kind über dessen Hobbies spricht. Während dieser ganzen Zeit sollte immer verbaler Kontakt bestehen, und trotzdem kann es nötig werden, zusätzlich noch Sedativa zu verabreichen, wobei sich Benzodiazepine, in intermittierender Dosierung gegeben, als sehr günstig erwiesen haben und auch schlafinduzierend wirken können. Und nur in letzterem Fall darf der Anästhesist den verbalen Kontakt einstellen.

Jede Blockade kann aus den verschiedensten Gründen einmal nicht wirken, was man auch immer mit einkalkulieren muß. Wenn dies einmal der Fall ist, ist es sowohl für das Wohlbefinden des Patienten als auch für die Beziehung des Anästhesisten zu seinem Chirurgen von besonderer Wichtigkeit, daß der Anästhesist gerade dann in der Lage ist, innerhalb kürzester Zeit auf eine Allgemeinanästhesie «umzusteigen». Für diesen Fall müssen deshalb geeignete Medikamente präoperativ bereits aufgezogen sein. So wird mit Ketamin, iv gegeben, innerhalb knapp einer Minute eine ausreichende Analgesie erreicht, welche für wenigstens 10 Minuten anhält. Der Eingriff wird dadurch nur für wenige Sekunden angehalten und das Operationsprogramm in keiner Weise verzögert. Bei einem partiellen Blockadeversagen können 0,3–0,4 mg/kg Ketamin ausreichen, während bei einem vollständigen Versagen des Blocks 1 mg/kg gebraucht werden, sofort gefolgt von einer Inhalationsanästhesie.

## Postoperative Visite

Nach der Operation ist der Anästhesist verpflichtet, das von ihm anästhesierte Kind zu besuchen, um sich von der (ausreichenden) Qualität der postoperativen Analgesie zu überzeugen, nötigenfalls therapeutische Änderungen anzuordnen und sich davon zu überzeugen, daß es zu keinen Komplikationen gekommen ist.

## Mögliche Komplikationen

### Gewebsverletzungen

Das kann verschiedene Formen annehmen: Nerven und Muskeln können verletzt sein, entweder aufgrund einer falschen, unsachgemäßen Lagerung oder bedingt durch das chirurgische Trauma. Da ersteres (mit) in die Verantwortlichkeit des Anästhesisten fällt und das zweite in die des Operateurs, kann eine solche Komplikation zu Auseinandersetzungen zwischen den beiden Teams führen. Eine intraneurale Injektion verursacht eine direkte Schädigung des Nerven, doch kann ein Nerv auch «extraneural» geschädigt werden, wenn der Injektionsdruck um den Nerven hoch bleibt, oder wenn das Lokalanästhetikum selbst nervenreizend ist. Während und nach der Operation muß das Kind vor Hitzeeinwirkungen durch elektrische Heizmatten und heiße Wärmflaschen geschützt werden, da es über anästhesierten Hautarealen leicht zu Verbrennungen kommen kann. Auf gleiche Art und Weise kann es dazu kommen, daß Druckstellen unbemerkt bleiben, und sich über köchernen Arealen Ulzerationen entwickeln.

### Kopfschmerz

Nach Spinalanästhesien und ganz gelegentlich auch nach Epiduralanästhesien kann es zu Kopfschmerzen kommen. In einem solchen Fall ist es ganz wichtig, eine septische oder auch aseptische Meningitis als Ursache des Kopfschmerzes auszuschließen.

### Paraplegie und Cauda-equina-Syndrom

Dies ist die schwerste neurologische Komplikation einer Spinal- oder Epiduralanästhesie, doch ist diese glücklicherweise extrem selten und bisher bei Kindern noch gar nicht beschrieben.

### Zu enger Gipsverband

Es soll an dieser Stelle nochmals daran erinnert werden, daß die üblichen Schmerz-Symptome nach einer Regionalanästhesie aufgrund eventueller residualer Analgesie noch maskiert sein können, daher ist es besonders wichtig, auch auf diese – und andere – einfache aber potentiell gefährliche Komplikationsmöglichkeiten zu achten.

## Literaturempfehlungen

1. Brown, T. C. K., Fisk, G. C., (1985) Kinderanästhesie. G. Fischer, Stuttgart
2. Gregory, G. A., (1983) Pediatric Anesthesia. Churchill Livingstone
3. Hatch, D. J., Sumner, E., (1985) Paediatric Anaesthesia. Clinics in Anesthesiology. W. B. Saunders, Vol. 3 No. 3
4. Steward, D. J., (1979) Manual of Pediatric Anesthesia. Churchill Livingstone

# Material

Marie Madeleine Delleur

## Einleitung

Bei den Überlegungen zur Auswahl der Ausrüstung und der Materialien für die Anästhesie gehört die erste Priorität der Sicherheit und dem Wohlergehen des Kindes.

Was die Regionalanästhesie betrifft, so beschränkt sich die Ausrüstung nicht nur einfach auf das zur Durchführung einer Blockade notwendige Material, sondern beinhaltet auch alles was zur Einleitung und Aufrechterhaltung einer Allgemeinanästhesie, zur Behandlung ausgedehnter Sympathikusblockaden, von Toxizitätssymptomen der Lokalanästhetika und anderer möglicher Komplikationen nötig ist. Als die ersten Regionalanästhesien bei Kindern durchgeführt wurden, gab es kein für diesen Zweck speziell geeignetes Instrumentarium, und der Anästhesist mußte einfach improvisieren. Solche Gerätschaften sind heutzutage jedoch erhältlich, so daß die einzelnen Blockaden technisch einfacher und mit geringerem Komplikationsrisiko durchführbar sind.

## Allgemeinanästhesie

Die Sicherheit des Kindes – wie jedes Patienten – hängt letztlich von der Aufmerksamkeit seines Anästhesisten ab. Sämtliches Material, einschließlich des Monitorings für eine Allgemeinanästhesie, muß dem Alter und Zustand des Kindes adäquat sein, da es jederzeit passieren kann, daß eine unzureichende oder gar nicht «sitzende» Blockade mit einer Allgemeinanästhesie supplementiert oder durch sie ersetzt werden muß.

## Intravenöses Besteck

Bevor bei einem Patienten eine Blockade durchgeführt wird, sollte ein sicherer Venenzugang gelegt sein. In der Regel werden dünne Katheter oder Plastikkanülen von 18 bis 25 Gauge gelegt. Nadeln vom Butterfly-Typ sind weniger gut geeignet, da sie bei der leichtesten Bewegung die Vene perforieren können. Alle Katheter, Nadeln und Kanülen müssen sicher fixiert werden.

Die Elektrolyt- und Glukose-Infusionslösungen sind dieselben, die man auch sonst üblicherweise bei Kinderanästhesien benutzt.

## Aufrechterhaltung der Temperatur

Das Aufrechterhalten einer normalen Körpertemperatur ist bei Kindern von besonderer Wichtigkeit und ihre Überwachung sollte so wie sonst üblich erfolgen.

## Notfallmedikamente

Wenn es zu einer Notfallsituation kommt und der Anästhesist unter Streß steht, kann es leichter zu Fehlern kommen; daher wird empfohlen, eine Liste mit den Dosierungen der wichtigsten Medikamente in ml/kg KG jederzeit griffbereit zu haben.

Durchschnittliche empfohlene iv-Dosis:

| | |
|---|---|
| Atropin: | 0,02 mg/kg |
| | mindest. 0,1 mg |
| Adrenalin: | 10 µg/kg |
| | (0,1 ml/kg einer Lösg. 1:10 000) |
| Natriumbikarbonat: | 1 mmol/kg |
| | 1 ml/kg einer 8,4%igen Lösung |
| Kalziumchlorid: | 5–10 mg/kg |
| | 0,3 ml/kg einer 10%igen Lösung |
| Kalziumglukonat: | 30 mg/kg |
| | 1 ml/kg einer 10%igen lösung |
| Isoprenalininfusion: | 0,05–0,1 µg/kg · min |
| Dopamininfusion: | 1–5 µg/kg · min |
| Furosemid: | 1 mg/kg |
| Diazepam: | 0,1–0,2 mg/kg |
| Hydrocortison: | 0,1–1 mg/kg |
| Dexamethason: | 0,2 mg/kg |

## Regionalanästhesie

In diesem Abschnitt sollen Ausrüstung und Materialien besprochen werden, die in der Kinderregionalanästhesie am häufigsten gebraucht werden. Am besten hat man das gesamte Material in einem (sterilisierten) speziellen Container geordnet, auf einem fahrbaren Wagen, für diesen Zweck an einer gut zugänglichen Stelle bereit, das spart Zeit und man ist sicher, immer alles da zu haben. Dazu gehören folgende Materialien:

Sterile Handschuhe verschiedener Größen
Sterile Abdecktücher und Folien
Hautdesinfektionslösung (die mit der chirurgischerseits verwendeten Desinfektionslösung «kompatibel» sein sollte)
Klebefolien und Verbandsmaterial (steril)
Nadeln und Katheter, entweder einzeln verpackt oder in schon fertigen Einmal-«Sets»
1 ml-, 5 ml-, 10 ml- und 20 ml-Spritzen zur Injektion von Lokalanästhetika. Diese Spritzen sollten farbig markiert sein, um jede Verwechslung mit Spritzen für die Allgemeinanästhesie auszuschalten.
Mikro-porige Filter mit einer Porengröße von 0,22 µm, die in der Lage sind, Bakterien und andere kleinste Partikel wie Glas abzuhalten.
Lokalanästhetika mit und ohne Adrenalinzusatz
Notfallmedikamente (siehe vorausgegangenen Abschnitt)

Standard-Instrumenten-Container mit folgendem Material:
1 Schüsselchen für die Desinfektionslösung, Tupfer und Tupferklemme
1 Abdecktuch
1 Glasschüssel für die Lokalanästhetika
20 ml-Ampulle mit physiologischer Kochsalzlösung
2 Nadeln von 21 Gauge
eine 18 Gauge-Nadel für die Hautstanze
3-, 5- und 10-ml-Glas- oder spezielle Plastikspritzen (Portex) zur Identifikation des Epiduralraumes
mikro-porige Filter (Burron Medical – FS 5000) zum Aufziehen der Lokalanästhetika
1 Schere und 1 Ampullensäge

## Verpackung und Sterilisation

Der Anästhesist muß sich darauf verlassen können, daß das von ihm benutzte Material steril ist, daher sind Einmalartikel ganz einfach ideal, da deren Sterilität vom Hersteller garantiert wird. Die Sterilisation erfolgt üblicherweise mit Äthylenoxyd oder mittels Gammastrahlen. Das Verfallsdatum ist jeweils auf der Verpackung aufgedruckt und muß vor der Benutzung des Materials nochmals kontrolliert werden.

Die Alternative besteht natürlich darin, das Epiduralset in der Sterilisationsabteilung des Krankenhauses richten zu lassen, wobei man dadurch Kosten sparen kann, daß Nadeln und Spritzen wiederverwendet werden, doch muß man auf strikteste Sterilität achten, und Katheter dürfen **nicht** wiederverwendet werden. Nadeln und Spritzen sollten mit Wasser mechanisch gereinigt werden, doch darf niemals mit Seife oder Detergentien gearbeitet werden, da diese zu Nervschädigungen führen können (5). Das Material sollte vor dem Verpacken gründlich gespült und getrocknet werden.

Tuohy-Nadeln und deren Mandrin sollten auseinandergenommen sterilisiert werden; ggf. kann man beide markieren, so daß die jeweilige Nadel und der zugehörige Mandrin nach der Sterilisation identifiziert und wieder zusammengesteckt werden können. Das ist ein wichtiger Punkt, da es gefährlich ist, eine Tuohy-Nadel zu benutzen, deren Mandrin nicht bis an die Nadelspitze reicht.

Das eingepackte Epiduralset wird autoklaviert und sowohl innerhalb der Verpackung als auch außen darauf sollte ein Sterilisationsmarker angebracht sein, worauf das Datum der Sterilisation und der Name des für die Sterilisation Verantwortlichen ersichtlich sind.

Lokalanästhetika sollten nicht in diesem Blockade-Sets enthalten sein, da ihre Wirkungspotenz durch die Autoklavierhitze beeinträchtigt werden kann. Bei rückenmarksnahen Blockaden sollte man auch keine Anstech-Flaschen (zur Mehrfachverwendung) mit Lokalanästhetika benutzen, da hierbei ein nicht auszuschließendes Kontaminationsrisiko besteht. Dagegen sollte die Verwendung von Konservierungsmittel-freien Lösungen in Brechampullen sowie von Aufziehfiltern empfohlen werden.

## Einzeitige Kaudalanästhesie

**Kinder unter 1 Jahr:** Man kann drei verschiedene Nadeln nehmen: kurz geschliffene 23- und 25 Gauge-Butterfly-Nadeln, bei denen jedoch die Gefahr besteht, daß man leichter in die weichen Knochen des Säuglings penetriert, als mit der dickeren «normalen» 20 Gauge-Nadel oder einer speziell für die Lumbalpunktion bei Kindern entwickelten Nadel.

**Kinder über 1 Jahr:** Hier hat man die Wahl zwischen der erwähnten kurzgeschliffenen 20 Gauge-Lumbalnadel für Kinder, einer 18- oder 20 Gauge-IV-Kanüle oder der dünnwandigen 18 Gauge-Hody-Nadel (Photo 2). Manche Anästhesisten bevorzugen die dickeren 18- oder 20 Gauge-Nadeln, da diese beim Passieren der Ligamentum saccrococcygeale ein besseres Punktionsgefühl geben (6).

## Kontinuierliche Kaudalanästhesie

Der Anästhesist muß sich vor der Blockade davon überzeugen, daß der Katheter durch die gewählte Nadel paßt. Man kann die Hody-Nadel und 18- oder 20 Gauge-Kanülen aus Teflon oder anderem

Plastikmaterial nehmen, die dazupassenden Katheter werden in den Größen 18, 19, 20 und 24 Gauge hergestellt und sind mit und ohne Führungsdraht erhältlich (s.u. «Katheterwahl»).

## Epiduralanästhesie

Die «ideale» Epiduralnadel sollte folgende Eigenschaften haben (7):
einen gut-passenden und gut-laufenden Mandrin,
eine kurzgeschliffene gerichtete Spitze mit gerundeten Rändern,
eine terminale Öffnung.

Sie sollte in verschiedenen Größen erhältlich sein, so daß der Anästhesist die für den jeweiligen Fall geeignete kleinste Größe wählen kann. Diese geforderten Eigenschaften tragen dazu bei, die Punktion des Epiduralraumes sicherer zu machen und folgende Komplikationen zu vermeiden:
1. Verschleppung von Hautanteilen in den Epiduralraum, was vorkommen kann, wenn der Mandrin die Nadelöffnung nicht 100%ig abdichtet.
2. Punktion von Dura und Blutgefäßen, eine Gefahr die durch die gekrümmt-gerichtete Spitze der Tuohy-Nadel sehr klein ist; und zudem gewährleistet dieses Design, daß der Katheter abgewinkelt aus der Nadel tritt und so leichter in den Epiduralraum eingeführt werden kann. Man darf jedoch einen einmal eingeführten Katheter niemals über die Nadel wieder zurückziehen, da er durch die Nadelspitze abgeschert oder abgeschnitten werden kann. Wenn man den Katheter zurückziehen muß, muß gleichzeitig auch die noch liegende Nadel mit zurückgezogen werden.

Die pädiatrische Tuohy-Nadel unterscheidet sich in einer Reihe von Punkten vom Erwachsenenmodel: sie ist kürzer – eine Länge von 5 cm ist bei Kindern ausreichend, und gleichzeitig wird hierdurch eine verstärkte Hebelwirkung bei Erreichen des Epiduralraumes vermieden. Im Vergleich zu den 1 cm-Intervallen beim Erwachsenen erfolgt die Längengraduierung in 0,5 cm-Schritten, was bei den kurzen Abständen zwischen Haut und Epiduralraum auch adäquater ist. Inzwischen sind unterschiedliche Größen erhältlich.

## Nadelwahl bei «single-shot»-Technik

### Bis zum Alter von 2 Jahren

Hier kommen folgende Nadeln in Frage:
eine kurzgeschliffene 23 Gauge-Butterfly
eine 20 Gauge-Tuohy-Nadel (siehe vorstehend)

### Zwischen 2 und 8 Jahren

Man kann 20, 19 oder 18 Gauge-Tuohy-Nadeln verwenden. Der Anfänger kann mit der relativ dicksten Nadel (18 Gauge) am besten das Widerstandsverlustgefühl beim Penetrieren des Ligamentum flavum erlernen, aber natürlich bedeuet eine dicke Nadel auch ein großes Loch in der Dura, wenn diese versehentlich perforiert wird.

### Über 8 Jahre

In diesem Alter ist die 18 Gauge-Tuohy-Nadel Standard, die 17 Gauge-Nadel mag beim älteren oder dicklicheren Kind eher geeignet sein, und beim Jugendlichen die 18 Gauge-Nadel, wenn man einen lateralen Zugang benutzen sollte.

## Katheterwahl bei kontinuierlicher Technik

Der ideale Katheter stellt einen Kompromiß zwischen sich zum Teil widersprechenden Anforderungen dar.

### Steifigkeit

Der Katheter sollte fest und steif genug sein, um leicht durch die Tuohy-Nadel zu gehen, aber nicht so rigide-steif, daß er im Epiduralraum Verletzungen setzt. Das Einführen eines Führungsdrahtes in die ganz schmalen Katheter (24 Gauge) erhöht deren Steifigkeit und hilft damit, den Katheter durch die Nadel zu führen. Bestimmte Bedingungen müssen jedoch erfüllt sein, wenn man einen Führungsdraht benutzt: zum einen muß der Draht kürzer sein als der Katheter, so daß er nicht über die Katheterspitze hinausragen kann, und zum anderen muß er entfernt werden, bevor der Katheter in den Epiduralraum eintritt, da seine Aufgabe *nur* darin besteht, das Vorschieben des Katheters über die Nadel zu erleichtern. Aus diesem Grund ist ein Führungsdraht auch nur bei Benutzung einer Tuohy-Nadel sicher einsetzbar, da hier die Kontur der Nadelspitze klar erkennen läßt, daß der Katheter die Nadelspitze erreicht hat.

### Stärke und Widerstandsfähigkeit

Der Katheter sollte kräftig genug sein, um mäßigen Dehnungskräften zu widerstehen (8), so daß er beim Herausziehen nicht abreißt; er soll auf der anderen Seite aber so dünnwandig sein, daß bei möglichst großem Lumen der Injektions- oder Infusions-widerstand möglichst gering ist.

*Tabelle 8. Katheter*

| Außen-durchmesser od. Innen-/Außendurchm. | Gauge | Länge mm | Spitze | Mandrin | Externe Graduierung | Röntgen-streifen | Material | Hersteller/Marke | Ref.-Nr. |
|---|---|---|---|---|---|---|---|---|---|
| 1,05 | 16 G | 1000 | 3 seitl. Löcher | Nein | × | Ja und Nein | Polyamid ohne Weichmacher | Braun/Melsungen Perifix | 415325/8 451310/0 |
| 1,1 | 16 G | 900 | 3 seitl. Löcher | Nein | × | Nein | transparentes Nylon | Portex | 100/382/116 |
| 0,5/1 | 19 G | 900 | kein seitl. Loch | Ja | × | Ja | Polyethylene | Vygon | 185/10 |
| 0,5/1 | 19 G | 900 | kein seitl. Loch | Nein | × | Ja | Polyethylene | Vygon | 186/10 |
| 0,5/1 | 19 G | 900 | 3 seitl. Löcher | Nein | × | Nein | Nylon | Vermed | 59/730 |
| 0,63/1 | 18 G | 918 | kein seitl. Loch | Nein | × | Ja | Rilsan | Abbot | E 622 |
| 0,9 | 18 G | 900 | 3 seitl. Löcher | Nein | × | Nein | transparentes Nylon | Portex | 100/394/118 |
| 0,85 | 18 G | 1000 | 3 seitl. Löcher | Nein | × | Ja und Nein | Polyamid ohne Weichmacher | Braun/Melsungen Perifix | 415315/0 |
| 0,5/0,8 | 20 G | 900 | 3 seitl. Löcher | Nein | × | Nein | Nylon | Vermed | 59/731 |
| 0,5/0,7 | 19 G | 450 | kein seitl. Loch | Ja | × | Ja | Polyurethan | Vermed | 60810 |
| 0,63 | 19 G | 900 | kein seitl. Loch | Nein | × | Nein | transparentes Nylon | Portex | 139/382 219/075 |
| 0,3/0,6 | | 400 | kein seitl. Loch | Ja | × | Ja | Polyurethan | Vygon | 8128506 |
| 0,2/0,5 | 24 G | 300 und 350 | kein seitl. Loch | Ja | × | Ja | Polyurethan | Vermed | 63851 |

## Gewebsreaktionen

Der Katheter sollte aus einem biologisch inerten Material bestehen, so daß er nötigenfalls über lange Zeit im Epiduralraum belassen werden kann, ohne eine Gewebsreaktion zu provozieren. Polyurethan scheint unter diesem Gesichtspunkt sehr geeignet zu sein (9).

## Andere Punkte

Die Spitze ist der Teil des Katheters, welcher am ehesten Verletzungen verursacht, deshalb ist sein «Design» besonders wichtig. Zwar sollte die Spitze weich und abgerundet sein, doch muß gleichzeitig von Kathetern mit «blinder» Spitze und seitlichen Öffnungen aus einer Reihe von Gründen abgeraten werden. Bei der Aspiration werden seitliche Öffnungen leichter durch Gewebe verschlossen, insbesondere durch Gefäßwände, was das Erkennen einer intravasalen Katheterlage verunmöglicht. Dann kann es passieren, daß die distalen Öffnungen im Subarachnoidalraum liegen und die proximaleren im Epiduralraum, so daß eine Duraperforation nicht erkannt wird und es bei Injektion der vollen Epiduraldosis zur «totalen Spinalen» kommt. Zudem gibt es Berichte, wonach es beim Zurückziehen des Katheters zum Abbrechen in Höhe der seitlichen Perforationen kam. Man scheint daher besser beraten, wenn man einfache Katheter mit einer endständigen Öffnung nimmt.

Der Katheter sollte eine Graduierung haben, damit der Anästhesist weiß, wie weit er ihn schon vorgeschoben hat. Man braucht keine Katheter mit Röntgenkontraststreifen, welche nur das Erkennen von evtl. zurückfliessendem Blut erschweren. Wenn einmal eine radiologische Lagekontrolle eines Epiduralkatheters nötig ist, kann man Kontrastmittel injizieren.

## Größe von Nadel und Katheter und das Alter des Patienten

Je nach Hersteller bekommt man unterschiedliche Spezifikationen zu einem Katheter mitgeteilt: manchmal werden Innen- und Außendurchmesser bekanntgegeben, manchmal wird nur der Außendurchmesser genannt und die dazu passende Größe einer Tuohy-Nadel (Tabelle 8). Für die tägliche Praxis ist es am besten, den Katheter mit dem größten Außendurchmesser zu nehmen, der noch gut durch die gewählte Nadel paßt. Katheter mit demselben Außendurchmesser haben manchmal unterschiedliche Innendurchmesser, in diesen Fällen sollte man den Katheter mit dem relativ größten Innendurchmesser wählen, so daß der nötige Injektionsdruck auf ein Minimum gesenkt werden kann. In jedem Fall muß der Anästhesist sich vor Blockadebeginn davon überzeugen, daß Katheter und Nadel zusammenpassen.

Bei Kindern im Alter von 1–4 Jahren, bei denen eine 20 Gauge oder 19 Gauge Tuohy-Nadel genommen wird, braucht man Katheter mit einem Außendurchmesser zwischen 0,5 und 0,8 mm. Bei Kindern über 4 Jahren, bei denen man 19 Gauge oder 18 Gauge Tuohy-Nadeln benutzt, sind Katheter mit 0,7 bis 1 mm Außendurchmesser geeignet. In speziellen Fällen, wie bei älteren oder sehr beleibten Kindern, kann es vorkommen, daß man eine 17 Gauge-Tuohy-Nadel braucht, und dann kann ein Katheter von 1,0 bis 1,1 mm Außendurchmesser genommen werden.

### Fixierung

Von der Praxis, den Katheter an seiner Austrittsstelle aus der Haut mit einem Sprayverband wie Nobecutan zu versehen, sollte man abraten, da das Plastikmaterial des Katheters durch die Lösung denaturiert und sogar aufgelöst werden könnte.

## Spinalanästhesie

Je nach Alter des Kindes können verschiedene Nadeln eingesetzt werden. Für Kinder im Alter von unter 2 Jahren kann man eine kurzgeschliffene 25-Gauge-Butterfly nehmen, für die älteren Kinder steht eine ganze Reihe pädiatrischer Lumbalpunktionsnadeln mit Mandrin zur Verfügung (siehe Tabelle 9). Die Nadeln sollten eine ausreichende Steifigkeit aufweisen, damit sie sich beim Einführen nicht verbiegen. Manche Nadeln – wie die Whitacre-Nadel mit ihrer bleistiftförmigen Spitze – sind so konstruiert, damit sie die Durafasern eher auseinanderdrängen anstatt sie zu durchschneiden. Damit wird der Liquorverlust auf ein Minimum reduziert und somit auch das Kopfschmerzrisiko (10). Derselbe Effekt kann mit konventionellen Nadeln erreicht werden, wenn man die Nadelspitze mit dem Schliff parallel zu den longitudinal verlaufenden Durafasern einführt.

*Tabelle 9. Nadeln für die Spinalanästhesie*

| Außendurchmesser mm | Gauge | Länge mm | Hersteller | Ref.-Nr. |
|---|---|---|---|---|
|  | 26 |  | Braun Melsungen |  |
| 0,45 | 26 | 90 | Becton Dickinson | 5164 |
| 0,5 | 25 | 40 | Vygon | SVP |
|  |  | 64 | Sherwood (Diamantspitze) |  |
|  |  | 90 | Becton Dickinson | 5180 |
| 0,7 | 22 | 40 | Sherwood |  |
|  |  | 40 | Becton Dickinson | 5161 |
|  |  | 64 | Becton Dickinson | 5074 |

Stilett perkutaner Katheter 24 oder 25 G = 27 G-Nadel (0,41 mm)

*Abb. 30. Nadeln für die Spinalanästhesie, Spinocan «paed».*

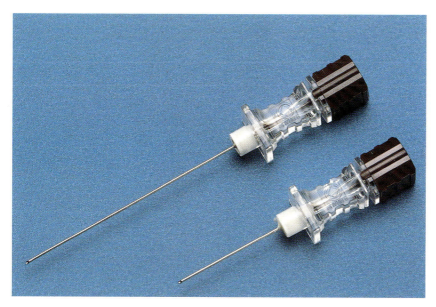

## Periphere Blockaden

Für diese Blockaden braucht man unbedingt kurzgeschliffene Nadeln, die in unterschiedlichster Ausführung erhältlich sind, unter anderem auch als kurzgeschliffene Butterfly-Nadeln. Man kann standardmäßige Verlängerungsschläuche anschließen. Die Wahl der Nadelgröße hängt ab von der jeweiligen Blockade und der Größe des Kindes. Ein Penisblock kann zum Beispiel mit einer 25 Gauge-Nadel durchgeführt werden, während für einen axillären oder supraklavikulären Block die Nadelgröße vom Alter des Kindes abhängt:

Bis zu 2 Jahren: 24 oder 23 Gauge
2 bis 4 Jahre: 20 Gauge
Über 4 Jahre: 20 oder 19 Gauge

Da diese Blockaden meist bei anästhesierten Kindern durchgeführt werden, kann man keine Parästhesien erhalten und benötigt daher einen Nervstimulator. Die besten Stimulatoren liefern einen kurzen Stromstoß (40 Microsec.), wobei die maximale Stromstärke auf 3 mA limitiert ist. Unter diesen Bedingungen kann der Nerv nur stimuliert werden, wenn sich die Spitze der an den Stimulator angeschlossenen isolierten Nadel sehr nahe am Nerv befindet. Bei einer Entfernung von 1 cm vom Nerven erhält man keine Reizantwort mehr (11).

In jüngerer Zeit hat die Fa. B. Braun, Melsungen einen Nervstimulator auf den Markt gebracht, der in 0,1 mA-Schritten Stromstärken von 0,2 bis 0,5 mA liefert (Abb. 31). Der gelieferte Impuls ist ebenfalls sehr kurz: 0,1 msec anstelle der mehr üblichen 1 msec. Im Ergebnis können somit motorische Fasern stimuliert werden, ohne daß es zu unangenehmen sensorischen Begleiteffekten kommt. Wie mit dem «Anaestim» kommt es hier nur zur Stimulation, wenn die Nadelspitze unter 1 cm vom Nerv entfernt ist. Bei Nervstimulatoren mit einem größeren elektrischen «Radius» muß man die Nadel sehr viel mehr bewegen, um eine optimale Stimulation zu erreichen.

Es sind kurzgeschliffene Nadeln mit einer Doppelverbindung (Abb. 32) erhältlich, wobei die Teflonnadel mit dem Nervstimulator elektrisch verbunden ist und das Verlängerungsstück es ermöglicht, das Lokalanästhetikum zu injizieren, ohne die Nadel zu bewegen, entsprechend der «immobilen Nadel» nach Winnie. Die Nadel sollte nahezu über ihre gesamte Länge isoliert sein, so daß der Strom an der Nadelspitze konzentriert ist.

## Zusammenfassung

Die Techniken der Regionalanästhesie können bei Kindern in vielfältigster Form erfolgreich angewendet werden, doch sollte das hierbei verwendete Instrumentarium speziell für den Einsatz bei Kindern hergestellt sein und der Anästhesist sollte in der Lage sein, aus dem reichhaltigen Angebot, die Ausrüstung und Materialien auszuwählen, die seinen Zwecken am besten entsprechen und mit denen er sich am besten vertraut machen kann.

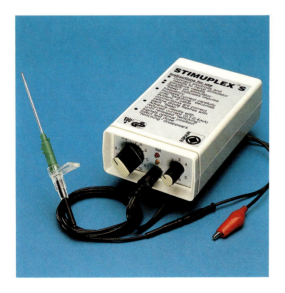

Abb. 31. *Nervstimulator «Stimuplex®s» der Fa. Braun, Melsungen.*

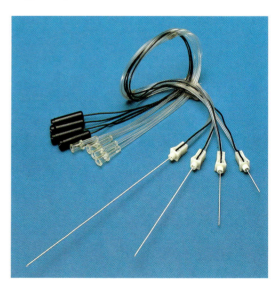

Abb. 32. *Nadeln und Doppelverbindung für Nervstimulierung und Injektion des Lokalanästhetikums.*

# Literatur

1. Brown, T. C. K., Fisk, G. C., (1979) Anaesthesia for children. Blackwell Scientific Publications
2. Gregory, G. A., (1983) Peidatric anesthesia. Churchill Livingstone
3. Sumner, E., Hatch, D., (1985) Clinics in Anaesthesiology. Saunders Company. Vol. 3 No. 3
4. Steward, D. J., (1985) Manual of pediatric anesthesia. Churchill Livingstone
5. Winkelman, N. W., (1952) Neurologic symptoms following accidental intraspinal detergent injection. Neurology 2:284
6. Schulte Steinberg, O., (1988) Neural blockade for pediatric surgery. In Neural Blockade, edited by Cousins, M. J., Bridenbaugh, P. O., Philadelphia, J. B., Lippincott 676
7. Bromage, P. R., (1978) Epidural analgesia. Philadelphia, Saunders
8. Belatti, R. G., Fromme, G. A., Danielson, D. R., (1985) Relative resistance to shearing of commercially available epidural catheters versus available epidural needles in Equipment, Monitoring and Engineering – Neurosciences – Posters Anesthesiology
9. Curelaru, I., Gustavsson, B., Hultman, E., Jondmundsson, E., Linder, L. E., Stefansson, T., and Stenquist, O., (1984) Material thrombogenicity in central venous catheterization III. A comparison between soft polyvinylchloride and soft polyurethane elastomer, long, antebrachial catheters. Acta. Anaesth. Scand. 28:204
10. Drazen, N., Mihic, (1985) Postspinal headache and relationship of needle bevel to longitudinal dural fibers. Regional anesthesia, Vol. 10, no. 2:76
11. Gribromont, B., (in publication). Features of nerve stimulators as used in loco-regional anaesthesia

# II. Techniken

## Zentrale Blockaden

### Einleitung

Ottheinz Schulte Steinberg

Über Jahrzehnte war die Kaudalanästhesie überhaupt die einzige praktizierte Form der Epiduralanästhesie bei Kindern, auch wenn die Epiduralanästhesie, wie im Kapitel über die Geschichte ausgeführt, auf den verschiedensten (Segment-) Niveaus durchgeführt werden kann. In dem Maße wie die Vorteile einer Kombination von Allgemeinanästhesie und regionaler Blockade immer mehr gesehen wurden, verbreiteten sich auch die anderen Techniken des Zugangs zum Epiduralraum zunehmend, und heutzutage wird der Epiduralanästhesie auch ein fester Platz im Rahmen der Kinderanästhesie zuerkannt. Die Indikationen sind ähnlich wie beim Erwachsenen, und die Vorteile sind im ersten Kapitel über «Allgemeine Prinzipien und Vorzüge» bereits besprochen.

Die absoluten Kontraindikationen, die für alle zentralen oder rückenmarksnahen Blockaden gelten, sind: lokale Infektion der Haut über der Einstichstelle, Koagulopathien und unbehandelte Hypotonie. Degenerative Neuropathien und Rückenmarkserkrankungen wurden auch als Kontraindikationen betrachtet, doch schließt sich die moderne Anschauung dem nicht mehr immer an.

Nur Anästhesisten, die reichlich Erfahrung mit dieser Technik beim Erwachsenen gesammelt haben, sollten mit Epiduralanästhesien bei Kindern beginnen: die Häufigkeit von Komplikationen steht in einem umgekehrten Verhältnis zur Erfahrung des jeweiligen Anästhesisten. Das gewählte Material sollte speziell für den Gebrauch bei Kindern hergestellt sein, und als erstes sollte ein venöser Zugang gelegt werden. In den allermeisten Fällen wird man die Blockade besser unter einer leichten Allgemeinanästhesie durchführen – entweder als Inhalationsanästhesie oder mit Ketamin iv oder im gegeben. Dies gilt für Epiduralanästhesien unterhalb des kaudalen Rückenmarksendes.

Bei Blockaden oberhalb L4 beim Neugeborenen oder oberhalb L2 nach dem ersten Lebensjahr, und insbesondere bei den thorakalen Epiduralblockaden sollte der Patient in der Lage sein zu reagieren, wenn die Nadel sich dem Rückenmark (zu sehr) nähert. Deshalb sollte in diesen Fällen eine Allgemeinanästhesie nur auf außergewöhnliche Umstände beschränkt bleiben, wo keine andere Alternative gefunden werden kann.

Das Wichtigste bei der Epiduralanästhesie bei Kindern ist die «Expertenhand». Man sollte die Eltern aufklären und danach eine schriftliche Einwilligungserklärung bekommen, welche dann in die Krankenakte des Kindes gehört. Der Chirurg sollte ebenfalls informiert sein. Im Falle von medicolegalen Problemen ist es wichtig, daß in der Krankenakte ein Vermerk über den erwarteten Vorteil durch das gewählte Verfahren zu finden ist.

Üblicherweise reicht eine lumbale Epiduralanästhesie für die meisten Eingriffe aus, und bei den kleineren Kindern kann meist über den kaudalen Zugangsweg sogar eine thorakale Epiduralblockade erreicht werden. Aufgrund der größeren Stabilität wird die Blockade fast immer in Seitenlagerung des Patienten durchgeführt. Während der Blockade muß eine zuverlässige Hilfskraft nicht nur auf die Aufrechterhaltung der Allgemeinanästhesie achten, sondern insbesondere auf freie Atemwege, was vor allem bei Lagewechseln sehr wichtig ist, selbst wenn der kleine Patient intubiert ist.

Nachdem das Kind gelagert ist, wird die Desinfektion der Haut wie oben bereits beschrieben durchgeführt, und erst dann wird das zur Epiduralanästhesie nötige Material gerichtet, so daß die Haut Zeit hat zu trocknen. Auf diese Weise wird zugleich die Gefahr, mit dem Einführen der Nadel Desinfektionsflüssigkeit zu verschleppen ausgeschaltet.

Da Aspirationstests unzuverlässig sind, sollte bei allen Epiduraltechniken eine Testdosis eines adrenalinhaltigen Lokalanästhetikums gegeben werden. In der Minute nach der Injektion wird vor allem auf Tachykardien und/oder Arrhythmien im EKG geachtet, da dies ein Hinweis auf eine intravasale Kanülen- oder Katheterlage sein kann. Gleichzeitig wird der Blutdruck kontrolliert. Schließlich wird bei kontinuierlicher Technik das Ende des Katheter nach Injektion der Testdosis unter Patientenniveau gehalten, um sicher zu gehen, daß weder Blut noch Liquor zurückfließen.

## Medikamente

Die bei den verschiedenen Arten von Zugängen und Techniken der Epiduralanästhesie verwendeten Medikamente sind gleich. Bei Säuglingen und Kleinkindern werden Lidocain und Mepivacain ( beide als 1%ige Lösung) bei kürzeren und Bupivacain 0,25% bei längeren Eingriffen verwendet. In Kombination mit einer Allgemeinanästhesie ist die «operative» Wirkdauer etwa 60 bis 90 Minuten, bei Zusatz von Adrenalin 90 bis 120 Minuten. Die für intraabdominelle Eingriffe nötige Relaxation kann erreicht werden durch Erhöhung der Konzentration, von Lidocain oder Mepivacain auf 1,5% und bei Bupivacain in dieser Altersgruppe auf 0,375%, während bei älteren Kindern 2%iges Lidocain und Mepivacain sowie 0,5%iges Bupivacain gebraucht wird, insbesondere dann, wenn eine Relaxation erreicht werden soll.

Die Verwendung von Bupivacain 0,75% zur Erzielung einer starken Relaxation und Motorblockade ist bei Kindern nicht zu empfehlen, da sehr schnell toxische Spiegel erreicht werden können. Wenn man eine profunde Relaxation will, kann man der Lösung Etidocain 0,75%–1% zusetzen, doch ist ein solches Gemisch für einzeitige Kaudalanästhesien nicht geeignet, und bei anderen Techniken sollte es wegen der langanhaltenden motorischen Blockade des Etidocain in einem frühen Stadium der Operation gegeben werden. Wenn Etidocain nicht zur Verfügung steht, kann alternativ Lidocain 2% mit Adrenalin genommen werden, der Adrenalinzusatz verstärkt die Relaxationswirkung beträchtlich.

Der Zusatz von Adrenalin 1 : 200 000 zum Lokalanästhetikum verlängert dessen Wirkungsdauer vor allem bei sehr kleinen Kindern. In einer neueren Untersuchung konnten Murat et al. zeigen, daß bei Verwendung von Bupivacain 0,25% durch den Adrenalinzusatz die Zeit zwischen den jeweils notwendigen Nachinjektionen bei Kindern unter 2 Jahren um 47%, bei Kindern zwischen 2 und 8 Jahren um 25% und bei Kindern über 8 Jahren nur noch um 12% verlängert war (1) (Abb. 33). Diese Ergebnisse entsprechen denen von Warner, der Kaudalanästhesien mit Bupivacain zur postoperativen Schmerzbekämpfung einsetzte und zu dem Schluß kam, daß der Effekt auf einer geringeren Absorption des Lokalanästhetikums und möglicherweise auch auf einer durch das Adrenalin verursachten profunderen Blockade bei den kleinen Kindern beruht (2). Das relativ schwach ausgebildete epidurale Fettgewebe bei Kindern kann gut für die Wirkungsverstärkung durch Adrenalin beim hochfettlöslichen Bupivacain verantwortlich sein.

Diese Wirkungsverlängerung stellt einen wichtigen Grund für die Empfehlung dar, Adrenalin 1 : 200 000 zuzusetzen, da so die Zahl und Frequenz der Nachinjektionen, und damit die Gesamtdosis an Lokalanästhetikum, während und nach der Operation vermindert wird. Da Adrenalin zu Tachykardien führen kann, vermeidet man es am besten bei «kardialen» Patienten, wo dies unerwünscht ist; ansonsten aber gibt es keine Kontraindikationen.

Man braucht nur kleine Volumina des Lokalanästhetikums wenn der Einstichpunkt zur Epiduralanästhesie genau entsprechend dem Operatinosgebiet ausgewählt wurde. Bei Verwendung einer Kathetertechnik braucht man initial nur ein minimales Volumen zu geben und kann dann, wenn sich diese Dosis zum Zeitpunkt des Hautschnittes als nicht ausreichend erweist, leicht nach und nach supplementiernde Dosierungen geben, bis eine ausreichende Analgesie erreicht ist.

Es gibt zwei Methoden bezüglich der Nachinjektionen: sie können in regelmäßigen Abständen gegeben werden, wobei das Intervall durch die pharmakologischen Eigenschaften und die bekannte Wirkdauer der Substanz vorgegeben ist, oder nach klinischen Erfordernissen, entsprechend den Änderungen der Herzfrequenz, der Pupillenweite oder des systolischen Blutdruckes, wobei offensichtlich chirurgische Ursachen, wie ein nicht-substituierter Blutverlust, ausgeschlossen sein müssen. Der Zusatz (oder nicht) von Adrenalin, die Konzentration des verwendeten Lokalanästhetikums und auch das Alter des Kindes beeinflussen alle das Zeitintervall zwischen den Nachinjektionen. Das durchschnittliche Intervall beträgt bei Kindern für Bupivacain mit Adrenalin 1 : 200 000 ungefähr 110 Minuten und für Bupivacain ohne Adrenalin etwa 70 Minuten (1–5).

Da sich die pharmakokinetischen Faktoren altersabhängig ändern, nimmt das Nachspritz-Intervall mit zunehmendem Alter ab (4). Wie beim Erwachsenen, ist auch hier die empfohlene Dosis die Hälfte der Initialdosis. Zur Schmerztherapie in der postoperativen Periode ist 0,125–0,25%iges Bupivacain ausreichend. Wenn man sich an die empfohlenen Dosierungen hält, sind die Spitzenwerte der Blutspiegel durchaus niedrig und die Sicherheitsgrenzen im Vergleich zum Erwachsenen sehr weit, wobei man Konzentrationen von 4 µg/ml als toxisch bezeichnen kann. Wenn man Bupivacain 0,25% mit Adrenalin 1:200000 (Abb. 34) epidural in einer Dosierung von 0,75 ml/kg injiziert, erreicht die maximale Plasmakonzentration nur Werte von 0,64 µg/ml ($\pm$ 0,05) (5).

Die Absorptionshalbwertszeit ist kurz (6). Das berechnete Verteilungsvolumen nimmt mit steigendem Alter ab, und ist bei Kindern im Alter zwischen 1 und 6 Jahren drei mal größer als beim Erwachsenen (7).

## Literatur

1. Murat, I., Delleur, M. M., Esteve, C., Egu, J. F., Raynaud, P., Saint-Maurice, C., (1987) Continuous epidural anaesthesia in children: clinical and haemodynamic implications. Br. J. Anaesth. 59:1441
2. Warner, M. A., Kunkel, S. E., Offord, K. O., Atchinson, S. R., Dawson, B., (1987) The effects of age, epinephrine, and operative site on duration of caudal analgesia in pediatric patients. Anesth. Anal. 66:995
3. Delleur, M. M., Murat, I., Estève, C., Raynaud, P., Gaudiche, D., Saint-Maurice, C., (1985) Anesthesie peridurale continue chez l'enfant de moins de deux ans. Ann. Fr. Anesth. Reanim. 4:413
4. Eyres, R. L., Kidd, J., Oppenheim, R., Brown, T. C. K., (1978) Local anaesthetic plasma levels in children. Anaesth. Intens. Care 6:243
5. Murat, I., Montay, G., Delleur, M. M., Estève, C., Saint-Maurice, C., (1988) Bupivacaine pharmacokinetics during epidural anaesthesia in children. Eur. J. Anaesth. 5:113
6. Ecoffey, C., Desparmet, J., Mavry, M., Berdeaux, A., Guidicelli, J. F., Saint-Maurice, C., (1985) Bupivacaine in Children: Pharmacokinetics following Caudal Anesthesia. Anesthesiology 63:447
7. Mather, L. E., Tucker, G. T., (1978) Pharmacokinetics and Biotransformation of Local Anesthetics. Int. Anesth. Clin. 16:23

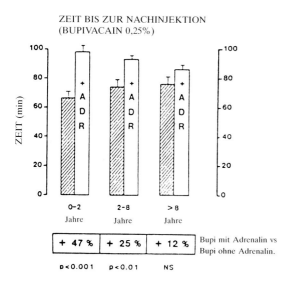

Abb. 33. Darstellung der Verlängerung der Analgesiezeit durch Zusatz von Adrenalin zu Bupivacain im Vergleich zu Bupivacain ohne Zusatz bei Epiduralanästhesie (1):

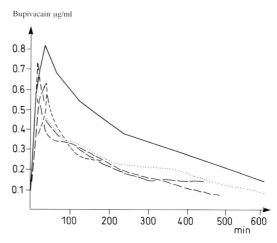

Abb. 34. Pharmakokinetik von Bupivacain 0,25% mit Adrenalin bei 5 Kindern im Alter von 1 bis 7 Jahren (5).

# Einzeitige Kaudalanästhesie

Elisabeth Giaufré

## Einleitung

Der kaudale Zugang zum Epiduralraum ist bei Kindern der einfachste und sicherste Weg. Wird die einzeitige Technik bei normaler Anatomie des Patienten korrekt durchgeführt, besteht keine Gefahr, mit der Nadel in den Duralsack zu gelangen oder gar das Rückenmark zu verletzen. Das gilt auch für das Neugeborene, bei dem die Strukturen weiter kaudal reichen als beim Erwachsenen.

## Indikationen

Die Technik kann bei allen chirurgischen Eingriffen unterhalb T10, und bei einer Dauer von unter 90 Minuten mit Erfolg angewandt werden, wie z. B. bei Leistenhernien, perinealen Eingriffen und Operationen an der unteren Extremität. Sie ist auch geeignet bei Orchidopexien, vorausgesetzt es handelt sich nicht um einen intraabdominellen Hoden, wo dann eine höhere sensorische Innervation betroffen ist. Die einzeitige «Kaudale» ist vor allem bei Hypospadie, Hautverpflanzungen und Analeingriffen indiziert, wobei man die Blutung, die bei diesen Eingriffen auftreten können, mit Hilfe dieser Anästhesietechnik vermindern kann (1, 2, 3). Inkarzerierte Leistenhernien können häufig unter einer Kaudalanästhesie problemlos reponiert werden, so daß dann zu einem späteren Zeitpunkt unter elektiven Bedingungen bei wieder normaler Darmfunktion operiert werden kann.

## Kontraindikationen

Auch wenn es keine speziellen Kontraindikationen gibt, ist die einzeitige Technik doch nicht geeignet für Eingriffe oberhalb T10, da dies zu große Mengen an Lokalanästhetikum erfordern würde (4), und bei Eingriffen von über 90 Minuten riskiert man, daß der Block nicht lange genug «hält». In beiden Situationen benutzt man besser eine Kathetertechnik, wie im nächsten Kapitel beschrieben. Kinder von mehr als 30 kg Körpergewicht können technisch mehr Probleme bereiten, da sich ihre Anatomie bereits der des Erwachsenen nähert, doch stellt dies keine Kontraindikation dar.

## Wahl des Medikaments

Bei einer einzeitigen Kaudalanästhesie muß die initiale Dosis groß genug gewählt werden, um in jedem Fall das nötige Analgesieniveau zu erreichen, da nach Beginn des Eingriffes keine Nachinjektion mehr erfolgen kann. Auf der anderen Seite muß die Dosis immer so gewählt werden, daß man sicher unterhalb des toxischen Niveaus bleibt.

## Dosierung

Sie hängt ab vom sensorischen Blockadeniveau, das man erreichen will, doch hängt die zu wählende Dosis im allgemeinen noch von verschiedenen anderen Faktoren ab. Bromage (5) hat besonderes Gewicht gelegt auf das Konzept von der Substanzmenge, die man braucht, um ein Segment zu anästhesieren, und Usubiaga (6) hat die Druckveränderungen studiert, die während und unmittelbar nach einer Injektion im Epiduralraum stattfinden und die die Ausbreitung innerhalb des Epiduralraumes möglicherweise beeinflussen. Schulte Steinberg (7) konnte zeigen, daß das zur Anästhesierung eines Segments nötige Volumen einer Substanz am besten mit dem Alter, aber auch gut mit dem Gewicht und der Körpergröße korreliert. Die von ihm vorgeschlagene Dosis von 0,1 ml pro Segment und Lebensjahr (Abb. 35 und 36) basierte auf Untersuchungen, bei denen die Analgesie mittels «pinprick» ermittelt wurde, einem Reiz, der über C-Fasern fortgeleitet wird, und mit dem A-delta-fasern nicht erfasst werden. Busoni testete beide Faserarten durch kräftiges Kneifen und fand dabei ein deutlich niedrigeres Analgesieniveau heraus; wobei die Ausbreitungsunterschiede zwischen den zwei Modalitäten im Mittel 4 bis 6 Dermatome betragen und die Blockadeschwelle zwischen den beiden bei Kindern wesentlich deutlicher ausgeprägt zu sein scheint als bei Erwachsenen. Basierend auf diesen Daten entwarf Busoni ein mathematisches Modell (8), welches höhere Dosierungen angibt, als die von Schulte Steinberg empfohlenen. Für klinische Zwecke, bei denen die volle chirurgische Analgesie gefordert ist, sollte bei Verwendung von 1%igem Mepivacain oder einer äquipotenten Substanz die Dosis nach Busoni's Diagrammen (Abb. 37) berechnet werden. Diese Diagramme zeigen, daß sowohl das Alter, wie auch das Körpergewicht gute Parameter für die Vorhersage des Analgesieniveaus sind, und daß sich bei der Berechnung der Dosis zwischen beiden kein statistischer Unterschied findet. Bei Neugeborenen und Säuglingen, bei denen das «Alter» auch durch geburtshilfliche Maßnahmen bestimmt sein kann, ist das Gewicht der bessere Parameter, während man bei älteren Kindern besser das chronologische Alter nimmt.

Busoni's Diagramme geben ein sehr genaues Analgesieniveau an, und damit dem erfahrenen Anästhesisten ausgezeichnete Anhaltswerte, doch für den weniger Geübten ist möglicherweise die von Armitage empfohlene einfachere Berechnungsweise (9, 10) besser anzuwenden. Armitage gibt eine Dosierung von 0,5 ml/kg für die lumbosakrale Blockade an, sowie 1 ml/kg beim thorakolumbalen und 1,25 ml/kg beim mittleren thorakalen Block. Wenn das Volumen bei dieser Berechnung unter 20 ml liegt, gibt man Bupivacain 0,25%, und bei größeren Volumina werden drei Teile Medikament mit einem Teil Wasser oder Kochsalz verdünnt, so daß dies eine Konzentration von 0,19% ergibt.

Spiegel berechnete die Korrelation zwischen Analgesieausbreitung und Körpergröße und leitete folgende Formel ab:

Volumen der Substanz = $4 \times (D-15) : 2$

wobei D die Distanz zwischen dem Dornfortsatz des siebten Halswirbels und dem Hiatus canalis sacralis ist.

## Konzentration des Lokalanästhetikums

Die Konzentration beeinflußt den Typ der Blockade. Bei Eingriffen wie Zirkumzision, Meatotomie, plastischen Eingriffen und oberflächlichen Operationen an der unteren Extremität braucht man keine Muskelrelaxation, und somit reicht eine 1%ige Lösung von Lidocain und Mepivacain, oder 0,25%iges Bupivacain.

Wenn bei großen Hernienoperationen oder bei orthopädischen Eingriffen eine Muskelrelaxation gebraucht wird, dann sollten höhere Konzentrationen genommen werden; hierzu, sowie zu Dosierung und Auswahl der Substanzen wurden im vorigen Kapitel entsprechende Hinweise gegeben.

Es wurde auch versucht, durch Mischen der verschiedenen Substanzen, die jeweils gewünschten Eigenschaften jeder einzelnen Substanz zu kombinieren. Seow und Cousins (11) haben Lidocain und Bupivacain im Verhältnis 1:1 gemischt, in der Hoffnung, schnellen Wirkungseintritt, Muskelrelaxation und lange Wirkdauer zu kombinieren. Das Problem der Toxizität solcher Mischungen wurde im Pharmakologiekapitel behandelt.

## Technik

Das Kind wird in die Seitenlage gebracht (12–16), wobei die Beine flektiert sind. Wenn man Ketamin zur Einleitung genommen hat, oder bei der Allgemeinanästhesie mit Intubation, kann auch die Bauchlage gewählt werden. Das Erkennen der anatomischen Orientierungspunkte ist einfach: die Sakroiliakalgelenke und der Hiatus bilden ein äquilaterales Dreieck, dessen Spitze nach kaudal zeigt, die Cornua sacralia flankieren den Hiatus canalis sacralis (Abb. 38). Diese Region des Körpers weist eine hohe anatomische Variationsbreite auf.

Nach Identifikation des Hiatus wird die Haut desinfiziert, und während die Haut trocknet, werden zwei Spritzen vorbereitet. Die eine enthält die Testdosis und die andere die berechnete Dosis des Lokalanästhetikums. Vier Punkte müssen bei der Durchführung einer Kaudalblockade beachtet werden:
1. Zuerst sollte die Einstichstelle mit einer Lanzette oder einer dickeren Nadel punktiert werden.
2. Die Kaudalnadel sollte in einem Winkel von 60 Grad zur Dorsalebene des Kreuzbeins in kranialer Richtung eingeführt werden (Abb. 39). Beim Durchdringen des Ligamentum sacro-coccygeale hat man ein plötzliches charakteristisches Widerstandsverlustgefühl (Abb. 40), so als wenn die Nadel eine straff gespannte Trommel-Haut oder Membrane punktiert. Die Nadel liegt nun im Epidural-

*Abb. 35. Regressionsgeraden nach Studien mit Lidocain 1%, Mepivacain 1% und Bupivacain 0,25%, sowie 95% Vertrauensgrenzen, n = 152.*

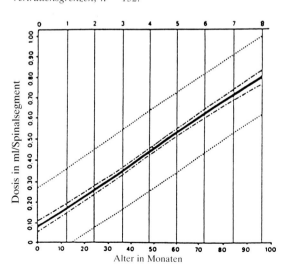

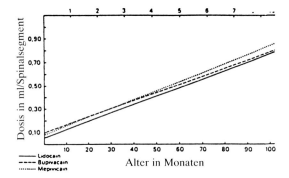

*Abb. 36. Gemeinsame Regressionsgerade für Lidocain, Bupivacain und Mepivacain*

*Abb. 37. Erforderliche Dosis in Abhängigkeit von Alter und Körpergewicht, nach Busoni (8).*

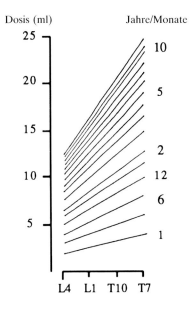
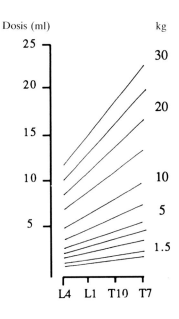

raum. In seiner ursprünglichen Beschreibung dieser Technik schlägt Schulte Steinberg vor, man solle nun die Rückseite des anterioren Blattes des Kreuzbein lokalisieren, was aber für eine erfolgreiche Blockade nicht nötig ist; man versichert sich damit nur nochmals, daß pelvine Strukturen nicht verletzt werden können, solange zwischen ihnen und der Nadel der knöcherne Schutzschild des anterioren Blattes liegt.

3. Sodann sollte man einen Aspirationstest – auf Blut und Liquor – durchführen, auch wenn dies keine vollständige Sicherheit ergibt und intravasale Injektionen auch nach negativem Aspirationstest vorkommen können.

4. Man sollte eine Testdosis mit einem adrenalinhaltigen Lokalanästhetikum geben, um so das Ergebnis der Aspiration zu verifizieren – oder zu falsifizieren. Während der auf die Injektion folgenden Minute wird das EKG auf Tachykardien und/oder Arrhythmien hin überwacht, da beides Hinweis auf eine intravasale Nadellage sein kann. Wenn auch dieser Test negativ ist, wird die volle klinische Dosis der zweiten Spritze injiziert, während ein oder zwei Finger der linken Hand (bei Rechtshändern) auf dem Kreuzbeinrücken plaziert werden, so daß eine versehentlich subkutane Injektion frühzeitig erkannt werden kann (Abb. 41 und 42). Nach Beendigung der Injektion wird die Nadel zurückgezogen und das Kind zur Operation gelagert.

In der unmittelbar postoperativen Phase muß im Aufwachraum die motorische Funktion überprüft werden, und das Kind sollte nicht auf die Allgemeinstation zurückgegeben werden, bevor es seine Beinchen bewegen kann.

*Abb. 38. Anatomische Leitpunkte bei Lagerung zur Punktion.*

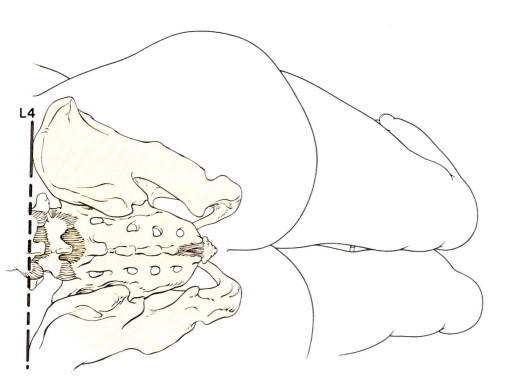

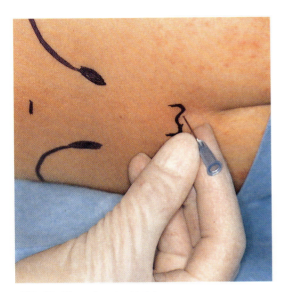

*Abb. 39. Einstechen der Nadel.*

*Abb. 40. Punktion des Sakralkanals.*

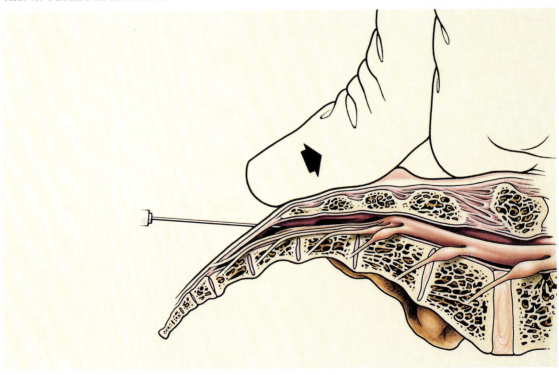

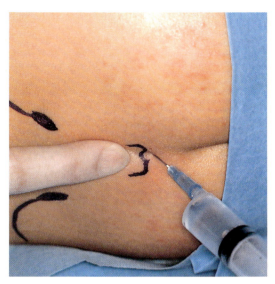

*Abb. 41. Injektion.*

*Abb. 42. Subkutane und intraossäre Injektion.*

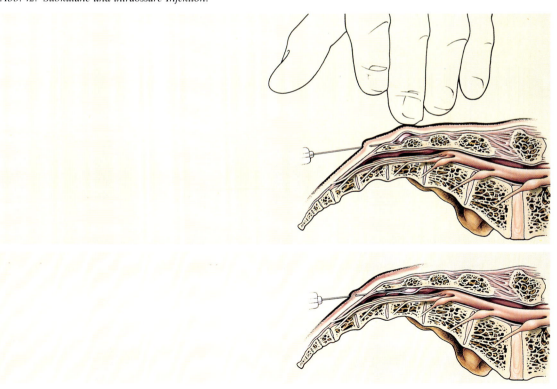

## Komplikationen (17)

### Subkutane Injektion

Wenn eine versehentlich subkutane Injektion im Bereich des Kreuzbeinrückens erkannt wird, bevor die volle Dosis geben wurde, kann man nochmals versuchen, den Kaudalkanal zu punktieren, muß dabei aber darauf achten, daß mit der zweiten Injektion nicht die Toxizitätsgrenze überschritten wird.

### Blutrückfluß

Wenn es nach erfolgreicher Punktion dazu kommt, daß Blut zurückfließt, wird die Nadel mit Kocksalz durchgespült und ein kurzes Stück vorgeschoben oder zurückgezogen. Wenn dann kein Blut mehr erscheint und die Testdosis negativ bleibt, kann die volle klinische Dosis gegeben werden.

### Durapunktion

Dies ist bei technisch korrekter Durchführung der Blockade eine in der Tat äußerst seltene Komplikation, vorausgesetzt man hat nicht versucht, die Nadel in den Sakralkanal vorzuschieben.

### Intravaskuläre und intraossäre Injektion

Beides sollte durch die Testdosis (Abb. 42) erkannt werden, wobei eine intraossäre Injektion am ehesten vorkommt, wenn man Nadeln feiner als 20 Gauge benutzt und absichtlich Kontakt mit dem posterioren oder anterioren Blatt des Sakrum sucht.

### Abbrechen der Nadel

Dies ist eine mögliche aber unwahrscheinliche Komplikation, die bei vorheriger Inspektion und Testen der Nadel sehr selten vorkommt. Das Wiederauffinden einer abgebrochenen Nadel ist leichter, wenn die Nadel nicht «bis zum Heft» eingeführt wurde.

### Rektumperforation

Dazu kann es kommen, wenn die Nadel zu steil angewinkelt wurde, oder bei Säuglungen mit grober Kraft eingeführt wurde, oder auch wenn die Nadel versehentlich zwischen Kreuz- und Steißbein eingeführt wurde. Es ist unwahrscheinlich, daß dies einem Erfahrenen passieren kann, doch wenn es passiert, muß der Blockadeversuch abgebrochen und das Kind prophylaktisch antibiotisch und mit einer schlackenarmen Diät behandelt werden.

### Hämatom

Hierzu kann es wahrscheinlich nach einer unbeabsichtigten Punktion einer Epiduralvene kommen, doch ist dies im Wesentlichen ohne jede Konsequenz.

### Sepsis

Dies ist eine unwahrscheinliche Komplikation, doch sollte jeder Anästhesist die Möglichkeit einer solchen Komplikation im Hinterkopf haben.

### Harnverhalt

Auch dies ist sehr selten; eine volle Blase kann durch sanften suprapubischen Druck entleert werden, und man muß nicht katheterisieren.

## Schlußfolgerungen

Der Kaudalblock ist eine einfache und sichere Technik, die für eine große Anzahl chirurgischer Eingriffe bei Kindern geeignet ist, und eine Reihe anderer Aspekte der Kinderanästhesie vereinfacht: man vermeidet so die häufige Intubation bei kurzdauernden Eingriffen, man reduziert den Relaxans- und Opioidbedarf mit den ihnen eigenen Nachteilen und Komplikationen. Die Blockade erlaubt ein früheres postoperatives Füttern der Kinder und sorgt für eine bessere intraoperative Analgesie als dies Inhalationsanästhetika allein vermögen, ohne dabei hämodynamische Nebenwirkungen zu produzieren. Wenn man ein langwirkendes Lokalanästhetikum nimmt, kann der Block häufig weit in die postoperative Phase reichen, und diese Technik kann so für die ambulante Chirurgie genutzt werden. Bei korrekt durchgeführter Blockadetechnik besteht nur ein minimales Durapunktionsrisiko.

# Literatur

1. Keith, I., (1977) Anaesthesia and blood loss in total hip replacement. Anaesthesia 32:444
2. Modig, J., (1982) Thromboembolism and blood loss. Regional Anaesthesia Suppl. 7:4,5
3. Chin, S. P., Abou-Madi, M., Eurin, B., Witvoet, J., Montagne, J., (1982) Blood loss in total hip replacement. Extradural v. phenoperidine analgesia. Br. J. Anaesth. 54:491
4. McGown, R. G., (1982) Caudal analgesia in children; five hundred cases for procedures below the diaphragm. Anaesthesia 37:806
5. Bromage, P. R., (1975) Mechanism of action of extradural analgesia. British Journal of Anaesthesia 47:199
6. Usubiaga, J., Wilkinski, J., Usubiaga, L. E., (1967) Epidural pressure and its relation to spread of anaesthetic solutions in the epidural space. Anesthesia and Analgesia 46:440
7. Schulte Steinberg, O., Rahlfs, V. W., (1970 Caudal anaesthesia in children and spread of 1% lignocaine. Br. J. Anaesth. 42:1093
8. Busoni, P., (1986) The spread of caudal analgesia in children. A mathematical model. Anaesth. Intens. Care
9. Armitage, E. N., (1979) Caudal block in children. Anaesthesia 34:396
10. Armitage, E. N., (1985) Regional anaesthesia in paediatrics. Clinics in Anaesthesiology 3:555
11. Seow, L., Cousins, M. J. (1982) Lidocaine and bupivacaine mixtures for epidural blockade. Anesthesiology 56:177
12. Cathelin, F., (1901) Une nouvelle voie d'injection rachidienne, methode des injections epidurales par le procede du canal sacre. Application a l'homme. C. R. Soc. Biol. 53:452
13. Campbell, M. J., (1933) Caudal anesthesia in children. American Journal of Urology 3:245
14. Hassan, S. Z., (1977) Caudal anesthesia in infants. Anesth. Analg. 56:686
15. Soliman, M. G., Ansara, S., Laberge, R., (1978) Caudal anesthesia in paediatric patients. Canad. Anaesth. Soc. J. 25:226
16. Giaufre, E., Morisson Lacombe, G., Rousset, Rouviere, B., (1983) L'anesthesie caudale en chirurgie pediatrique. Chir. pediatr. 24:165
17. Massey Dawkins, C. J., (1969) An analysis of the complications of extradural and caudal block. Anaesthesia 24:554

# Katheter-Kaudalanästhesie

Paolo Busoni

Die kontinuierliche Kaudalanästhesie ist bei Kindern eine besonders interessante Technik, da der auf kaudalem Weg in den Epiduralraum eingeführte Katheter praktisch jedes Niveau erreichen kann. Dies wird zum einen Teil dadurch möglich, daß das epidurale Fettgewebe bei Kindern gelatinös ist (1) und dem Vorschieben des Katheters nur sehr wenig Widerstand entgegen setzt, und zum anderen Teil wird vom Epiduralraum bei Säuglingen und Kleinkindern gesagt, daß er sehr weit und praktisch «leer» sei (2). Darüber hinaus ist es unwahrscheinlich, daß ein durch den Hiatus canalis sacralis vorgeschobener Katheter auf Widerstand stößt, da er parallel zur Dura läuft. Dies trifft bei Neugeborenen und Säuglingen bis zu etwa 6 kg KG auch praktisch immer zu, und in diesem frühen Lebensalter kann man mit einer kaudalen Kathetertechnik theoretisch jedes gewünschte Niveau einer Epiduralanästhesie erreichen – sakral, lumbal, thorakal und sogar zervikal. Bei älteren Kindern ist das Vorschieben des Katheters häufig nur bis L2–3, L3–4 oder L4–5 praktisch möglich, worauf später noch eingegangen wird.

## Indikationen

Unter kontinuierlicher Kaudalanästhesie können länger dauernde Eingriffe an unterer Extremität, äußerem Genitale, sowie im Bereich von Ober- und Unterbauch durchgeführt werden. Beispielhaft seien hier aufgeführt: Korrektureingriffe bei Hypospadie und plastische Eingriffe am männlichen Genitale, wo eine schmerzfreie postoperative Phase besonders wünschenswert ist, sowie Notfalleingriffe, wie ein Darmverschluß beim Neugeborenen. Der Autor hat die Technik bei einigen Fällen von biliärer Atresie erfolgreich eingesetzt, wobei der postoperative Verlauf besonders unkompliziert und zufriedenstellend war. Bosenberg et al. (2) haben über erfolgreiche Kaudalanästhesien bei 20 Säuglingen berichtet, die dieselbe Pathologie aufwiesen. Unter Katheterkaudalanästhesie kann die Gabe von Muskelrelaxantien vermindert oder völlig vermieden werden, und es ist gut belegt, daß dies wiederum die Notwendigkeit für eine postoperative Intensiv-Behandlung reduziert, da die curariformen Substanzen bei Neugeborenen und Säuglingen

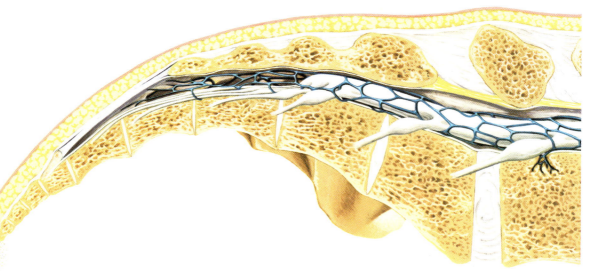

*Abb. 43. Der Sakralkanal.*

unterschiedliche Effekte haben (3, 4). Zudem wird behauptet, daß die Streßantwort auf das chirurgische Trauma bei Kindern vermindert wird (5, 6). Diese Untersuchungen haben sich auf Kinder mit Unterbaucheingriffen beschränkt, für Oberbaucheingriffe sind keine Daten verfügbar.

## Vorteile

Dies überlapp sich zum Teil mit den Indikationen, kann aber wie folgt zusammengefaßt werden:
1. Die Gabe von Muskelrelaxantien kann häufig vermieden werden.
2. Selbst in der kleinsten Altersgruppe kann ein relativ dicker Katheter in den Epiduralraum eingeführt werden.
3. Bei Neugeborenen und kleinen Säuglingen kann der Katheter auf praktisch jedes Niveau im Epiduralraum vorgeschoben werden.
4. Die Technik ist einfach und wenig zeitaufwendig.
5. Die postoperative Phase gestaltet sich erstaunlich ruhig. Die Gabe von Opiaten ist unnötig, und so wird die Häufigkeit von Übelkeit, Erbrechen und Harnverhalt gesenkt.
6. Die orale Flüssigkeitsaufnahme kann schon früh in der postoperativen Phase beginnen.
7. Die Notwendigkeit zur postoperativen Intensivbehandlung ist selbst nach ausgedehntesten chirurgischen Eingriffen vermindert.
8. Mit Lokalanästhetika in kleinen Dosierungen kann eine effektive Anästhesie und Analgesie erreicht werden. Mit anderen Worten: die kontinuierliche Technik ist dosis-sparend.

## Kontraindikationen

Es gibt keine speziellen Kontraindikationen.

## Anästhestika und ihre Dosierung

Die Beziehungen zwischen Dosis, Ausbreitung der Analgesie und Alter (oder Gewicht und Größe) sind gut bekannt (7). Bromage (8) untersuchte die Wirkung von 2%igem Lidocain bei Patienten im Alter zwischen 4 und 18 Jahren, und er berechnete hieraus die mittlere Dosis in ml, die man braucht, um ein Dermatom zu anästhesieren. Er konnte zeigen, daß diese Dosis mit dem Alter zunimmt, und leitete daraus eine Formel ab, aus der das Gesamtvolumen ablesbar war, das man zur Anästhesie einer bestimmten Anzahl von Dermatomen braucht. Der Autor führte bei 180 Kindern im Alter zwischen 1 Tag und 12 Jahren unter Katheterkaudalanästhesie mit 2%igem Mepivacain eine ähnliche Untersuchung durch (Abb. 44). Aufgrund der Tatsache, daß Neugeborene und Kleinkinder in die Studie mit eingeschlossen waren, war die entsprechende Interpolationskurve nicht linear, wie bei Bromage. Es wurden sowohl die Mittelwertskurve, als auch die 90%-Vertrauensgrenzen berechnet. Die Kurve wird am besten durch eine exponentielle Gleichung beschrieben (Abb. 44).

In Tabelle 10 werden sowohl das Alter als auch das Körpergewicht zur Berechnung des durch den Katheter zu applizierenden Lokalanästhetikavolumens herangezogen.

Die Kathetertechnik ist dosis-sparend, da das Analgesieniveau bei wachem Patienten getestet werden kann, außer bei Kindern unter Allgemeinanästhesie, wo dies vor dem Hautschnitt nicht möglich ist. Bei Verwendung der Daten aus Tabelle 10 wird das gewünschte Analgesieniveau in 60% der Fälle erreicht, was auf 95% gesteigert werden kann, wenn das injizierte Volumen leicht – entsprechend etwa zwei Dermatomen – erhöht wird. Wenn die Gefahr besteht, daß dieses erhöhte Volumen toxische Effekte haben könnte, kann das Lokalanästhetikum auch entsprechend verdünnt werden, die Erfahrung hat dem Autor gezeigt, daß das Volumen beim Erreichen eines gewünschten Analgesieniveaus wichtiger ist als die Konzentration.

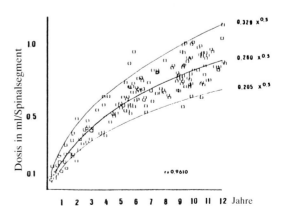

*Abb. 44. Punktediagramm zur Darstellung der Beziehung zwischen Alter und Dosis (ml) pro Spinalsegment (Mepivacain 2% ohne Adrenalinzusatz). Außerdem sind Mittelwertskurve und 90%-Vertrauensgrenzen eingezeichnet.*

*Tabelle 10. Darstellung der Abhängigkeit der geschätzten Dosis in ml von 3 unabhängigen Variablen (Alter, Gewicht und obere Analgesiegrenze)*

| T = Obergrenze | | Zahl der analgesierten Dermatome | | | | | | Zahl der analgesierten Dermatome | | | |
|---|---|---|---|---|---|---|---|---|---|---|---|
| | | 11 (T 12) | 13 (T 10) | 16 (T 7) | 18 (T 5) | | | 11 (T 12) | 13 (T 10) | 16 (T 7) | 18 (T 5) |
| Alter (Jahre) | Gewicht (kg) | | | | | Alter (Jahre) | Gewicht (kg) | | | | |
| 12 | 60 | 16,3 | 17,8 | 19,8 | 21,1 | 5 | 25 | 9,7 | 10,6 | 11,8 | 12,5 |
| | 55 | 16,0 | 17,5 | 19,5 | 20,8 | | 20 | 9,3 | 10,2 | 11,4 | 12,1 |
| | 50 | 15,8 | 17,2 | 19,2 | 20,4 | | 15 | 8,9 | 9,7 | 10,8 | 11,5 |
| | 45 | 15,5 | 16,9 | 18,9 | 20,1 | | | | | | |
| | 40 | 15,2 | 16,6 | 18,5 | 19,7 | 4 | 20 | 8,5 | 9,3 | 10,3 | 11,0 |
| | 35 | 14,9 | 16,3 | 18,1 | 19,3 | | 15 | 8,1 | 8,8 | 9,8 | 10,5 |
| | 30 | 14,5 | 15,9 | 17,7 | 18,8 | | 10 | 7,6 | 8,3 | 9,2 | 9,8 |
| 11 | 55 | 15,5 | 16,9 | 18,8 | 20,0 | 3 | 20 | 7,5 | 8,2 | 9,1 | 9,7 |
| | 50 | 15,2 | 16,9 | 18,5 | 19,7 | | 15 | 7,2 | 7,8 | 8,7 | 9,3 |
| | 45 | 15,0 | 16,3 | 18,2 | 19,4 | | 10 | 6,7 | 7,3 | 8,1 | 8,7 |
| | 40 | 14,7 | 16,0 | 17,9 | 19,0 | | | | | | |
| | 35 | 14,4 | 15,7 | 17,5 | 18,6 | 2 | 15 | 6,0 | 6,6 | 7,3 | 7,8 |
| | 30 | 14,0 | 15,3 | 17,0 | 18,1 | | 10 | 5,6 | 6,1 | 6,8 | 7,3 |
| | 25 | 13,6 | 14,8 | 16,5 | 17,6 | | | | | | |
| 10 | 50 | 14,6 | 15,9 | 17,8 | 18,9 | 1,5 | 15 | 5,3 | 5,8 | 6,5 | 6,9 |
| | 45 | 14,4 | 15,7 | 17,5 | 18,6 | | 10 | 5,0 | 5,4 | 6,0 | 6,4 |
| | 40 | 14,1 | 15,4 | 17,1 | 18,2 | Alter (Monate) | | | | | |
| | 35 | 13,8 | 15,0 | 16,8 | 17,8 | 12 | 10,5 | 4,2 | 4,6 | 5,1 | 5,4 |
| | 30 | 13,4 | 14,7 | 16,3 | 17,4 | | 8,5 | 4,1 | 4,4 | 4,9 | 5,3 |
| | 25 | 13,0 | 14,2 | 15,9 | 16,9 | | | | | | |
| 9 | 45 | 13,7 | 15,0 | 16,7 | 17,0 | 9 | 10,0 | 3,7 | 4,0 | 4,5 | 4,8 |
| | 40 | 13,5 | 14,7 | 16,4 | 17,4 | | 8,0 | 3,6 | 3,9 | 4,3 | 4,6 |
| | 35 | 13,2 | 14,4 | 16,0 | 17,0 | | | | | | |
| | 30 | 12,8 | 14,0 | 15,6 | 16,6 | 6 | 8,0 | 3,0 | 3,3 | 3,6 | 3,9 |
| | 25 | 12,5 | 13,6 | 15,2 | 16,1 | | 6,0 | 2,9 | 3,1 | 3,5 | 3,7 |
| | 20 | 12,0 | 13,1 | 14,6 | 15,6 | | | | | | |
| | | | | | | 3 | 6,5 | 2,2 | 2,4 | 2,7 | 2,8 |
| 8 | 40 | 12,8 | 14,0 | 15,6 | 16,6 | | 5,5 | 2,1 | 2,3 | 2,5 | 2,7 |
| | 35 | 12,5 | 13,7 | 15,2 | 16,2 | | 4,5 | 2,0 | 2,2 | 2,5 | 2,6 |
| | 30 | 12,2 | 13,3 | 14,9 | 15,8 | | | | | | |
| | 25 | 11,8 | 12,9 | 14,4 | 15,3 | 1 | 5,0 | 1,3 | 1,4 | 1,5 | 1,6 |
| | 20 | 11,4 | 12,5 | 13,9 | 14,8 | | 3,5 | 1,2 | 1,3 | 1,4 | 1,5 |
| 7 | 35 | 11,8 | 12,9 | 14,4 | 15,3 | <1 | 4,0 | 0,92 | 1,00 | 1,12 | 1,19 |
| | 30 | 11,5 | 12,6 | 14,0 | 14,9 | | 3,5 | 0,90 | 0,98 | 1,09 | 1,18 |
| | 25 | 11,2 | 12,2 | 13,6 | 14,5 | | 2,5 | 0,85 | 0,93 | 1,03 | 1,10 |
| | 20 | 10,2 | 11,8 | 13,1 | 14,0 | | | | | | |
| 6 | 30 | 10,8 | 11,8 | 13,1 | 14,0 | | | | | | |
| | 25 | 10,5 | 11,4 | 12,7 | 13,6 | | | | | | |
| | 20 | 10,1 | 11,0 | 12,3 | 13,1 | | | | | | |
| | 15 | 9,6 | 10,5 | 11,7 | 12,5 | | | | | | |

X = Alter, W = Gewicht, T = Zahl der analgesierten Dermatome
Model: $Y = aX^\beta \cdot W^\gamma \cdot T^\vartheta \cdot E$
(E) $Y = 0{,}817 \, X^{0{,}43} \, W^{0{,}163} \, T^{0{,}524}$ geschätzte Dosis in ml Mepivacain 2%

Wann immer möglich – sofern die gleichzeitig angewandten Anästhesieverfahren es erlauben – sollte das Analgesieniveau genau bestimmt werden, wobei zwei Methoden angewandt werden: Zum einen wird die Reizantwort des Kindes auf einen stumpfen Nadelstich, den sog. «pin-prick» getestet, was die Höhe angibt, bis zu der C-Fasern blockiert sind. Zum anderen wird die Blockade der A-delta-Fasern mit kräftigem Kneifen getestet, was einen sehr starken Hautreiz darstellt, der durchaus einem chirurgischen Stimulus entspricht, und dessen Blockadeniveau üblicherweise deutlich niedriger ist als das mittels «pin-prick» gefundene Niveau. Der Grund für das Testen beider Modalitäten wird später besprochen.

Im Hinblick auf die Auswahl des Lokalanästhetikums bevorzugt der Autor Mepivacain (1%, 1,5% oder 2%), da es viel und weithin ohne Nebenwirkungen benutzt wird. Andere Lokalanästhetika können in äquivalenten Konzentrationen ebenso sicher verwendet werden (9, 10). Die immer wieder geübte Praxis des Mischens zweier verschiedener Lokalanästhetika bringt bei der kontinuierlichen Kaudalanästhesie keinerlei Vorteile und wird deshalb nicht empfohlen, auch wenn die Zumischung von Etidocain (als 1%ige oder 0,75%ige Lösung) – wenn man eine gute Muskelrelaxation braucht – die besten Resultate zeigt. Bei Bedarf kann es auch während des Eingriffs über den Katheter gegeben werden. Wenn Etidocain nicht erhältlich ist, dann findet man im 2%igen Lidocain mit Adrenaliszusatz einen adäquaten Ersatz, da Adrenalin den relaxierenden Effekt des Lidocain beträchtlich verstärkt.

## Technik

Das Kind wird mit angewinkelten Beinen in die Seitenlage gebracht und eine Plastikkanüle wird wie bei der einzeitigen Technik (7, 11) durch das Ligamentum sacrococcygeale eingeführt und 1 cm in den Sakralkanal vorgeschoben. Der Metallmandrin wird dann zurückgezogen und die Plastikkanüle nochmals 1 cm vorgeschoben (Abb. 45). Hierdurch erreicht man, daß nun der Katheter leichter vorgeschoben werden kann, dessen Länge man zuvor am kindlichen Rücken abgemessen hat, entsprechend der Distanz zwischen Kanülenende und gewünschtem epiduralem Niveau der Katheterspitze.

Der Katheter wird durch die Plastikkanüle eingeführt und sanft und vorsichtig vorgeschoben (Abb. 46). Normalerweise kann der Katheter sehr leicht bis in die Lumbalregion vorgeschoben werden, und bei Frühgeborenen, Säuglingen und kleinen Kindern kann er bis in die obere Lumbal- und sogar bis in die Thorakalregion gelangen, ohne auf Widerstand zu stoßen.

Schulte Steinberg (2) untersuchte die Ergebnisse von Katheterkaudalen, die auf diese Weise durchgeführt wurden, und mit Hilfe von radiologischen Untersuchungen und Sektionen konnte er zeigen, daß die von kaudal geschobenen Katheter sich bei Kindern jenseits des Säuglingsalters im Bereich der

*Abb. 45. Einführen einer Plastikkanüle durch das Ligamentum sacrococcygeale.*

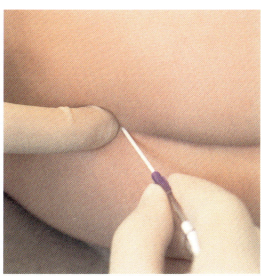

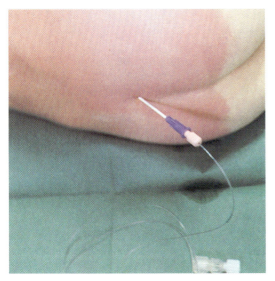

Abb. 46. Der Katheter ist eingeführt.

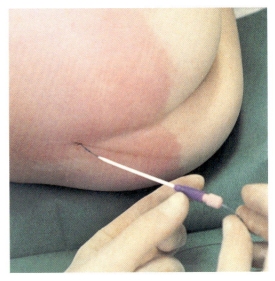

Abb. 47. Die Plastikkanüle wird zurückgezogen.

oberen lumbalen Duraaussackungen verfangen (dort, wo die Spinalnerven den Epiduralraum verlassen). Wenn Katheter trotz des Widerstandes weiter vorgeschoben wurden, fand man die Spitze umgeschlagen und den Katheter im Epiduralraum wieder nach kaudal verlaufend, oder die Spitze war an der Obstruktionsstelle verfangen und statt dessen der Katheter aufgerollt. Deshalb sollte man, wenn man auf Widerstand stößt, nicht versuchen den Katheter weiter vorzuschieben, sondern ihn ca. 1 cm zurückziehen. In dieser Phase kann es vorkommen, daß ein Bewegen des Kindes zur Dislokation des Katheters führen kann, den man dann wieder erneut einführt (2). Wenn dies bzw. das

Abb. 48. Der Katheter wird gut fixiert.

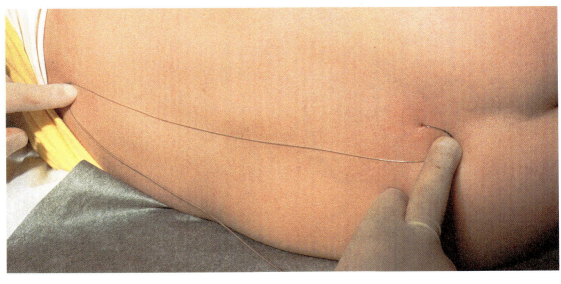

anschließende Vorschieben aber nicht gelingen sollte, muß man zur Kompensation für den tieferen Injektionsort eine größere Dosis des Lokalanästhetikums geben, um die gewünschte Anästhesiehöhe zu erreichen. Ist jedoch der Katheter in der gewünschten Weise eingelegt, wird die Kanüle zurückgezogen (Abb. 47) und der Katheter mit einem Klebeverband fest am Rücken des Kindes fixiert (Abb. 48).

In einer Untersuchung bei 30 Kindern im Alter von 1 bis 12 Jahren hat der Autor die Länge des Katheters im Epiduralraum von der Spitze bis zur Hautaustrittsstelle nachgemessen: Abb. 49 zeigt, daß der Katheter nur in einem Fall bis T6 reichte und ansonsten normalerweise in einer Höhe von T12 bis L5 gestoppt wurde. Doch zeigt die Röntgenstudie (Abb. 50), daß bei Neugeborenen und kleinen Säuglingen leicht jedes Niveau erreicht werden kann, was durch Kadaverstudien (2) bestätigt wird. Somit hängt die Höhe, bis zu der ein Katheter vorgeschoben werden kann, vom Alter des Kindes ab. Einer der Vorteile des kaudalen Zugangsweges zur Epiduralanästhesie besteht darin, daß man selbst bei den kleinsten Kindern relativ dicke Katheter einführen kann. Bei älteren Kindern kann der Epiduralraum selbstverständlich leicht über die lumbalen und thorakalen Zugangswege erreicht werden.

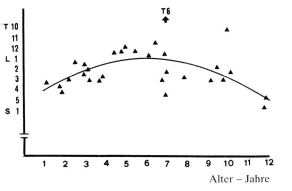

*Abb. 49. Punktediagramm der Beziehung zwischen Alter und Lage der Katheterspitze. Die Katheter lassen sich normalerweise nur bis in den Bereich L4–T12 vorschieben.*

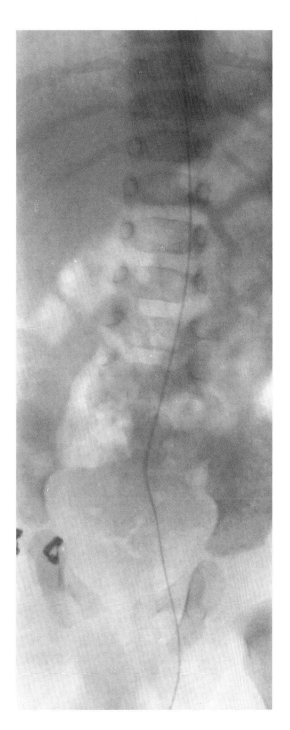

*Abb. 50. Der Katheter reicht bis in den Bereich von T6 hinauf.*

Nach Legen des Katheters wird ein Aspirationstest (auf Blut und Liquor) durchgeführt und eine Testdosis mit einer adrenalinhaltigen Substanz injiziert. Wenn diese Tests negativ sind, injiziert der Autor ein Viertel der Gesamtdosis und nach einer Pause die restliche Dosis. Die Injektion muß ohne Widerstand möglich sein, denn wenn ein Widerstand zu spüren ist, so ist dies wahrscheinlich bedingt durch ein Aufrollen oder Umschlagen des Katheters (Abb. 51 und 52), welcher dann schrittweise zurückgezogen werden soll, bis der Injektionswiderstand verschwunden ist.

Wenn der Katheter sich hat leicht legen lassen und kein Injektionswiderstand auftritt, kann man guten Gewissens davon ausgehen, daß der Katheter sicher und ohne Abknickung im Epiduralraum liegt und die Spitze nach kranial zeigt. Man sollte sich alle Mühe geben, diese Position zu erreichen, denn nur dann kann man mit einem minimalen Volumen des Lokalanästhetikums das gewünschte Anästhesieniveau erreichen. Die Größe des Katheters sollte ausreichen, um eine Injektionsgeschwindigkeit von 0,7 ml/sec zu ermöglichen. Bei langsamerer Injektion wird eine größere Dosis gebraucht um dasselbe Anästhesieniveau zu erreichen.

*Abb. 51. Der Katheter hat sich aufgerollt.*

*Abb. 52. Der Katheter ist umgeknickt.*

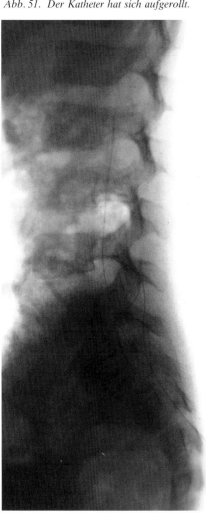

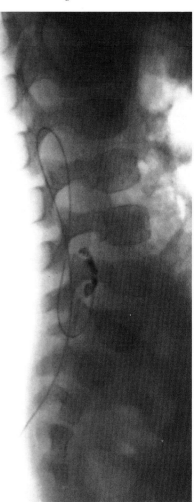

## Per-operatives Vorgehen und Nachinjektionen

Nach Beendigung der Injektion des Lokalanästhetikums (was auch protokolliert werden sollte), folgt ein wichtiger Zeitraum von 15 bis 20 Minuten, während dessen das Kind und der angeschlossene Monitor genau beobachtet werden müssen. Man sollte auch auf die Pupillen achten, die in dieser Phase normalerweise eng sind. Wenn das Kind wach und kooperativ ist, wird alle 5 Minuten seine Reaktion auf den «pin-prick» und das Kneifen registriert, bis die obere Analgesiehöhe feststeht. Bei Benutzung von 2%igem Mepivacain ist die maximale Analgesieausbreitung bei Neugeborenen und Säuglingen nämlich schon nach 3 bis 5 Minuten erreicht, während es bei älteren Kindern 7 bis 10 Minuten dauert. Wie oben bereits erläutert, wird mit dem Kneifen die obere Dermatomgrenze für alle (auch taktile) Empfindungen erfaßt, während im Bereich der «pin-prick»-Analgesie nur bestimmte Modalitäten ausgeschaltet sind.

Wenn der Katheter richtig liegt, mit der Spitze nach kranial weisend, dann liegt der Bereich der Analgesie auf «pin-prick» typischerweise wenigstens drei Dermatome höher als der durch das Kneifen definierte Analgesiebereich. Wenn andererseits der Katheter eine Deviation zeigt, liegen die Grenzen der beiden Bereiche näher beieinander und tiefer als man erwartet hat. Diese Tests können zusammen mit einem zuvor problemlosen Vorschieben des Katheters und dem Fehlen eines Injektionswiderstandes als Beweis gesehen werden, daß der Katheter korrekt im Epiduralraum liegt.

Wenn sich die Atmung des Kindes in ungewöhnlicher Weise verändert, müssen die Pupillen kontrolliert werden. Es soll hier nochmals darauf hingewiesen werden, daß bei einem anästhesierten oder stark sedierten Kind die Pupillen ein exzellenter Überwachungsparameter sind. Enge Pupillen weisen auf einen zufriedenstellenden Zustand ohne drohende Gefahr hin, doch wenn bis dahin enge Pupillen beginnen, weiter zu werden, dann ist dies ein Alarmzeichen und der Anästhesist sollte sich auf eine Notfallsituation vorbereiten. Dieser Zeitpunkt sollte protokolliert und das Zeitintervall von der Beendigung der Injektion des Lokalanästhetikums an ausgerechnet werden. Es gibt drei mögliche Ursachen für eine Änderung der Pupillengröße:

1. Eine intravasale Injektion. Diese Möglichkeit ist auszuschließen, wenn die Pupillendilatation nicht innerhalb von drei Minuten nach Beginn der Anästhesie auftritt und begleitet ist von einer Tachykardie (bei Verwendung einer adrenalinhaltigen Substanz) oder einer Bradykardie (bei Benutzung eines Lokalanästhetikums ohne Adrenalinzusatz).
2. Eine totale Spinalanästhesie aufgrund einer unbemerkten Injektion in den Subarachnoidalraum. Dieser Verdacht besteht, wenn die Pupillen dilatiert, aber anisocor und entrundet sind, und wenn diese Veränderungen erst nach den ersten drei Minuten auftreten. Es kann von Anfang an auch zu einem leichten Anstieg der Herzfrequenz kommen.
3. Eine massive Absorption von Lokalanästhetikum, möglicherweise als Folge einer Überdosierung. Hieran muß gedacht werden, wenn es nach einem Intervall von mehr als 10 Minuten zu einer Pupillendilatation kommt.

Das Kind kann während kurzdauernder Eingriffe mit Diazepam 0,2 mg/kg bis zu einer Maximaldosis von 10 mg ruhig gehalten werden, ohne daß dies die normale Spontanatmung beeinflußt. Für Eingriffe von mehr als 45 Minuten Dauer kann eine leichte Allgemeinanästhesie via Maske gegeben werden. Wenn der Eingriff voraussichtlich deutlich länger und zudem ermüdend ist, zieht der Autor eine balancierte Allgemeinanästhesie mit nasotrachealer Intubation vor. Die nasotracheale Intubation wird von Kindern gut toleriert und die Atmung kann per Hand oder mit SIMV – einer ausgezeichneten Methode – maschinell unterstützt werden. Bei den ganz Kleinen wird eine kontrollierte Beatmung vorgezogen, was keine Schwierigkeiten bereitet, wenn der Block erfolgreich war und das Analgesieniveau adäquat ist.

Wenn man 2%iges Mepivacain benutzt, muß man bald nach der ersten Stunde die erste Nachinjektion vornehmen, wobei man die Hälfte der Ausgangsdosis geben kann, und dies etwa alle Stunde wiederholt. Normalerweise braucht man dann keine zusätzlichen Analgetika zu supplementieren.

In den meisten Fällen wird der Katheter nach Ende der Operation wegen der Infektionsgefahr entfernt. Kurz vor dem Ziehen des Katheters kann man noch eine Dosis Bupivacain geben, die Dosis entspricht dem Volumen der intraoperativen Nachinjektionen.

Kinder reagieren auf die akuten Schmerzen der ersten postoperativen Stunden besonders empfindlich (12, 13, 14), während die Schmerzen der späteren postoperativen Phase gut toleriert werden, so daß nach den Erfahrungen des Autors die letzte Nachinjektion kurz vor dem Ziehen des Katheters in der Mehrzahl der Fälle ausreicht, und im weiteren zusätzliche Analgetikagaben nicht nötig sind.

## Komplikationen

Bei über 1000 Fällen hat der Autor zu keiner Zeit irgendwelche ernsthafte Komplikationen gesehen. Die Häufigkeit von Erbrechen in den ersten 24 Stunden betrug 5%, wobei dies hauptsächlich erst einige Stunden nach der Operation auftrat, wenn die «expulsiven» Schutzreflexe voll aktiv waren und von daher nur minimalste Aspirationsgefahr bestand.

Das Fehlen ernsthafter Komplikationen in dieser Serie kann zum Teil dadurch erklärt werden, daß nur voll ausgebildete, erfahrene Anästhesisten die Katheterkaudalanästhesien durchführen. Jedoch können wahrscheinlich alle Komplikationen, die bei erwachsenen Patienten beschrieben wurden, auch bei Kindern vorkommen, und da der Katheter eine beträchtliche Strecke in den Epiduralraum vorgeschoben wird, besteht ein offensichtliches Risiko darin, die dünnwandigen Gefäße der venösen Plexus zu verletzen.

Um dieser Frage nachzugehen, führten Schulte Steinberg et al. einige Versuche durch, wobei sie bei narkotisierten Ferkeln kaudale Epiduralkatheter einführten und diese Katheter sehr weit vorschoben. Wenn ein Widerstand auftauchte, wurden die Katheter bewußt und mit Gewalt weiter vorgeschoben. Etwa zehn Minuten danach ließ man die Tiere ausbluten und dann wurde der Epiduralraum per sectionem freigelegt, um eventuelle Blutungen oder grobe neurologische Schädigungen festzustellen. Es konnten jedoch für beides keine Hinweise gefunden werden, auch in den Fällen, wo die Katheter mit großer Gewaltanstrengung vorgeschoben worden waren. In diesen Fällen konnte man aber sehen, daß die Katheter entweder aufgerollt oder umgeschlagen waren. Eine wichtige Lehre kann aus diesen Untersuchungen gezogen werden: es ist sinnlos zu glauben, man könne einen Katheter bzw. seine Spitze über einen Widerstand hinwegzwingen, wenn dies mit sanfter Manipulation nicht gelingt, und man sollte dies auch gar nicht versuchen. Die Untersuchungen scheinen aber auch zu zeigen, daß die Technik der kaudalen Katheter-Anästhesie sicher ist, und insbesondere keine epiduralen Hämatome provoziert werden, auch wenn der Katheter bis zu einem thorakalen Niveau vorgeschoben wird, oder wenn er sich aufrollt oder umschlägt. Es versteht sich natürlich von selbst, wie schon früher in diesem Kapitel gesagt, daß eine kontinuierliche Katheterkaudale nur bei Kindern durchgeführt werden darf, bei denen die Gerinnungsparameter normal sind.

In 3% der Fälle kann man durch geronnenes Blut verstopfte Katheter finden, die dann mit Kochsalz durchgespült werden, und anschließend wird der oben beschriebene Test exakt durchgeführt, um auszuschließen, daß der Katheter intravasal liegt. Dazu wird das Katheterende unter Patientenniveau gehalten, um ein eventuelles Rückfließen von Blut (und Liquor) zu sehen, und dann eine adrenalinhaltige Testdosis in den Katheter injiziert, um gegebenenfalls eine kardiovaskuläre Reaktion auszulösen.

Auch wenn der Hiatus canalis sacralis wegen der Besonderheiten der Säuglingsanatomie relativ hoch zu liegen scheint, so ist er in der Tat doch sehr nahe am Anus, so daß die Gefahr einer Verschmutzung und Kontamination besteht. Es ist daher klug, wenn man den Katheter nach Ende der Operation zieht, wobei bakteriologische Untersuchungen der Katheter nach dem Ziehen kein pathologisches Wachstum erbrachten.

## Schlußfolgerungen

Die kontinuierliche Katheterkaudale ist eine sichere und einfache Technik mit einer ganzen Reihe von Vorzügen. Es ist jedoch klar, daß hierbei folgende Punkte beachtet werden müssen:
1. Die Kinder müssen sorgfältig ausgewählt und präoperativ untersucht werden, eine eventuelle Gerinnungsstörung oder Dehydratation muß ausgeschlossen bzw. behoben sein.
2. Der Anästhesist muß bereits reichlich Erfahrung haben und in der Kinderregionalanästhesie voll ausgebildet sein.
3. Eine engmaschige Überwachung von Pupillen, Herzfrequenz, Blutdruck und Atmung ist hierbei essentiell.

Mit Hilfe der Katheter-Kaudalanästhesie kann man insbesondere bei Frühgeborenen, Säuglingen und bei kleinen Kindern einen ausgezeichneten Zugang zu den oberen Segmenten des Epiduralraumes gewinnen. Sie ist die leichtere und einfachere Alternative zum direkten lumbalen oder thorakalen Zugang. Ihr sinnvoller Einsatz zeigt sich besonders gut beim Neugeborenen, bei dem die neuromuskuläre Übertragung noch unreif ist, und bei dem der Anästhesist Muskelrelaxantien und damit die mögliche Notwendigkeit einer postoperativen Nachbeatmung lieber vermeidet.

# Literatur

1. Tretjakoff, D., (1926) Das Epidurale Fettgewebe. Z. Anat. 79:100
2. Bosenberg, A. T., Bland, B. A. R., Schulte Steinberg, O., Downing, J. W., (1988) Thoracic epidural anaesthesia via the caudal route in infants and children. Anesthesiology 69:265
3. Crumrine, R. S., Yodlowski, E. H., (1981) Assessment of neuromuscular function in infants. Anesthesiology 54:29
4. Fisher, D. M., O'Keefe, C., Stanski, D. R., Cronnely, R., Miller, R. D., Gregory, G. A., (1982) Pharmacokinetics and pharmacodynamics of d-tubocurarine in infants, children and adults. Anesthesiology 57:203
5. Boninsegni, R., Salerno, R., Giannotti, P., Andreuccetti, T., Busoni, P., Santoro, S., Forti, G., (1983) Effects of surgery and epidural or general anaesthesia on testosterone, 17-hydroxyprogesterone and cortisol plasma levels in prepubertal boys. J. Steroid. Biochem. 19:1783
6. Giaufre, E., Conte-Devolx, B., Morisson-Lacombe, G., Boudouresque, F., Grino, M., Rousset-Pouviere, B., Guilame, V., Oliver, C., (1985) Anesthesie peridurale par voie caudale chez-l'enfant: etude des variatons endocriniennes. La presse medicale 14 N. 4:201
7. Schulte Steinberg, O., Rahlfs, V. W., (1970) Caudal anaesthesia in children and spread of 1% lignocaine: a statistical study. Brit. J. Anaesth. 42:1093
8. Bromage, P. R. (1969) Ageing and epidural dose requirements: segmental spread and predictability of epidural analgesia in youth and extreme age. Brit. J. Anaesth. 41:1016
9. Schulte Steinberg, O., Rahlfs, V. W., (1977) Spread of extradural analgesia following caudal injection in children. A statistical study. Brit. J. Anaesth. 49:1027
10. Andreuccetti, T., Busoni, P., Romiti, M. (1983) Diffusione dell'analgesia epidurale sacrale di tre anestetici locali (lidocaina 2%, mepivacaina 2%, bupivacaina (0,5%): studio statistico su 418 pazienti in eta'pediatrica. Anest. Rianim. 24:95
11. Busoni, P., Andreuccetti, T., Romiti, M., (1981) Diffusione dela mepivacaina dopo blocco epidurale sacrale in pediatrica. Studio statistico. Anest. Rianim. 22:67
12. Owens, M. E., (1984) Pain in infancy: conceptual and methodological issues. Pain 20:213
13. Savedra, M., Gibbons, P., Tesler, M., Ward, J., Wegner, C., (1982) How do children describe pain? A tentative assessment. Pain 14:95
14. Levina, J. D., Gordon, N. C., (1982) Pain in prelingual children and its evolution by paininduced vocalisation. Pain 14:85

*Abb. 53.* Einzeitige Epiduralanästhesie.

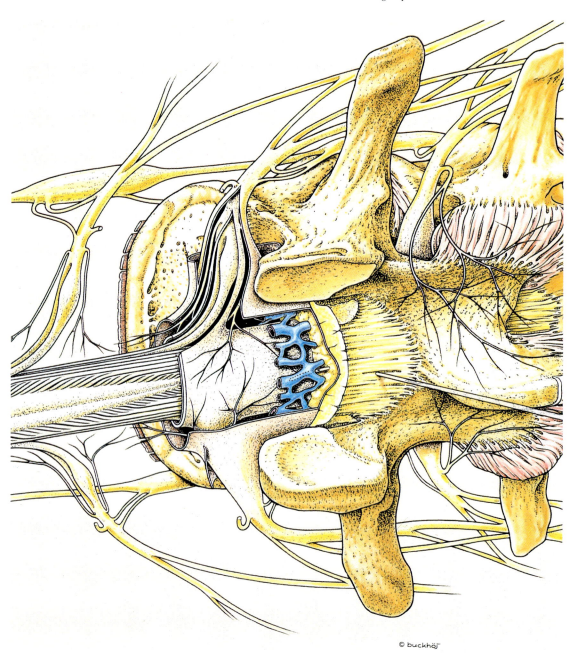

# Einzeitige lumbale Epiduralanästhesie

Elisabeth Giaufré

Kaudalanästhesien und Epiduralblockaden im unteren Lumbalbereich sind die am meisten verwendeten zentralen d. h. rückenmarksnahen Leitungsblockaden, da die Nadel kaudal des terminalen Rückenmarks eingestochen wird und somit das Risiko einer Verletzung des Rückenmarks sehr gering ist (Abb. 53).

## Indikationen

Die einzeitige lumbale Epiduralanästhesie eignet sich für Eingriffe von weniger als ca. 90 Minuten, bei denen die Segmente von T5 bis S5 betroffen sein können, und bei denen eine postoperative Epiduralanalgesie nicht unbedingt nötig ist. Als Beispiele kann man angeben: Eingriffe bei Umbilikalhernie, Appendizitis, Invagination, intraabdominaler Hodenhochstand und Ureter-reimplantation.

## Kontraindikationen

Es gelten dieselben Kontraindikationen wie bei der einzeitigen Kaudalanästhesie. Die Methode ist ungeeignet für Eingriffe, die voraussichtlich die Blockadedauer überschreiten, und für Oberbaucheingriffe, wo eine thorakale Blockade vorzuziehen ist. Die Blockade sollte auch nicht durchgeführt werden, wenn zuvor ein Eingriff nahe am oder im Bereich der Einstichstelle stattgefunden hat, wie z. B. die Implantation von Stäben nach Harrington oder Material nach Cotrel-Dubousset.

## Wahl des Medikaments

### Dosisbedarf

Auch wenn die Analgesiehöhe nach Kaudalanästhesie sehr gut vorhersagbar ist, so ist dies, wie Busoni (1) unter Verwendung von statistischen Verfahren fand, nach einer epiduralen Blockade nur annähernd so gut möglich, was durch den Vergleich der Abb. 54 (kaudale Blockade) und Abb. 55 (epidurale Blockade) sehr klar gezeigt wird. Der Unterschied mag durch die Tatsache zu erklären sein, daß das kaudal injizierte Lokalanästikum sich nur kranial ausbreiten kann, während es sich von lumbal nach oben und unten ausbreitet, und damit eine größere Variabilität entsteht.

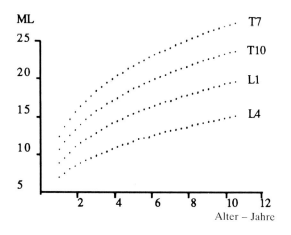

*Abb. 54. Beziehung von Analgesieniveau zu Alter und Volumen bei der Kaudalanästhesie; nach Busoni (1).*

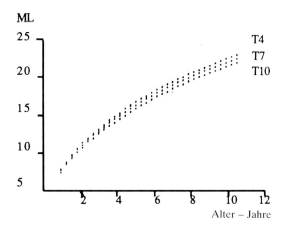

*Abb. 55. Beziehung von Analgesieniveau zu Alter und Volumen bei der lumbalen Epiduralanästhesie, nach P. Busoni (1).*

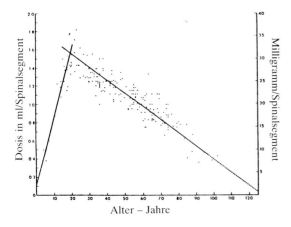

*Abb. 56. Beziehung zwischen erforderlicher epiduraler Dosis und Alter (Lidocain 2% in Rückenlage). Aus Bromage P. R.: Ageing and epidural dose requirements. Br. J. Anaesth. 41:1016 (1969).*

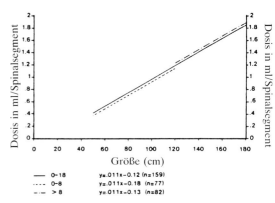

*Abb. 57. Beziehung zwischen Dosis und Körpergröße. I Murat, persönliche Daten.*

Zur Berechnung der Dosis sind drei Formeln vorgeschlagen worden. Bromage (2) (Abb. 56) benutzte 2%iges Lidocain, was aber bei Kindern von unter 4 Jahren nicht geeignet ist. Busoni's Dosierungsscheam, illustriert im Diagramm (Abb. 44) und in Tabelle 10, ein in der derzeitigen Praxis weit verbreitetes Schema, nimmt 2%iges Mepivacain. Eine dritte Formel basiert auf 0,25%igem Bupivacain in einer Dosis von 0,75 ml/kg bei Kindern im Alter von unter 8 Jahren und einem Körpergewicht von unter 25 kg, sowie einer Dosis von 1 ml/kg pro 10 cm Körpergröße bei älteren Kindern (3, 4). Diese Dosierungen ergeben Blockaden von 10 bis 12 Segmenten (Abb. 57 und 58).

### Konzentration

Für intraabdominelle Eingriffe braucht man eine deutliche motorische Blockade, was man mit höheren Konzentrationen eines Lokalanästhetikums erreichen kann, wie 2%iges Lidocain, 0,5%iges Bupivacain und 2%iges Mepivacain mit Adrenalinzusatz.

*Abb. 58. Beziehung zwischen Dosis und Körpergewicht. I Murat, persönliche Daten.*

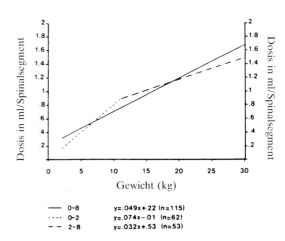

## Technik

Zuerst wird ein sicherer Venenzugang gelegt, und dann wird die lumbale Epiduralanästhesie bei sediertem Kind durchgeführt, oder unter leichter Allgemeinanästhesie. Für die einzeitige Blockade wird, weil ein sediertes oder anästhesiertes Kind bei Komplikationen keine Warnung geben kann, der paramediane Zugang nicht empfohlen, es sei denn, man findet eine abnormale Anatomie vor. Doch findet man bei Kindern normalerweise exzellente knöcherne Orientierungspunkte, der Epiduralraum kann in Höhe L2/3 sehr leicht identifiziert werden, und da der mediale Zugang technisch einfacher ist, wird dieser auch bevorzugt (Abb. 59).

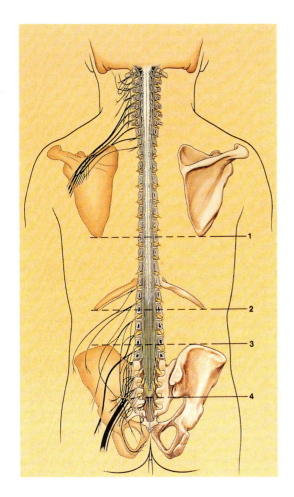

*Abb. 59. Anatomische Leitpunkte zur einzeitigen Epiduralanästhesie.*

1. Unterrand der Skapula (Processus spinosus T7)
2. Rippenrand (L2)
3. Oberrand des Darmbeinkammes (L4)
4. Spina iliaca posterior superior (S3)

## Medialer Zugang

Der Darmbeinkamm und der Dornfortsatz L4 werden identifiziert (Abb. 60) und das umgebende Hautareal wird großzügig desinfiziert. Man bereitet zwei Spritzen vor, die eine enthält die Testdosis und die andere die Volldosis des Lokalanästhetikums. Der Abstand von der Haut bis zum Epiduralraum kann abgeschätzt werden, da zwischen diesem Abstand und dem Alter des Kindes eine strenge Korrelation besteht. Busoni konnte zeigen, daß im Bereich des L2/3-Zwischenraumes der Abstand 10 + (Alter in Jahren × 2) mm ist. Kosaka (5) hat für den L3/4 Zwischenraum ebenfalls eine Formel gefunden, wobei diese Formeln gute Anhaltswerte liefern. Die Durchführung einer Epiduralanästhesie kann in vier Stufen zerlegt werden:

**1. Von der Haut zum Ligamentum flavum:** Mit dem senkrecht zur Haut zeigenden Nagel des Daumens der linken Hand wird der Unterrand des oberen Dornfortsatzes in der Mittellinie markiert (Abb. 60). Alternativ kann man die Gegend auch markieren, indem man mit zwei Fingern der linken Hand die Haut über der Mittellinie anspannt. Die Tuohy-Nadel wird dann kaudal des Fingers mit der rechten Hand in der Mittellinie vorgeschoben, beim Neugeborenen in einem Winkel von 90 Grad (d. h. senkrecht!) und bei Kindern in einem Winkel von etwa 70 Grad (Abb. 60). Unter dem Vorschieben sollte der Schliff der Nadel nach lateral sehen, so daß die longitudinal verlaufenden Fasern des Ligamentum flavum eher auseinandergedrängt als durchschnitten werden, und so auch im Falle einer akzidentellen Durapunktion die Fasern geschont werden (Abb. 61). Wenn die Nadel in das Ligament eingedrungen ist, sollte sich dies anfühlen wie ein Pfeil, der im Ziel steckt.

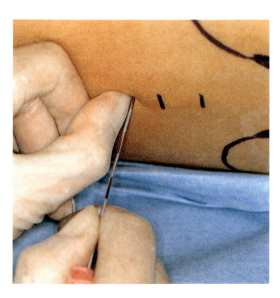

*Abb. 60. Nadelposition beim Durchstechen der Haut.*

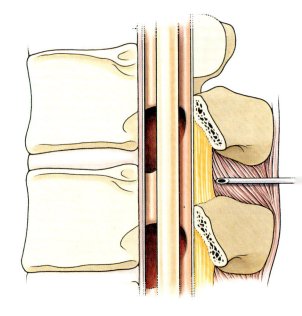

*Abb. 61. Kindliche Wirbelsäule in der Punktionsposition.*

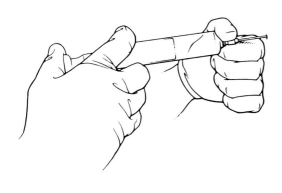

*Abb. 62. Griff nach Bromage.*

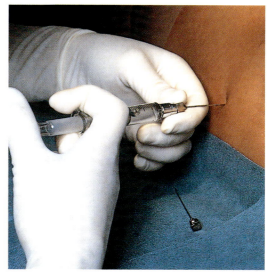

*Abb. 63. Modifizierter «Bromage-Griff», bedingt durch die Kürze mancher pädiatrischer Nadeln.*

**2. Vom Ligament zum Epiduralraum:** Der Mandrin wird zurückgezogen und die zur Identifikation des Epiduralraums übliche Spritze wird aufgesetzt und an der Verbindung von Nadel und Spritze fest mit den Fingern gefaßt, so daß eine Drei-Punkt-Fixation resultiert, wobei man sich mit den Metakarpalköpfchen am Rücken des Patienten abstützt. Dies ist als der «Griff nach Bromage» bekannt (Abb. 62).

*«Die Hand ist in Supination, das Handgelenk partiell flektiert und der Metakarpalrücken gegen den Rücken des Patienten abgestützt. Die Nadel wird durch schrittweise Extension im Handgelenk langsam vorgeschoben und die Carpo metacarpaliu rollen wie über eine exzentisch liegende Nockenwelle am Rücken ab.» (Ph. R. Bromage)*

Sobald das Ligamentum flavum überwunden ist, läßt der Widerstand am Spritzenkolben nach, und die Nadel wird sofort angehalten.

Die Spritze wird abgesetzt, wobei darauf zu achten ist, daß man die Nadel nicht mehr bewegt.
 Auf diese Weise ist mit Hilfe der Widerstandsverlusttechnik der Epiduralraum identifiziert worden (Abb. 64). Hierbei sollte man nur ein kleines Volumen Luft oder Kochsalz verbrauchen, wobei 0,5 ml beim Neugeborenen und 3 ml bei älteren Kindern

*Abb. 64. Der Epiduralraum wurde durch den Widerstandsverlust identifiziert.*

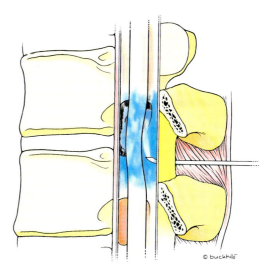

das jeweilige Maximum sind, damit bei Injektion des Lokalanästhetikums dessen Ausbreitung oder Konzentration nicht beeinträchtigt werden.

Die Ballontechnik nach Macintosh wird bei Kindern zur Lokalisation des Epiduralraumes wenig benutzt, da der Ballon bei dem lockeren Bindegewebe der Kinder schon kollabiert sein kann, bevor man den Epiduralraum erreicht hat. Wenn bei zurückgezogenem Mandrin über die Nadel Flüssigkeit zurückkommt, kann man Liquor von Lokalanästhetikum oder Kochsalz dadurch unterscheiden, daß der Liquor Körpertemperatur aufweist und ein Dextrostix eine positive Zuckerreaktion zeigt (8). Zudem folgt auf eine Durapunktion ein kontinuierlicher Rückfluß über die Nadel, während der Flow einer injizierten Flüssigkeit langsam nachläßt und schließlich stoppt.

Bei Kindern von unter 4 kg KG kann man anstelle der Tuohy-Nadel auch eine 23-Gauge-Butterfly nehmen. Die Technik ist bis zum Erreichen des Ligamentum flavum dieselbe, doch dann schiebt man die Nadel mit der linken Hand alleine vor, wobei diese die Flügel der Butterfly zwischen Daumen und Zeigefinger nimmt und das Handgelenk auf einer Unterlage abgestützt wird. Auf den Schlauch der Butterfly wird eine Spritze aufgesetzt und mit dem rechten Daumen wird auf den Stempel sanfter Druck ausgeübt, um so den Epiduralraum (über den Widerstansverlust) zu identifizieren. Bei Injektion des Lokalanästhetikums muß beachtet werden, daß der Totraum beim Butterflyschlauch 0,2 ml beträgt.

**3. Aspirationstest:** Dieser Test sollte vor der Injektion eines Lokalanästhetikums immer durchgeführt werden, auch wenn kein Hinweis oder Verdacht auf eine Dura- oder Gefäßpunktion besteht.

**4. Injektion des Lokalanästhetikum:** Zunächst wird dann die Testdosis mit einem adrenalinhaltigen Lokalanästhetikum gegeben, bei negativem Test gefolgt von der restlichen Volldosis. Aus Sicherheitsgründen muß die Injektion sowohl über die Tuohy-Nadel wie über die Butterfly unter geringem Druck erfolgen. Da am Ende der Injektion noch positiver Druck im Epiduralraum herrscht, sollte die Nadel noch ein paar Sekunden belassen werden, um so ein Abfließen von Lokalanästhetikum über den Stichkanal zu verhindern. Nach Zurückziehen der Nadel wird das Kind zur Operation gelagert.

Die Autorin meint, daß es durch erhöhten intraabdominellen Druck zu einer stärkeren Ausbreitung des Lokalanästhetikums im Epiduralraum kommen kann. Auch wenn dies noch nicht durch eine kontrollierte Studie verifiziert ist, und daher nur als Bericht gewertet werden kann, so sollte doch in Fällen, wo die Lagerung des Patienten oder andere Faktoren zu einem erhöhten intra-abdominellen Druck führen können, besonders auf die Ausbreitung der Blockade geachtet werden.

Nach der Operation sollte die Ausbreitung der Blockade nochmals kontrolliert werden, und bevor ein Kind auf die Allgemeinstation zurückgegeben wird, sollte die motorische Blockade abgeklungen sein.

## Komplikationen (9)

Es kann zu allen Komplikationen einer einzeitigen Injektion kommen, bei der die Gesamtdosis nicht fraktioniert, sondern eher als Bolus gegeben werden muß.

### «Totale Spinale»

Die Komplikation einer totalen Spinalanästhesie ist leicht zu erkennen. Das erste Zeichen ist eine Veränderung der Atemfrequenz, und im Gegensatz zum Erwachsenen muß es nicht notwendigerweise zu einem Blutdruckabfall kommen. Die Pupillen werden zuerst anisocor und dilatieren dann, schießlich kommt es zum Atemstillstand. Das Kind muß intubiert und mit 100% $O_2$ beatmet werden, bis die Wirkung des Lokalanästhetikums nachläßt, was zwischen 30 Minuten und 2 Stunden dauern kann, je nachdem welches Lokalanästhetikum in welcher Dosierung gegeben wurde. Sobald man die Situation unter Kontrolle hat, besteht kein Grund mehr, die Operateure weiter warten zu lassen oder die Operation zu verschieben.

### Injektion ins Gewebe

Wenn der Widerstandsverlust nicht deutlich zu spüren war, kann es passieren, daß die Injektion außerhalb des Epiduralraumes erfolgt. In einem solchen Fall kann man nicht mit einer segmentalen Anästhesie rechnen.

### Durapunktion

Dies bedeutet an sich noch keine Gefahr, solange der Anästhesist erkennt was geschehen ist. Wenn dies jedoch nicht der Fall ist, und eine epidurale Dosis intrathekal gegeben wird, dann kommt es unweigerlich zur «totalen Spinalen». Ansonsten kann man in einem anderen Zwischenraum erneut eine Epiduralpunktion versuchen, doch muß man aufpassen, daß es nicht doch aufgrund eines Übertritts von Lokalanästhetikum durch das Duraleck in den Liquor zu einer totalen Spinalanästhesie kommt (10). Eine Durapunktion kann sehr wohl zu Kopfschmerzen führen, welche man mittels epiduralem Blutpatch behandeln kann. Es spricht vieles dafür, dies sofort zu tun, sobald die Nadelfehllage erkannt ist, so daß das Kind nicht zu einem späteren Zeitpunkt erneut eine Punktion im Rücken über sich ergehen lassen muß. Man injiziert hierbei Eigenblut des Kindes in den Epiduralraum, wobei das Volumen an Blut etwa der Hälfte des Volumens bei Gabe eines Lokalanästhetikums entspricht.

### Unilaterale oder unvollständige Blockade

Dies kommt nach einzeitiger Injektion gewöhnlicherweise nicht vor, doch kann es aufgrund ungleichmäßiger Verteilung des Lokalanästhetikums gelegentlich doch dazu kommen, insbesondere wenn der Epiduralraum fibröse Septen enthält, die eine anatomische Barriere darstellen und eine gleichmäßige Ausbreitung verhindern.

### Hypotension

Bei Säuglingen kommt es selten zu ernsthaften Hypotensionen (4), doch wenn, dann ist dies ein Warnhinweis auf andere Komplikationen, und deshalb sollte man dann auch alle anderen Vitalzeichen kontrollieren. Die Behandlung ist dieselbe wie beim Erwachsenen.

### Gefäßpunktion

Wenn es dazu kommt, kann man den Block in einem anderen Segment wiederholen. Auch wenn dies in der Vergangenheit kritisiert wurde, so wird dies heutzutage als eine bei Säuglingen und Kindern akzeptable Praxis betrachtet.

## Schlußfolgerungen

Die einzeitige lumbale Epiduralanästhesie ist eine einfache, sichere und nützliche Technik für eine ganze Reihe pädiatrischer Kurzeingriffe im Bereich der unteren thorakalen und lumbalen Dermatome, welche keine postoperative epidurale Analgesie brauchen. Die Technik ist bei Kindern jedoch nicht so beliebt und so verbreitet wie beim Erwachsenen, was sehr gut damit zusammenhängen kann, daß bis vor kurzem kein geeignetes Instrumentarium zur Verfügung stand. Die Situation hat sich aber in jüngster Zeit verbessert, und heute kann man pädiatrische Nadeln und Katheter erhalten.

## Literatur

1. Busoni, P., (1982) Lumbar extradural anaesthesia in newborn infants and children. ESRA meeting, Edinburgh
2. Bromage, P. R., (1969) Ageing and epidural dose requirements. Brit. J. Anaesth. 41:1016
3. Delleur, M. M., Murat, I., Esteve, C., Raynaud, P., Gadiche, O., Saint Maurice, C., (1985) Anesthesie peridurale continue chez l'enfant de moins de deux ans. Ann. Fr. Anesth. Reanim. 4:413
4. Murat, I., Delleur, M. M., Esteve, C., Egu, J. F., Raynaud, P., Saint-Maurice, C., (1987) Continuous epidural anaesthesia in children: clinical and haemodynamic implications. Br. J. Anaesth. 59:1441
5. Kosaka, Y., Sato, I., Kawaguchi, R., (1974) Distance from skin to epidural space in children. Jpn. J. Anesthesiol. 23:874
6. Macintosh, R., (1978) Lumbar puncture and spinal analgesia. Longman Group Ltd. Churchill Livingstone
7. Haberer, J., (1980) Anesthesie peridurale. Precis anesthesie loco-regionnale. Gautier Lafaye Edit Masson 180
8. Cousins, M. J., (1980) Epidural neural blockade. Philadelphia. Lippincott
9. Massey Dawkins, C. J., (1969) An analysis of the complications of extradural und caudal blocks. Anaesthesia 24:554
10. Bromage, P. R., (1985) Complications of regional anesthesia. ASA Annual Refresher Course lecture 255.

# Lumbale Katheter-Epiduralanästhesie

Marie Madeleine Delleur

## Einleitung

Die kontinuierliche Epiduralanästhesie ist für größere chirurgische Eingriffe bei Kindern von besonderem Interesse, da hiermit auch eine wirklich effektive postoperative Analgesie möglich ist. Mit dieser Technik reduziert sich auch der Bedarf an systemischen Analgetika und Muskelrelaxantien während der Operation, so daß damit ein geringeres Risiko besteht, in der postoperativen Phase noch Reste von Atemdepression zu finden.

Heutzutage ist auch spezielles Instrumentarium für den Einsatz bei Kindern erhältlich, so daß ein epiduraler Block selbst bei den jüngsten Patienten durchgeführt werden kann. Unabdingbare Voraussetzung ist jedoch, daß der Anästhesist in der Technik der Epiduralanästhesie beim Erwachsenen voll ausgebildet ist, bevor er die Blockade bei Kindern durchführt.

## Indikationen

1. Jeder größere Eingriff im Bereich der Dermatome T5 bis S5 eignet sich für eine Katheter-Epiduralanästhesie.

2. Bei größeren Eingriffen von längerer, d. h. von über 1 Stunde Dauer sollte an diese Technik gedacht werden; so z. B. bei abdominellen Eingriffen wie der Durchzugsoperation bei Hirschsprung'scher Erkrankung (1, 2, 3), bei verschiedenen orthopädischen Eingriffen, wie der Korrektur von Klumpfüssen und bei prothetischen Eingriffen, sowie bei Eingriffen am Urogenitalsystem: vom rekonstruktiven Niereneingriff über komplizierte Hypospadieoperationen bis hin zu plastischen Eingriffen am äußeren Genitale.

3. Kinder mit pulmonalen und Muskelerkrankungen profitieren von einer kontinuierlichen Epiduralanästhesie, da ihnen dies selbst nach langen chirurgischen Eingriffen eine sichere Aufwachphase beschert, mit vollständiger Schmerzkontrolle und ohne jegliche Atemdepression.

4. An eine kontinuierliche Epiduralanästhesie sollte bei allen Eingriffen gedacht werden, die zu starken postoperativen Schmerzen führen, und bei denen eine frühzeitige Physiotherapie oder schmerzhafte Pflegemaßnahmen erforderlich sind.

## Kontraindikationen

Es sind dieselben wie bei der einzeitigen Technik.

## Medikamente und ihre Dosierung

### Wahl der Substanz

Wenn man eine kontinuierliche Technik benutzt, dann ist es wichtig, die Kumulation des Lokalanästhetikums so niedrig wie möglich zu halten, und deshalb sollten lang-wirkende Substanzen gewählt werden (4).

### Initiale Dosis

Die Initialdosis hängt von Größe und Gewicht des Kindes und vom jeweiligen Lokalanästhetikum ab. Die zu wählende Konzentration hängt ab vom chirurgischen Eingriff und davon, ob man eine Muskelentspannung braucht.

# Technik

Ausrüstung und Instrumentarium wurden im Kapitel über das Material beschrieben.

## Allgemeinanästhesie

Fast immer wird mit einer Allgemeinanästhesie mit Intubation und kontrollierter Beatmung kombiniert.

## Lumbale Epiduralpunktion

Es sei auch auf das Kapitel über die einzeitige lumbale Epiduralanästhesie verwiesen.

Das Kind wird in die Seitenlage gebracht und abhängig vom jeweiligen Eingriff wird ein Interspinalraum zwischen L3/4 und T12/L1 ausgewählt. Bei ersterem ist das Risiko einer Rückenmarksverletzung gering, da dieses normalerweise an dieser Stelle oder oberhalb hiervon endet. Beim T12/L1-Zwischenraum oder oberhalb hiervon im thorakalen Bereich besteht jedoch ein gewisses Risiko, und deshalb ist die Durchführung der Blockade unter Allgemeinanästhesie – mit Ausnahme sehr ungewöhnlicher Umstände – kontraindiziert, damit der Patient durch seine Reaktionen die Nadel mit überwacht, während diese sich dem Rückenmark nähert.

Man sollte eine dem Alter des Kindes entsprechende Tuohy-Nadel wählen, im Alter von 1 bis 4 Jahren eine 20 Gauge oder 19 Gauge-Nadel. Man kann durch diese Nadeln Katheter mit einem externen Durchmesser von 0,5 bis 0,8 mm (mit und ohne Führungsdraht) vorschieben. Bei Kindern im Alter über 4 Jahre kann man 19 Gauge oder 18 Gauge-Nadeln nehmen, wobei hier Katheter mit einem Außendurchmesser von 0,7 bis 1 mm (mit und ohne Führungsdraht) genommen werden können. Der Anästhesist muß sich, bevor er mit der Punktion beginnt, davon überzeugen, daß der Katheter zur Nadel paßt.

Es sei der mediale (= mediane) Zugang empfohlen, mit Identifikation des Epiduralraumes durch den Widerstandsverlust. Ist der Epiduralraum identifiziert, wird der Katheter eingeführt, wobei man einen gewissen Widerstand fühlen kann, wenn der Katheter die Nadelspitze erreicht hat. Wenn man einen Katheter mit Führungsdraht benutzt, dann muß letzterer an dieser Stelle zurückgezogen werden, so daß die Katheterspitze frei, und damit weich und atraumatisch ist. Die Funktion des Führungsdrahtes ist, für ausreichende Steifigkeit des Katheters beim Vorschieben durch die Nadel zu sorgen, er darf aber niemals in den Epiduralraum gelangen.

Man muß die Länge des Katheters in Relation zur Nadel kennen, und sollte den Katheter nicht mehr als 2 bis 3 cm in den Epiduralraum vorschieben (Abb. 65 und 66), weil sonst die Gefahr besteht, daß der Katheter seine Richtung ändert, durch ein

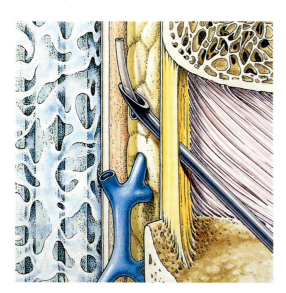

*Abb. 65. Der Katheter sollte 2 bis 3 cm in den Epiduralraum vorgeschoben werden.*

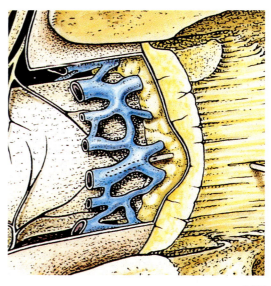

*Abb. 66. Lage des Katheters im Epiduralraum.*

Intervertebralforamen schlüpft oder einen Knoten bildet. Wenn der Katheter eingeführt ist, wird die Nadel ganz langsam zurückgezogen, so daß der Katheter nicht mit herausgezogen oder durch den Nadelschliff abgeschert wird. Die Katheterlage kann mit Hilfe der aufgedruckten Graduierung kontrolliert und der Katheter nötigenfalls ein Stück zurückgezogen werden.

Beim Fixieren des Katheters muß darauf geachtet werden, ein Abknicken oder versehentliches Herausziehen zu vermeiden. Ein durchsichtiger Verband (oder Folie) wie z.B. «OpSite» ist für diesen Zweck ideal, da man jegliches Blut im Katheter oder eine Infektion der Einstichstelle sofort sehen kann.

Es müssen alle Vorsichtsmaßnahmen gegen eine Kontamination getroffen werden, und während der gesamten Durchführung der Blockade muß eine aseptische Technik eingehalten werden. Für die Injektion sollte ein mikrobakterieller Filter genommen werden, der Partikel von über 22 µm zurückhält (6).

Vor jeder Injektion muß ein Aspirationstest durchgeführt werden, um auszuschließen, daß sich Blut oder Liquor im Katheter befindet. Da ein negativer Aspirationstest eine intravasale Katheterlage nicht vollständig ausschließt, gibt man eine Testdosis von 1 bis 2 ml Lokalanästhetikum mit Adrenalin 1 : 200 000.

Epiduralkatheter werden zur postoperativen Analgesierung sehr sinnvoll eingesetzt und sie werden gut vertragen. Man sollte sie aber im allgemeinen nach 72 Stunden ziehen, es sei denn man hat wichtige klinische Gründe, einen Katheter im Einzelfall liegen zu lassen. Das Risiko, daß ein Katheter sich infiziert (6) und daß die Katheterspitze wandert – entweder in ein Blutgefäß oder in den Liquorraum – steigt nach dieser Zeit an. In der Praxis erreicht man in den meisten Fällen nach dem dritten postoperativen Tag mit konventionellen Analgetika einen ausreichenden Effekt (siehe auch Kapitel über die postoperative Analgesie).

## Vorteile

Während des Eingriffs werden weniger oder gar keine Opioide und Muskelrelaxantien gebraucht, entsprechend ist auch keine in die postoperative Phase hineinreichende Atemdepression zu befürchten.

Es gibt nur sehr wenige befriedigende Studien über die hämodynamischen Effekte einer Epiduralblockade bei Kindern, doch sind sich alle, die auf diesem Feld arbeiten, einig, daß nur minimale hämodynamische Veränderungen auftreten. Dies trifft sicher für die Kaudalanästhesie zu (7), und für Kinder im Alter von unter 2 Jahren, bei denen eine Epiduralanästhesie mit Bupivacain 0,25% mit Adrenalinzusatz durchgeführt wurde (5). Eine von hier vertretenen Autoren durchgeführte Studie (9) bestätigt dies auch für Kinder im Alter von unter 8 Jahren, wobei die Epiduralanästhesie mit einer Allgemeinanästhesie kombiniert wurde und die Nachinjektion als Bolusinjektion gegeben wurde. Eine vorherige Infusionsgabe wurde als nicht notwendig erachtet. Die bei älteren Kindern auftretenden hämodynamischen Effekte entsprechen denen beim Erwachsenen (siehe auch Kapitel über die Physiologie).

Nachinjektionen über den Epiduralkatheter können zum Zwecke der Anästhesie bei längerdauernden Eingriffen erfolgen, sowie zur postoperativen Analgesie. Die Pharmakokinetik der einzeitigen Epiduralanästhesie ist auch bei Kindern gut bekannt (siehe auch Kapitel über die Pharmakokinetik), wenn man allerdings eine kontinuierliche Epiduralanästhesie, z.B. über einen Perfusor durchführt, oder wenn wiederholt nachinjiziert wird, sollte man vor allem in der postoperativen Phase auf Akkumulation und Toxizität achten (10).

Bei Kindern wurden nach einer ersten Nachinjektion von Bupivacain 0,25% mit Adrenalin (Abb. 67) Plasmaspiegel zwischen 0,40 und 1,13 µg/ml gefunden (Mittelwert = 0,85 ± 0,10 µg/ml).

Diese Werte liegen um etwa 20% höher als die nach der initialen Injektion (0,71 ± 0,10 µg/ml). Man kann diesen Anstieg mit der nach der initialen Injektion errechneten Eliminationshalbwertszeit (227 ± 37,7 min) erklären, wobei die nach der ersten Nachinjektion erhaltenen pharmakologischen Parameter gleich sind (11).

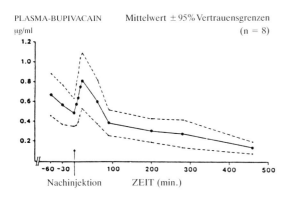

*Abb. 67. Bupivacain-Plasmaspiegel bei Kindern Im Alter von 1–7 Jahren (11).*

## Komplikationen

Alle im Kapitel über die einzeitige Epiduralanästhesie aufgelisteten Komplikationsmöglichkeiten beziehen sich auch auf die kontinuierliche Technik, wobei hier natürlich noch weitere Punkte hinzukommen, die mit der Verwendung eines Katheters zu tun haben. Das Einführen des Katheters bereits kann zur Verletzung eines Blutgefäßes und damit zur Hämatombildung führen (10). Zu einem späteren Zeitpunkt kann die Spitze dann dislozieren und entweder in ein Blutgefäß eindringen oder die Dura perforieren, was dann zur unbeabsichtigten intravasalen oder intrathekalen Injektion führen kann. Und jeder liegende Katheter kann sich, wie jeder andere Fremdkörper auch, infizieren wenn er eine längere Zeit liegen gelassen wird.

Eine über mehrere Tage aufrechterhaltene Epiduralblockade kann selbst Ursache von Komplikationen sein. Die hämodynamischen Veränderungen bei Nachinjektionen sind bei Kindern allerdings minimal, zum Harnverhalt kommt es üblicherweise nicht, doch braucht man bei vielen Eingriffen, bei denen eine kontinuierliche Epiduralanästhesie indiziert ist, in der postoperativen Phase sowieso einen Dauerkatheter, so daß das Problem des Harnverhalt gar nicht erst auftritt. Bei Erwachsenen, die über viele Stunden eine kontinuierliche Lokalanästhetikazufuhr bekamen, konnte eine Akkumulation mit erhöhten Plasmaspiegeln nachgewiesen werden (12), nicht jedoch bei den Patienten, die Bolus-Nachinjektionen bekamen. Bei Kindern sind vergleichbare Untersuchungen noch nicht durchgeführt worden, doch wurden bisher keine Komplikationen berichtet, und die Autorin konnte auch selbst noch keine beobachten.

## Zusammenfassung

Die kontinuierliche lumbale Epiduralanästhesie ist bei Kindern ein interessantes Anästhesieverfahren für langdauernde Operationen. Da man Opioide nicht braucht, erlaubt die Technik ein schnelles und sicheres Aufwachen und man kann die Qualität der postoperativen Analgesie als exzellent bezeichnen.

Es bleibt eine beträchtliche Sicherheitsbreite wenn man Bupivacain mit Adrenalin in der empfohlenen Dosierung gibt, dies gilt sowohl für die initiale Dosis als auch für die folgenden Nachinjektionen.

## Literatur

1. Ruston, F. G., (1964) Epidural anesthesia in pediatric surgery: present status in the Hamilton General Hospital. Can. Anaesth. Soc. J. 11
2. Ruston, F. G., (1954) Epidural anesthesia in infants and children. Can. Anaesth. Soc. J. 1:37
3. Ruston, F. G., (1957) Epidural anesthesia in pediatric surgery. Anesth. Analg. (Cleve) 36:76
4. Tucker, G. T., Mather, L. E., (1975) Pharmacokinetics of local anaesthetic agents. Br. J. Anesth. 47:213
5. Delleur, M. M., Murat, I., Esteve, C., Raynaud, P., Gaudiche, O., Saint-Maurice, C., (1985) Anesthesie peridurale continue chez l'enfant demoins de deux ans. Ann. Fr. Anesth. Reanim. 4:413
6. Bromage, P. R., (1978) Epidural analgesia. Philadelphia Saunders. Drugs and equipment
7. Melman, E., Pennelas, J., Maruffo, J., (1975) Regional anesthesia in children. Anesth. Analg. (Cleve) 54:387
8. Fortuna, A., (1967) Caudal analgesia: a simple and safe technique in paediatric surgery. Br. J. Anaesth. 39:165
9. Murat, I., Delleur, M. M., Esteve, C., Egu, J. F., Raynaud, P., Saint-Maurice, C., (1987) Continuous epidural anaesthesia in children: clinical and haemodynamic implications. Br. J. Anaesth. 59:1441
10. Lienhart, A., (1986) Les accidents des rachianesthésies et des anesthésies péridurales utilisant les anesthésiques locaux. Anesthésie locorégionale JEPU-Arnette
11. Murat, I., Montay, G., Delleur, M. M., Esteve, C., et Saint-Maurice, C., (1988) Bupivacaine pharmacokinetics during epidural anesthesia in children. Eur. J. Anaesth. 5:113
12. Richter, O., Klein, K., Abel, J., Ohnesorge, F. K., Wüst, H. J., Thussen, M. M., (1984) The kinetics of bupivacaine plasma concentrations during epidural anaesthesia following intra-operative bolus injection and subsequent continuous infusion. International Journal of Clinical Pharmacology, Therapy and Toxicology 22,11:611

# Einzeitige thorakale Epiduralanästhesie

Paolo Busoni

## Einleitung

Aufgrund des nicht ganz unwesentlichen Risikos der Durchführung einer thorakalen Epiduralblokkade beim *bewußtlosen* Kind, sollte dies nur bei außergewöhnlichen Umständen so erfolgen, und dann sollte die Blockade auch nur von einem in der Praxis der Regionalanästhesie erfahrenen Anästhesisten durchgeführt werden. Nach Aufklärung der Eltern sollte eine schriftliche Einwilligung eingeholt und in der Krankenakte abgelegt werden, und auch der Chirurg sollte informiert werden.

## Indikationen

Ein Nachteil einer lumbalen oder kaudalen Epiduralanästhesie besteht darin, daß man große Volumina injizieren muß, um eine Blockade im mittleren Thorakalbereich zu setzen, und daß man somit ein erhöhtes Toxizitätsrisiko eingehen muß. Darüber hinaus bringt die Blockade der lumbalen und sakralen Fasern, die mit diesen beiden Techniken verbunden ist, in der postoperativen Phase einige spezifische Nachteile mit sich, wie eine residuelle motorische Schwäche und möglicherweise Harnverhalt. Mit einer thorakalen Epiduralanästhesie (TEA) können diese Probleme vermieden werden. Die Hauptindikation für eine TEA bei Kindern stellen Oberbaucheingriffe dar. Die Entscheidung, ob eine einzeitige oder eine Kathetertechnik zu nehmen ist, hängt im Wesenlichen davon ab, wie lange der Eingriff voraussichtlich dauert, und ob man postoperativ eine Epiduralanalgesie braucht. Auch wenn eine einzeitige Dosis des Lokalanästhetikums über die Operation hinaus wirken und somit zur unmittelbar postoperativen Analgesie beitragen kann, so ist es doch offensichtlich so, daß mit einer Kathetertechnik eine besser kontrollierte und länger anhaltende Analgesie gewährleistet werden kann.

Die TEA sorgt für ausgezeichnete Operationsbedingungen, sie ist sicher, und man kann häufig die Muskelrelaxantien sparen. Die intensivpflichtige postoperative Zeit wird ebenfalls reduziert.

*Die TEA sollte bei wachem Patienten durchgeführt werden.* Man sollte die TEA nicht unter Allgemeinanästhesie anlegen, damit der Patient durch seine Reaktionen das Vordringen der Nadel mit überwacht. Nur in sehr seltenen, ungewöhnlichen Situationen, wo eine thorakale Epiduralblockade nicht durch eine risikoärmere Methode ersetzt werden kann und die Durchführung ohne Allgemeinanästhesie unmöglich ist, kann eine Ausnahme gemacht werden.

## Kontraindikationen

Wirbelanomalien stellen eine relative Kontraindikation dar, da benachbarte Strukturen und die anatomischen Verhältnisse ebenfalls abnormal sein können. Eine Deformität der knöchernen Wirbelsäule ist nicht wirklich eine Kontraindikation, das Anlegen einer TEA wird aber technisch sehr viel schwieriger und damit risikoreicher. Wenn in solchen Fällen die Blockade jedoch sicher durchgeführt werden kann, zahlt sich dies postoperativ aus, da die mit einer solchen Deformität einhergehenden respiratorischen Probleme auf ein Minimum reduziert werden.

## Medikamente und ihre Dosierung

Die Dosis und die Konzentration werden auf der Basis des Körpergewichts bestimmt. Bei Kindern mit unter 10 kg KG wird 1%iges Mepivacain oder Lidocain genommen, und das zu gebende Volumen (in ml) entspricht einem Drittel des Körpergewichts in kg. Bei über 10 kg KG nimmt man 1 oder 2%iges Mepivacain oder Lidocain, und das zu gebende Volumen (in ml) entspricht einem Viertel des Körpergewichts in kg.

Bei diesem Dosierungsschema reicht die Analgesie von T2/3 bis T12, und es ist nicht ratsam diese Dosis zu erhöhen, da dies zu einer unerwünschten Analgesieausbreitung führen kann, wobei die Obergrenze bis T1 an die Oberarminnenseite, und die Analgesie nach unten bis zu den lumbalen und sakralen Dermatonen reichen und so die Beine mit betreffen kann. In diesem Zusammenhang ist es wichtig daran zu erinnern, daß im oberen Brustbereich die Haut oberhalb T2 aus dem C4-Segment versorgt wird, und es deshalb unmöglich ist, diesen Bereich ohne riskante Überdosierung zu analgesieren; und andererseits muß sich der Anästhesist sicher sein, daß die Operation nicht in diese Region ausgedehnt wird.

## Zusatzmedikation

Die Notwendigkeit, ein Kind während der Operation ruhig und still zu halten, ist offensichtlich unumstritten, und so kann man nur empfehlen, mit einer leichten Allgemeinanästhesie fortzufahren oder Diazepam zu geben, in einer Dosis von 0,1–0,2 mg/kg, bis zu einer Maximaldosis von 10 mg. Ähnlich wirkende Benzodiazepine können in äquipotenter Dosis gegeben werden. Wenn die Operation voraussichtlich länger als 30–45 Minuten dauert, sollte man das Kind intubieren und beatmen.

## Technik

Eine Epiduralpunktion kann in jedem thorakalen Zwischenraum erfolgen, doch bezieht sich die nun folgende Beschreibung auf den mittleren thorakalen Bereich bei T6/7, da sich dieser Bereich im Zentrum der Dermatome befindet, die bei Oberbaucheingriffen zu blockieren sind. Bei einer Injektion in diesem Bereich erreicht man daher bereits mit einer vergleichsweise kleinen Dosis eine effektive Blockade (1). Ein weiterer Grund für die Wahl dieses Niveaus liegt darin, daß hier die technischen Schwierigkeiten, denen man bei einer thorakalen Blockade begegnen kann, besonders gut darzustellen sind, da im mittleren thorakalen Bereich die Epiduralnadel am steilsten eingeführt werden muß.

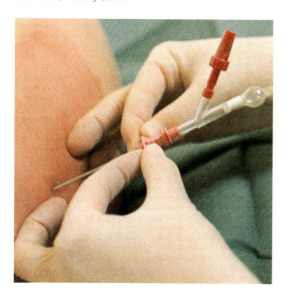

*Abb. 68. Die Nadel wird mit beiden Händen gefaßt, und man bedient sich eines Macintosh-Ballons, um den Epiduralraum zu identifizieren.*

Oberhalb und unterhalb dieses Niveaus nimmt die Steiheit ab, und im unteren Thorakalbereich kann die Nadel beim Kind bereits senkrecht in den Rücken eingeführt werden.

Das Kind wird hierzu mit angewinkelten Beinen in die linke Seitenlage gebracht und der Unterrand der Scapula identifiziert. Die beide Scapula-Unterränder verbindende Linie kreuzt die Wirbelsäule in der Höhe T6/7 (2).

Man kann entweder den medialen oder den paramedianen Zugang wählen. Beim Erwachsenen wird häufig der paramediane Zugang vorgezogen, doch ist bei Kindern der mediale Zugang einfach und leicht durchzuführen, der Autor hat bei 95% seiner Fälle diesen Zugang genommen. In 5% der Fälle war es nicht möglich, den Epiduralraum von der Mittellinie aus zu erreichen, so daß hier alternativ der paramediane Zugang genommen werden mußte.

### Medialer Zugang

Znächst wird der Dornfortsatz T7 identifiziert und dann in der Mitte des T6/7 Zwischenraumes mit dem Daumennagel eine Markierung gesetzt. Die Haut wird steril abgewaschen und sorgfältig abgedeckt.

Sodann sollte man die Haut in der Mitte des interspinalen Zwischenraumes mit einer kleinen Lanzette oder einer dicklumigeren Nadel inzidieren, um so zu verhindern, daß ein epidermales Gewebsstück mit in tiefere Gewebsschichten verschleppt wird. Nun wird die Epiduralnadel an dieser Stelle unter einem Winkel von 70 Grad zur langen Achse der Wirbelsäule eingeführt. Bei Kindern im Alter von über 2 Jahren nimmt man eine dünnwandige 19 Gauge Crawford- oder Tuohy-Nadel. Bei jüngeren Kindern kann auch eine ganz normale 23 Gauge-Butterfly genommen werden, wobei zudem der Verlängerungsschlauch dem ganzen System eine größere Flexibilität verleiht. Beim Vorschieben der Nadel durch die Ligamenta supra- und intraspinalia fühlt man einen konstanten Widerstand, bis man – bei Kindern im Alter von über einem Jahr – den charakteristischen Widerstand des Ligamentum flavum verspürt. Bei den kleineren Kindern ist der Widerstand des Ligamentum flavum allerdings nicht notwendigerweise von dem der oberflächlicheren Ligamenta zu unterscheiden.

Der Widerstandsverlusttest zur Identifikation des Epiduralraumes wird mit einer mit 2–3 ml Kochsalz gefüllten 5 ml-Spritze durchgeführt. Man kann auch den Macintosh-Ballon verwenden, wobei man die Nadel mit beiden Händen fassen kann (Abb. 68), was auch die von vielen Anästhesisten bevorzugte Technik ist.

Bei dieser Technik muß sich jedoch die gesamte Nadelspitze im Ligamentum flavum befinden, bevor man den Ballon anbringt, da sonst die Luft beim Vorschieben der Nadel in die umgebenden lockereren Gewebe zu entweichen neigt und der Ballon somit kollabiert.

Manche Anästhesisten bevorzugen (bei der oben beschriebenen Widerstandsverlusttechnik) Luft anstelle des Kochsalz zur Identifikation des Epiduralraumes, weil das dann darauf injizierte Lokalanästhetikum nicht verdünnt wird, was von Bedeutung ist, wenn kleine Volumina gegeben werden. Außerdem kann ein Duraleck leichter entdeckt werden, wenn zuvor keine Flüssigkeit injiziert wurde.

Wenn die Nadel unter einem Winkel von 70 Grad nach kranial vorgeschoben wird, beträgt der Abstand zwischen Haut und Epiduralraum zwischen 12 mm beim Neugeborenen und 40 mm beim 12jährigen. Wie im Lumbalbereich so korreliert auch hier die Distanz zwischen Haut und Epiduralraum mit dem Alter.

### Paramedianer Zugang

Die Technik unterscheidet sich nicht wesentlich von der beim Erwachsenen. Die Nadel wird von lateral unmittelbar unterhalb des zu punktierenden Zwischenraumes eingeführt, und in einem Winkel von 45 Grad zur langen Wirbelsäulenachse sowie mit ca. 5 Grad leicht medial eingeführt (Abb. 69). Dieser mediale Winkel sollte so gewählt werden, daß unabhängig davon, wie weit lateral die Nadel eingestochen wird, das Ligamentum flavum in der Mittellinie punktiert wird.

Bei Neugeborenen findet sich gar nicht so selten eine dicke Fettschicht unter der Rückenhaut, was die Identifikation der Dornfortsätze schwierig macht. Nach Meinung des Autors sollte in solchen Fällen keine TEA versucht werden, da selbst ein vorsichtiges Suchen der Dornfortsätze mit der Nadel, wie es beim Erwachsenen zur anatomischen Orientierung gemacht wird, bei Kindern gefährlich sein kann. Beim Neugeborenen kann statt dessen eine kontinuierliche Kaudalanästhesie mit Vorschieben des Katheters bis in das Thorakalniveau versucht werden.

## Vorteile

Die TEA ermöglicht es, Oberbaucheingriffe ohne Gabe von Muskelrelaxantien durchzuführen, wobei man auf diese Weise postoperativ eine exzellente Spontanatmung hat, und die Notwendigkeit zur postoperativen Intensivbehandlung reduziert wird. Das Kind kann bald nach Beendigung des Eingriffes auf die Allgemeinstation verbracht werden, und üblicherweise braucht man keine zusätzliche analgetische oder sedative Medikation. Nach einer TEA kann das Kind seine Beinchen bewegen, im Gegensatz zur Situation nach lumbaler oder kaudaler Epiduralanästhesie, wo die motorische Blockade einem Kind Anlaß zu Angst und Besorgnis geben können.

Selbst bei Blockaden bis T2 bleibt es bei der kardiovaskulären Stabilität ohne Veränderung von Herzfrequenz und Blutdruck. Von daher ist der Einsatz vasokonstriktorischer Substanzen nicht nötig, es sei denn als Zusatz zum Lokalanästhetikum zur besseren motorischen Blockade.

Schließlich kommt es auch nicht zu Blasendysfunktion oder Harnverhalt, und postoperatives Erbrechen ist sehr selten, was wahrscheinlich darauf zurückzuführen ist, daß man eine nur sehr leichte Allgemeinanästhesie braucht, und eine Opiatgabe meist vermieden werden kann.

## Komplikationen

Bei einer Serie von 102 TEA konnte der Autor keine ernsthaften Komplikationen beobachten. Bei einem Neugeborenen wurde die Dura punktiert, jedoch ohne weitere Folgen. Auch in einigen wenigen anderen Veröffentlichungen wird von keinen bedeutsamen Komplikationen berichtet. Dies ist wahrscheinlich dadurch bedingt, daß nur Anästhesisten mit voller Ausbildung in der Regionalanästhesie und entsprechender Erfahrung eine TEA bei

*Abb. 69. Der paramediane Zugang.*

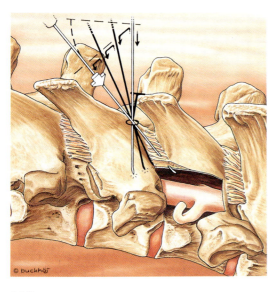

Kindern durchzuführen versuchen. Man muß sich jedoch dessen bewußt sein, daß die vom Erwachsenen her bekannten Komplikationen auch bei Kindern auftreten können. Vor allem die direkte Rückenmarks- und Spinalarterienverletzung sind solche möglichen Gefahren.

Auch wenn die TEA eine nützliche Technik ist, so ist es auch eine potentiell gefährliche Technik, die nur in Häusern durchgeführt werden sollte, wo auch routinemäßig Regionalanästhesien bei Kindern praktiziert werden.

## Literatur

1. Schulte Steinberg, O., Ostermayer, R., Rahlfs, V. W., (1984) Thoracic analgesia. Relationship between dose of etidocaine and spread of analgesia. Regional Anesthesia 9:78
2. Cousins, M. J., (1908) Epidural neural blockade. Edited by Cousins, M. J., and Bridenbaugh, P. O., Philadelphia. Lippincott 176

# Thorakale Katheter-Epiduralanästhesie

## Isabelle Murat

Die kontinuierliche thorakale Epiduralanästhesie bei Kindern sollte größeren chirurgischen Eingriffen bei Risikopatienten vorbehalten bleiben, da die Epidurale in den meisten Fällen unter leichter Allgemeinanästhesie durchgeführt werden muß. Die meisten Anästhesisten, die mit Erwachsenen arbeiten, führen die TEA beim wachen Patienten durch, dies ist aber bei Kindern kein sinnvolles Vorgehen.

Deshalb sollte die Blockade durch einen hierin voll ausgebildeten und mit dem lumbalen Zugang bei Kindern sehr erfahrenen Anästhesisten durchgeführt werden – oder gar nicht.

Darüber hinaus sollte die Technik den Eltern detailliert erklärt und von ihnen daraufhin eine schriftliche Einwilligung gegeben werden, welche zur Krankenakte zu legen ist. Der Chirurg sollte ebenfalls informiert sein, und wegen möglicher medico-legaler Implikationen ist es besonders wichtig, daß man in der Krankenakte einen Vermerk hinterläßt, in dem die fallbezogenen Vorteile der Technik dargelegt werden.

## Indikationen

Eine thorakale Epiduralblockade sorgt für intraoperative Anästhesie und postoperative Analgesie. Die Nadel muß im geeigneten Segment eingeführt und das Lokalanästhetikum entsprechend injiziert werden, so daß die gewünschte Anästhesieausbreitung erreicht wird (Abb. 70).

1. Bei einer hohen thorakalen Blockade wird im Bereich T2 bis T4 injiziert, einen solchen Block braucht man bei thorakalen Eingriffen.

2. Eine mittlere thorakale Blockade im Bereich zwischen T6 und T8 braucht man bei Oberbaucheingriffen, da die somatische Innervation des Abdomen aus den Segmenten T6 bis T12 kommt.

3. Die untere thorakale Blockade zwischen T10 und T12 wird bei Unterbaucheingriffen genommen.

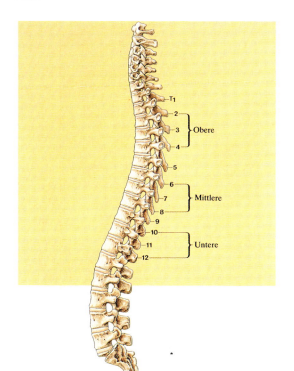

*Abb. 70. Punktionshöhen bei thorakaler Epiduralanästhesie.*

## Kontraindikationen

Sie sind dieselben wie bei der einzeitigen Technik.

## Große Abdominaleingriffe

In der pädiatrischen Praxis wird die kontinuierliche thorakale Epiduralanästhesie vor allem bei Abdominaloperationen sinnvoll eingesetzt, die länger als eine Stunde dauern und wo in der postoperativen Phase voraussichtlich eine vollständige, gute Schmerzkontrolle nötig ist; typische Beispiele sind:
1. Die Fundoplikatio nach Nissen bei Hiatushernien mit Stenose oder gastro-ösophagealem Reflux. Der Eingriff wird häufig bei unterernährten Kindern mit respiratorischen Problemen (1) durchgeführt.
2. Die Nephrektomie und rekonstruktive Niereneingriffe.
3. Lebereingriffe und Operationen bei Gallenwegsatresie.
4. Die Resektion großer abdomineller Tumormassen wie z. B. beim Wilmstumor.

Bei diesen großen chirurgischen Eingriffen trägt die durch die Epiduralanästhesie bedingte Sympathikusblockade zu einer Reduktion der durch die Operation verursachten Streßantwort bei.

## Postoperative Phase

In der postoperativen Phase wurde die thorakale Epiduralanalgesie bei Kindern zuerst zur Schmerzbekämpfung eingesetzt, und zwar nach kardiochirurgischen Eingriffen, sowie nach Eingriffen mit Sternotomie, bilateraler Thorakotomie, nach Operation einer Aortenstenose (2), sowie nach großen Thoraxtraumen (3). Mit dieser Technik schafft man exzellente Operationsbedingungen wie auch postoperativ eine effektive Schmerzkontrolle, was dann die pflegerischen und physiotherapeutischen Maßnahmen erleichtert ( siehe Kapitel über die postoperative Analgesie).

## Medikamente und ihre Dosierung

Für Kinder von unter 30 kg KG beträgt die empfohlene Dosis 0,5 bis 0,75 ml/kg Bupivacain 0,25%. Hiermit werden im Mittel 12 Spinalsegmente anästhesiert, doch muß die Dosis auch dem physischen Allgemeinzustand des Kindes angepaßt sein, und die Punktionshöhe muß dem chirurgischen Eingriff entsprechen.

Die hier empfohlenen mittleren Dosierungen sind etwas höher als die von P.Busoni genannten (Kapitel über die einzeitige Technik), wahrscheinlich bedingt durch den geringen Durchmesser der hier benutzten Katheter. Bei einem dünnen Katheter dauert es mehrere Minuten, bis die volle Dosis injiziert ist, und daher ist die longitudinale Ausbreitung des Lokalanästhetikums im Epiduralraum eine andere als wenn man eine dickere Nadel (oder Katheter) benutzt.

Beim Erwachsenen ist die zur Anästhesie einer gegebenen Anzahl von Segmenten notwendige Dosis bei thorakalem Zugang etwa zwei Drittel der lumbalen Dosis, da der thorakale Epiduralraum enger ist, und jede injizierte Lösung sich daher weiter ausbreitet. Dies trifft so bei Kindern, insbesondere bei den ganz Kleinen nicht zu, da bei ihnen sowohl die Anatomie des Epiduralraumes als auch die Art des epiduralen Fettgewebes die Ausbreitung des Lokalanästhetikums begünstigen. In der Praxis gibt man daher zunächst die Minimaldosis von 0,5 ml/kg, weitere Nachinjektionen werden dann nach Bedarf während des Eingriffs vorgenommen. Beim wachen Erwachsenen wird die Ausbreitung des Blocks durch Testen der betroffenen Dermatome bestimmt, bei Kindern dagegen wird üblicherweise zur Operation selbst noch eine Allgemeinanästhesie oder Benzodiazepin-Sedierung dazu kombiniert, so daß der Zeitpunkt einer Nachinjektion mit Hilfe des klinischen Zustands des Kindes und der Reaktion der Überwachungsparameter auf den chirurgischen Reiz bestimmt werden muß.

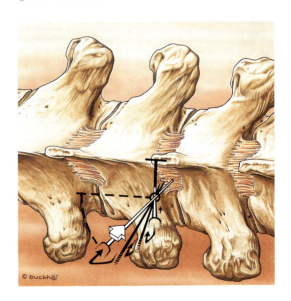

*Abb. 71. Thorakale Epiduralpunktion bei paramedianem Zugang. Die Nadel wird zunächst senkrecht zur Haut eingestochen, um zuerst einmal Kontakt mit dem Wirbelbogen zu bekommen.*

Das Volumen der Nachinjektion beträgt die Hälfte des initialen Volumens, welches zu guten Operationsbedingungen geführt hat.

## Technik

Bei Kindern wird die kontinuierliche TEA nur bei größeren Eingriffen verwendet. Die Technik selbst ist nicht immer leicht durchzuführen, und kann bei unkooperativem Patienten gefährlich sein. Sie sollte trotz allem bei wachem Patienten durchgeführt werden und nicht unter Allgemeinanästhesie, so daß der Patient mit seinen Reaktionen das Vordringen der Nadel überwachen kann. Nur in sehr seltenen, unüblichen Situationen, wo die thorakale Epiduralanästhesie nicht durch eine ungefährlichere Methode ersetzt, und wo sie nicht am wachen Kind durchgeführt werden kann, darf man eine Allgemeinanästhesie mit in die Überlegungen einbeziehen (siehe auch das einleitende Kapitel zur Epiduralanästhesie).

Die thorakale Epiduralpunktion wird bei auf der Seite liegendem Patienten durchgeführt. Die Vertebra prominens, der Dornfortsatz des 7. Halswirbels, wird identifiziert, und von diesem Punkt aus wird jedes andere Wirbelniveau abgezählt, wobei sich der 7. Brustwirbel in Höhe des Scapula-Unterrandes befindet, was als weiterer anatomischer Orientierungspunkt genommen werden kann.

Man kann sowohl den medialen als auch den paramedianen Zugang wählen, wobei der mediale Weg den Vorteil hat, daß mit ihm (fast) alle Anästhesisten vertraut sind. Der paramediane Zugang (Abb. 71) hat den Vorteil, daß der Anästhesist den Winkel, unter dem der Epiduralraum punktiert wird, unabhängig von der Breite des Zwischenraumes zwischen den Dornfortsätzen wählen kann, so daß ein Katheter ohne Hilfe einer «gerichteten» Nadelspitze (wie bei der Tuohy-Nadel) in kranialer Richtung in den Epiduralraum vorgeschoben werden kann. Auch kann man die Distanz zwischen Haut und Epiduralraum leicht abschätzen, da die Nadel zunächst auf die Lamina (des Arcus vertebrae) gerichtet wird, bevor sie nach kranial abgewinkelt und so in das Ligamentum flavum eingeführt wird.

Der Nachteil des paramedianen Zugangs besteht darin, daß man Erfahrung und (handwerkliches) Geschick gewonnen haben muß, um die Nadel in just dem Winkel vorzuschieben, unter dem sie dann den Epiduralraum schließlich in der Mittellinie punktiert. Das Einführen der Nadel im Bereich von T10 bis T12 ist leicht, und die Technik ist dieselbe wie im Lumbalbereich, doch sind die Dornfortsätze T10, T11 und T12 kürzer als die im Lumbalbereich, und der Spinalkanal ist daher etwas näher an der Oberfläche (Abb. 72).

*Abb. 72. Thorakale Epiduralpunktion bei medialem Zugang. Dargestellt ist hier der Ort der Hautpunktion in Bezug zum Dornfortsatz, sowie die Abwinkelung der Nadel in Bezug auf die Senkrechte.*

*Abb. 73. Die Nadelspitze ist im Epiduralraum: zu beachten ist ihre Position in Bezug auf die Dura mater.*

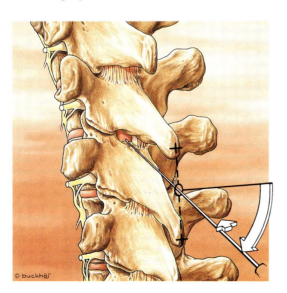

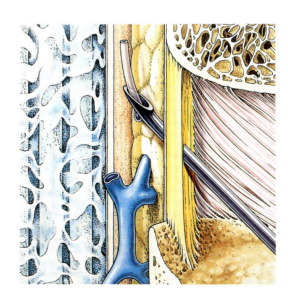

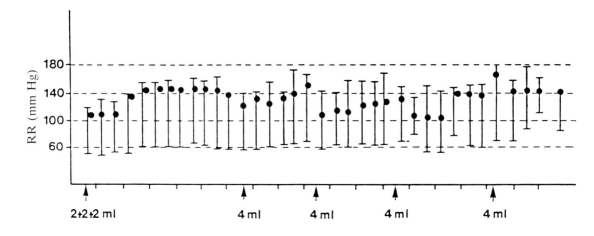

*Abb. 74. Auswirkungen einer thorakalen Epiduralanästhesie auf den arteriellen Blutdruck.*

Die Nadel sollte dem Alter und der Größe des Kindes entsprechend gewählt werden: man kann kleine Tuohy-Nadeln mit einem kurzen und gerichteten Schliff bekommen, und für Kinder von unter 12 kg KG ist die 5 cm lange 19 Gauge-Version die geeignete, während man bei größeren Kindern auch die 18 Gauge-Nadel verwenden kann (Abb. 73). Es gibt auch andere Modelle, einschließlich einer dünnwandigen 18 Gauge-Nadel, über die ein 18 Gauge-Katheter vorgeschoben werden kann; diese Nadel (einer Crawford-Nadel ähnlich) hat einen kurzen Schliff von konventionellem Design. Der Schliff wird so orientiert, daß er nach vorne (anterior) schaut, so daß der Schliff, wenn die Nadel in kranialer Richtung vorgeschoben wird, parallel zum Epiduralraum zu liegen kommt, und somit die Gefahr einer Durapunktion deutlich vermindert wird.

Der thorakale Epiduralraum kann mit der Widerstandsverlusttechnik identifizert werden, man nimmt entweder Kochsalz oder Luft. Die Luft hat den Nachteil, daß es bei einer versehentlichen Venenpunktion zur Luftembolie kommen kann; und da Luft bis zu einem gewissen Grad komprimierbar ist, ist der Widerstandsverlust nicht so deutlich zu spüren wie mit Kochsalz. Wenn man jedoch Kochsalz benutzt, sollte das hierbei injizierte Volumen so klein als möglich sein, damit die nachfolgende Dosis mit Lokalanästhetikum nicht verdünnt wird. Manche Anästhesisten benutzen zur Identifikation des Epiduralraums die Methode des «hängenden Tropfen», die sich jedoch eher zur Punktion beim sitzenden Patienten eignet.

Bei Kindern über einem Jahr kann der durch das Ligamentum flavum verursachte Widerstand ohne Schwierigkeiten erkannt werden, wie auch der negative Druck im Epiduralraum leicht identifiziert wird.

Für Säuglinge und Kleinkinder sind 3- oder 5 ml-Spritzen geeignet, und die 10 ml-Größe für ältere Patienten.

Bei der Durchführung einer thorakalen Blockade muß die Nadel aufgrund der Schrägstellung der Dornfortsätze üblicherweise in einem steilen Winkel zur Haut eingeführt werden (Abb. 73), insbesondere beim medialen Zugang im mittleren Thorakalbereich, doch gilt dies für den paramedianen Zugang auf jeder Segmenthöhe. Im Ergebnis wird (aufgrund des Winkels) die «Weite» des Epiduralraumes in der Tat «vergrößert» und die gebogene Spitze der Tuohy-Nadel liegt so, daß eine geringere Gefahr der Duraperforation durch Nadel oder Katheter besteht, als bei der senkrechten medialen Technik im lumbalen und unteren thorakalen Bereich. Darüber hinaus läßt sich der Katheter leichter in den Epiduralraum einführen und frei und ohne Widerstand vorschieben.

Der Katheter, der durchsichtig sein sollte, muß durch die Nadel passen, und davon sollte man sich überzeugen, bevor man mit der Nadel zusticht. Die eigentliche Technik des Einführens und Vorschie-

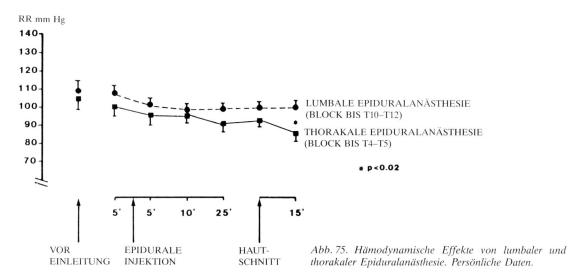

Abb. 75. Hämodynamische Effekte von lumbaler und thorakaler Epiduralanästhesie. Persönliche Daten.

bens des Katheters ist dieselbe wie beim lumbalen Zugang. Der Katheter sollte ohne allen Widerstand in den thorakalen Epiduralraum vorgeschoben werden, wobei der Katheter eine Graduierung aufweisen sollte, so daß man genau weiß, wie weit er vorgeschoben ist. Manche Katheter haben einen Führungsdraht, der ihm zusätzliche Steifigkeit verleiht und die Verwendung dünnerer und weniger traumatischer Katheter erlaubt. Dieser Führungsdraht darf jedoch nur dazu benutzt werden, beim Vorschieben des Katheters über die Nadel zu helfen, er muß immer zurückgezogen werden, bevor der Katheter in den Epiduralraum vorgeschoben wird.

Es ist nicht gut vorhersagbar, ob der Katheter auch wirklich nach kranial zu einem höheren Epiduralniveau wandert, insbesondere bei Kindern über 6 Jahre, da hier der Katheter bereits umschlagen kann. Deshalb schiebt man den Katheter üblicherweise nur 2–3 cm vor. Nach dem Zurückziehen der Nadel muß der Katheter sicher fixiert und steril abgedeckt bzw. abgeklebt werden, z. B. mit OpSite.

Vor jeder Injektion sollte ein Aspirationstest auf Blut und Liquor durchgeführt werden. Da hiermit eine intravasale Lage des Katheters nicht immer erkannt werden kann, sollte man eine Testdosis mit adrenalinhaltigem Lokalanästhetikum geben und deren Effekt auf Pulsfrequenz und Blutdruck beobachten.

## Vorteile

### Während des Eingriffs

Mit der TEA braucht man während des Eingriffs keine Opioide oder Muskelrelaxantien, was ein sicheres und schnelles Erwachen ohne Gefahr der Atemdepression ermöglicht.

Die TEA sorgt für exzellente Analgesie, und auch wenn die Streßantwort auf den operativen Eingriff nicht völlig unterbunden werden kann, so wird sie doch so weit vermindert, daß dies bei mangelernährten Kindern von klinischer Bedeutung sein kann (8, 9).

Die kardiovaskulären Veränderungen sind bei Kindern unter 8 Jahren minimal, selbst wenn sich die Blockade über T4 hinaus ausbreitet. Arthur (2) gab nach Eingriffen wegen Aortenstenose intermittierend Bolusinjektionen von Bupivacain im Bereich T6/7 und konnte damit keine Blutdrucksenkung erreichen (Abb. 74).

Wir haben die kardiovaskulären Daten gesunder Kinder im Alter von unter 6 Jahren, die eine thorakale Epiduralanästhesie bekamen, verglichen mit einer Gruppe, die eine lumbale Epiduralanästhesie bekam. Die Kinder in beiden Gruppen waren bezüglich Alter und Gewicht vergleichbar, sie waren nicht prämediziert und bekamen eine leichte Allgemeinanästhesie mit Enfluran und wurden maschinell beatmet. In der thorakalen Gruppe lag die Punktionshöhe zwischen T7 und T11, und das höchste Analgesieniveau war bei T4. In der lumbalen Gruppe lag die Punktionshöhe bei L3/4 und das höchste Analgesieniveau bei T10. Beide Gruppen bekamen Bupivacain 0,25% mit Adrenalin 1:200 000 in einer Dosierung von 0,75 ml/kg. Der einzige signifikante Unterschied bestand in einem Abfall des systolischen Blutdrucks in der thorakalen Gruppe 15 Minuten nach Hautschnitt. Dies ist wahrscheinlich bedingt durch die ausgedehntere Sympathikusblockade und die damit verbundene Verminderung der kompensatorischen Vasokonstriktion (Abb. 75).

Selbst wenn man die TEA mit einer Allgemeinanästhesie kombiniert, ist die kardiovaskuläre Stabilität so ausgeprägt, daß man weder große Volumina infundieren noch Vasokonstriktoren geben muß.

Die kardiale sympathische Versorgung erfolgt aus den Rückenmarkssegmenten zwischen C5 und T5, somit hat ein über T5 hinausgehender Epiduralblock ähnliche Effekte wie eine Beta-adrenerge Blockade, d. h.: Verminderung von Herzfrequenz und Kontraktilität. Es konnte jedoch bei Erwachsenen gezeigt werden, daß diese Veränderungen relativ moderater Art sind, und die Belastungstoleranz bleibt durch eine hohe thorakale Epiduralanästhesie im wesentlichen unbeeinflußt (10, 11, 12).

Die Durchblutung des blockierten Gebietes bleibt entweder auf ihren Vor-Blockade-Werten oder sie ist erhöht, was bei Abdominaleingriffen von klinischem Interesse ist, wo man sich eine gute Durchblutung der Darmanastomosen wünscht.

## Postoperativ

In der postoperativen Phase kann eine kontinuierliche TEA nötigenfalls für vollständige Schmerzfreiheit sorgen (siehe Kapitel über die postoperative Analgesie), und dies trägt mit dazu bei, ernsthafte Verschlechterungen der Lungenfunktion nach Oberbauch- und Thoraxeingriffen zu vermeiden (11, 12). Die FRC wird schneller wieder normalisiert, da der Patient besser in der Lage ist, die richtige Atemposition einzunehmen, sowie tief durchzuatmen, und die Physiotherapie greift ebenfalls besser. Darüberhinaus verursacht eine hohe thorakale Blockade selbst keine ungünstigen Veränderungen der Ventilation: beim Erwachsenen konnte gezeigt werden, daß weder die Ruheventilation noch die ventilatorische $CO_2$-Antwort durch eine hohe Sympathikusblockade bei TEA beeinflußt werden (14, 15, 16).

Und schließlich hat die TEA noch den Vorzug, daß mit ihrer Hilfe die Dauer der postoperativen Darmatonie nach Oberbaucheingriffen gesenkt werden kann (17, 18).

## Komplikationen

Da es weder zu signifikanten kardiovaskulären noch zu respiratorischen Effekten kommt, ist die bedeutsamste Komplikation einer TEA die Durapunktion mit der Möglichkeit einer direkten Rückenmarksschädigung. Im Hinblick hierauf muß die Indikation für eine TEA in jedem Einzelfall eindeutig gestellt werden, und die Blockade selbst darf nur von einem Anästhesisten durchgeführt werden, der Erfahrung mit der lumbalen Technik bei Kindern hat. Die anderen Komplikationen sind nicht spezifisch für die thorakale Blockade und kommen auch bei lumbalem Zugang vor.

Dazu gehören die intravasale Injektion über die Nadel oder den Katheter, sowie epidurales Hämatom und Sepsis bzw. Abszeß. Bei Kindern sind solche Komplikationen bisher nicht berichtet worden und die Autorin hat selbst auch keine gesehen.

## Literatur

1. Meignier, M., Souron, R., Le Neel, J. C., (1983) Postoperative dorsal epidural analgesia in the child with respiratory disabilities. Anesthesiology 59:473
2. Arthur, D. S., (1980) Postoperative thoracic epidural analgesia in children. Anaesthesia 35:1131
3. Shapiro, L. A., Jedeikin, R. J., Shalev, D., Hoffman, S., (1984) Epidural morphine analgesia in children. Anesthesiology 61:210
4. Tucker, G. T., Mather, L. E., (1975) Pharmacokinetics of local anaesthetic agents. British Journal of Anaesthesia 47:213
5. Warner, M. A., Kunkel, S. E., Offord, K. O., Atchinson, S. R., Dawson, B., (1987) The effects of age, epinephrine, and operative site on duration of caudal analgesia in pediatric patients. Anesth. Analg. 66:995
6. Rose, D. K., Forese, A. B., (1980) Changes in respiratory pattern affect dead space tidal volume ratio during spontaneous but not during controlled ventilation. A study in pediatric patients. Anesth. Analg. 59:341
7. Lindahl, S. G. E., Hulse, M. G., Hatch, D. J., (1984) Ventilation and gas exchange during anaesthesia and surgery in spontaneously breathing infants and children. Brit. J. Anaesth. 56:121
8. Håkanson, E., Rutberg, H., Jorfeldt, L., Martensson, J., (1985) Effects of the extradural administration of morphine or bupivacaine on the metabolic response to upper abdominal surgery. Brit. J. Anaesth. 57:394
9. Kehlet, H., (1984) The stress response to anaesthesia and surgery: release mechanisms and modifying factors. Clinics in Anaesthesiology 2:315
10. Otton, P. E., Wilson, E. J., (1966) The cardiocirculatory effects of upper thoracic epidural analgesia. Canad. Anaesth. Soc. J. 13:541
11. Wahba, W. M., Craig, D. B., Don, H. F., Becklake, M. R., (1972) The cariorespiratory effects of thoracic epidural anaesthesia. Canad. Anaesth. Soc. J. 19:8

12. Ottesen, S., (1978) The influence of thoracic epidural analgesia on the circulation at rest and during physical exercise in man. Acta Anaesth. Scand. 22:537
13. MacCarthy, G. S., (1976) The effect of thoracic extradural analgesia on pulmonary gas distribution, functional residual capacity and airway closure. Brit. J. Anaesth. 48:234
14. Sjörgen, S., Wright, B., (1972) Respiratory changes during continuous epidural blockade. Acta Anaesth. Scand. 16:27
15. Takasaki, M., Takahashi, T., (1980 Respiratory function during cervical and thoracic extradural analgesia in patiens with normal lungs. Brit. J. Anaesth. 52: 1271
16. Dohi, S., Takeshima, R., Naito, H., (1986) Ventilatory and circulatory responses to carbon dioxide and high level sympathectomy induced by epidural blockade in awake humans. Anesth. Analg. 65:9
17. Aitkenhead, A. R., Wishart, H. Y., Peebles Brown, D. A., (1978) High spinal nerve block for large bowel anastomosis. Brit. J. Anaesth. 50:177
18. Gelman, S., Feigenberg, Z., Dintzman, M., Levy, E., (1977) Electroenterography after cholecystectomy. The role of high epidural analgesia. Arch. Surg. 112:580

# Spinalanästhesie

## Claude Saint-Maurice

Die ersten Spinalanästhesien (3) wurden im Kapitel über die Geschichte der Lokalanästhesie beschrieben. Die Spinalanästhesie bei Kindern fand dann bis zum Beginn 60er Jahre auch eine ziemlich allgemeine Verbreitung (9, 10), doch geriet die Technik mit dem Aufkommen der neuen volatilen Anästhetika, insbesondere des Halothans, und mit dem Aufkommen der Muskelrelaxantien zunehmend in Vergessenheit. Nach Aussage der meisten Autoren bestand der Hauptnachteil darin, daß es praktisch unmöglich war, ein ausreichend kooperatives Kind zu haben, ohne irgend eine Form von Allgemeinanästhesie anzuwenden, eingeleitet durch ein Inhalationsanästhetikum oder eine intravenös oder rektal zu gebende Substanz.

In letzter Zeit haben einige Anästhesisten sich erneut für die praktische Anwendung dieser Technik bei Kindern interessiert (1, 4, 8, 12, 17, 19).

Bevor wir uns mit den Indikationen, Vor- und Nachteilen der Spinalanästhesie bei Kindern befassen, wollen wir uns mit der Technik und der Dosierung beschäftigen, besonders im Hinblick darauf, inwieweit sich Unterschiede zum Erwachsenen ergeben.

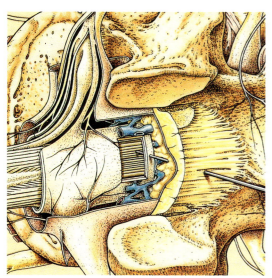

*Abb. 76. Spinalanästhesie.*

## Ausrüstung, Material

Die Technik unterscheidet sich nur wenig von der beim Erwachsenen (7), mit Ausnahme des Instrumentariums. Die Nadeln sollten kürzer sein (3,5 bis 5 cm) als bei Erwachsenen, bei einem Durchmesser von 22 Gauge bis 26 Gauge. Solche Nadeln werden von verschiedenen Herstellern angeboten: Everett in England, Vygon in Frankreich, Braun und Pajunk in Deutschland, sowie Sherwood und Becton-Dickinson in den Vereinigten Staaten. Manche Anästhesisten nehmen die inneren Metallnadeln kurzer Plastikkanülen (4), so enthält die 24 Gauge-Kanüle der Firma Deseret eine 27 Gauge-Nadel, was eine Reihe von Vorzügen bietet: das System hat eine ausgezeichnete Steifigkeit und gutes Penetrationsvermögen, der Liquor ist sofort sichtbar wenn er zurückfließt, da der Nadelschaft aus transparentem Plastik besteht, und die Länge der Nadel ist ideal für den Einsatz bei Säuglingen (4). Ein Nachteil hierbei ist, daß die Nadel natürlich keinen Mandrin hat, doch ist dies kein Problem, wenn man die Spritze zur Injektion bereitliegen hat, so daß ein unnötiger Liquorverlust vermieden wird.

Man kann zwei Arten von Glasspritzen nehmen: die 2 ml-Größe mit einem Luer-Lock-Ansatz, bei der ein Teilstrich 0,1 ml entspricht, sowie die 1 ml-Insulinspritze, die genauer ist, da jeder Teilstrich einem Volumen von 0,025 ml entspricht. Letzteres ist vor allem bei Säuglingen besonders nützlich, da hier das Liquorvolumen in der Spritze von Bedeutung ist, und beim Aufziehen der Dosis mit einberechnet werden muß, was zwischen 0,01 und 0,1 ml ausmacht, je nach verwendetem Nadeltyp.

## Technik

Wenn eine Prämedikation als notwendig erachtet wird, wird diese üblicherweise rektal gegeben (16) und besteht aus Atropin und, bei Kindern über 6 Monaten, einem Benzodiazepin. Die so prämedizierten Kindern werden in Narkose versetzt, wie bereits an anderer Stelle beschrieben. Neugeborene und Säuglinge bis zu 3 Monaten brauchen keine Allgemeinanästhesie. Das Kind wird in eine Seitenlagerung gebracht, wobei die zu operierende Seite unten liegt, doch kann man bei Neugeborenen und Säuglingen bis zu 3 Monaten auch die sitzende Position vorziehen (Abb. 77). Das methodisch-technische Vorgehen bei der Punktion unterscheidet sich in keiner Weise vom entsprechenden Verfahren beim Erwachsenen, es ist aufgrund der Flexibilität der kindlichen Wirbelsäule und aufgrund des anatomisch leichten Zugangs zum Intervertebralraum sogar technisch einfacher. Man sollte sich vor der Punktion davon überzeugen, daß das Kind in einer strikt lateralen Lagerung gehalten wird, damit der Rücken auch in der Vertikalen steht. Die Nadel sollte sodann genau parallel zum Tisch eingeführt werden, wenn dies so geschieht, hat man die hauptsächliche Ursache von Fehlpunktionen der Dura vermieden.

Die Punktion wird bei Kindern von über einem Jahr in der Mittellinie im L3/4-Zwischenraum vorgenommen, und bei Säuglingen in Höhe L4/5, da in

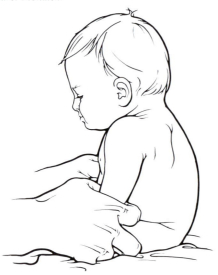

*Abb. 77. Sitzende Position bei Säuglingen im Alter von unter drei Monaten.*

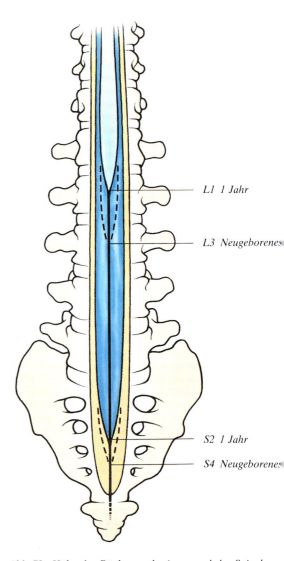

*Abb. 78. Höhe des Rückenmarksniveau und des Spinalkanals bei Neugeborenen und Kindern im Alter von 1 Jahr.*

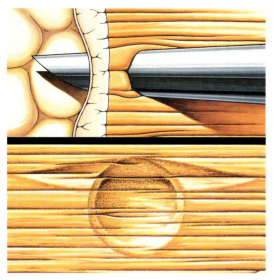
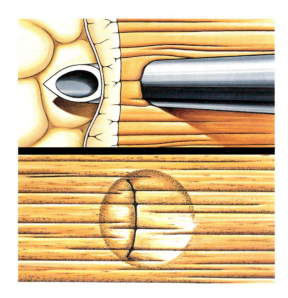

*Abb. 79. Wird die Nadel so eingeführt, daß der Schliff parallel zu den Fasern steht, dann werden diese eher auseinandergedrängt als durchschnitten.*

dieser Altersgruppe das Rückenmark bis zum dritten Lendenwirbel hinunterreichen kann. Selbst bei Verwendung von 26 Gauge-Nadeln braucht man keine Einführ- bzw. Stanz-Nadel, da die kindliche Haut leicht zu durchstechen ist, doch wenn man eine solche Stanznadel nimmt, umgeht man damit sicher das Risiko, etwas von der Desinfektionslösung mit in den Subarachnoidalraum zu verschleppen.

Der Nadelschliff wird lateral gehalten, parallel zu den Fasern, so daß diese eher auseinandergedrängt (Abb. 79) als durchtrennt werden, was zu einem minimal kleinen Loch führt.

Abajian (1) schlägt vor, bei Kindern besser auf eine Aspiration von Liquor zu verzichten, so daß die kleine Menge von Lokalanästhetikum nicht noch verdünnt wird. Die Injektion sollte langsam erfolgen, nicht unter 20 Sekunden. Aus Sicherheitsgründen sollte die Spritze nur exakt das zu injizierende Volumen an Lokalanästhetikum enthalten und nicht mehr.

Nachdem die Nadel zurückgezogen ist, wird das Kind, wenn man eine beidseitige Anästhesie braucht, auf den Rücken gedreht. Wenn man eine hyperbare Lösung genommen hat, werden Kopf und Thorax leicht angehoben (um etwa 15–20 Grad), doch bleibt das Kind bei Verwendung einer isobaren Lösung völlig flach liegen. Wenn eine einseitige Anästhesie gewünscht wird, behält man nach der Injektion einer hyperbaren Lösung die Seitenlage noch für gut eine Minute bei. Die Erfahrung hat gezeigt, daß dies eine effektive Lateralisierung des Blocks bewirkt.

Bei Säuglingen dauert es nur 2 Minuten, bis die Blockade wirkt (1), und ältere Kinder fand der Autor nach 5 Minuten operationsfähig, da innerhalb dieser Zeit die maximale Analgesieausbreitung bereits erreicht war.

## Abstand Haut-Subarachnoidalraum

Der Autor hat bei 23 Kindern im Alter von einem bis neun Jahren zum Zeitpunkt der Injektion des Lokalanästhetikums die Tiefe der Nadel gemessen. Es ist zu erwähnen, daß sich keine Korrelation der Stichtiefe mit Alter, Körpergröße oder Gewicht findet. Dies läßt sich einfach erklären: durch die fehlende Präzision der Messung, im Gegensatz zur Messung beim Epiduralraum, wo der Endpunkt sehr präzise bestimmbar und der Raum nur wenige Millimeter tief ist. Trotzdem liegen die Werte für die Stichtiefe zwischen 17 und 40 mm, was die Ansicht unterstreicht, daß pädiatrische Spinalnadeln eine Länge von 4,5–5 cm nicht überschreiten sollten. Der Einsatz kurzer Nadeln erlaubt ein präziseres Arbeiten und man ist sicher, einen minimalen Totraum zu haben, was ein wichtiger Punkt bei Säuglingen ist, wo kleinste Volumina des Lokalanästhetikums injiziert werden.

## Medikamente und ihre Dosierung

Von all den verschiedenen Substanzen, die beim Erwachsenen zur Spinalanästhesie eingesetzt wurden, wurden nur Tetracain, Lidocain, Bupivacain und Nupercain bei Kindern übernommen, wobei die Wahl zwischen hypobarer und hyperbarer Lösung besteht.

### Hypobare Lösungen

Für beide unten beschriebenen hypobaren Lösungen wird das prämedizierte Kind in eine sitzende Position gebracht und ein Lachgas-Sauerstoffgemisch (70% $N_2O$) verabreicht. Nach Beendigung der Injektion wird die sitzende Position noch für einen Zeitraum beibehalten, der in Sekunden ausgedrückt der Wirbelsäulenlänge vom vierten Lendenwirbel bis zum Dornfortsatz des siebten Halswirbels in Zentimetern entspricht. Die Notwendigkeit, das Kind unter Inhalationsanästhesie in sitzender Position zu halten, ist ein Haupt-Nachteil dieser Methode, auch wenn man bei Gabe von Ketamin (iv oder im) mit weniger Aufwand dasselbe erreichen kann. Zudem aber ist die etwas komplizierte Berechnungsweise der Zeit, die das Kind nach der Injektion noch sitzen muß, doch recht wenig überzeugend. Auf der anderen Seite aber ist das hierbei angewandte Berechnungsschema von 0,5 ml Lösungsvolumen pro Lebensjahr eher genauer als die Formeln bei hyperbarer Lösung.

**Tetracain:** Slater und Stephen (18) haben hypobares Tetracain benutzt. Die Lösung wird hergestellt, indem man 20 mg kristallines Tetracain in 20 ml zweifach-destilliertem Wasser auflöst, was eine 0,1%ige Lösung ergibt, d. h.: 1 mg Substanz pro 1 ml Lösung. Die übliche Dosis ist – wie oben erwähnt – 0,5 ml (= 0,5 mg) pro Lebensjahr.

Blaise (4) schlägt eine 1%ige Lösung (10 mg pro ml) isobaren Tetracains vor, doch ist diese Konzentration für die pädiatrische Anästhesie wenig geeignet, da das für Säuglinge und selbst das für kleine Kinder benötigte Volumen sehr klein ist, und der Autor gibt selbst zu, daß er mit Volumina von unter 0,2 ml keine zuverlässige Anästhesie mehr bekommen kann.

Zudem ist bekannt, daß bei subarachnoidaler Injektion die Effektivität von Tetracain vermindert ist, wenn die Konzentration 0,5% überschreitet.

**Cinchocain (Nupercain):** Leigh (11) hat als erster hypobares Nupercain in einer Konzentration von 1:1500 (= 0,067%) für Abdominaleingriffe bei Kindern eingesetzt. Wenn man die Zytotoxizität der Substanz zusammen mit den Schwierigkeiten, die aus einer Inhalationsanästhesie bei sitzendem Kind erwachsen, mit in das Kalkül einbezieht, dann kann die Verwendung von hypobarem Nupercain nicht empfohlen werden.

### Hyperbare Lösungen

**Amethocain (Tetracain):** Die bei Erwachsenen allgemein verwendete Lösung ist 1%ig, wobei 20 mg Tetracain in 2 ml zweifach-destilliertem Wasser gelöst werden (15). Bei Kindern wird diese Lösung dann mit einem gleichen Volumen von 10%iger Glukose verdünnt, was schließlich einer Konzentration von 0,5% Tetracain in 5% Glukose entspricht.

Die Dosis für eine Anästhesie bis T7–T10 beträgt bei Säuglingen von bis zu 5 kg KG 0,40 bis 0,50 mg/kg, für Kinder zwischen 5 und 15 kg KG 0,30 bis 0,40 mg/kg und für Kinder über 15 kg KG 0,25 bis 0,30 mg/kg.

**Cinchocain (Nupercain):** Som (19) benutzt eine 1:200 Lösung (= 0,5%, oder 5 mg/ml) in Glukose 6%, er ist jedoch bezüglich der Dosierungsempfehlungen nicht sehr präzise. Bei einem Kind von 9 kg ergibt eine Dosis von 0,625 mg eine Anästhesie bis L1, eine Dosis von 0,95 mg reicht bis T10 und eine von 1,25 mg bis T7.

Kinder die leichter oder schwerer als 9 kg sind, bekommen eine dem entsprechende Dosis, d. h.: die doppelte Dosis bei 18 kg und eine dreifache Dosis bei 27 kg. Hyperbares Nupercain ist heutzutage schwer – wenn überhaupt – zu erhalten.

**Tetracain-Procain-Mischung:** Berkowitz und Greene (5) haben eine leicht hyperbare Lösung vorgeschlagen, die man erhält, indem man mit Liquor als Lösungsmittel eine 5%ige Procainlösung herstellt, welche dann mit einem gleichen Volumen einer 1%igen Tetracainlösung verdünnt wird. Diese Mixtur enthält somit Tetracain 0,5% und Procain 2,5%, was einen schnelleren Wirkeintritt der Analgesie ergibt. Die Dosierung der Mixtur basiert auf dem Tetracainanteil: 0,1 mg pro Pfund (= pound!) Körpergewicht oder 1 mg pro Lebensjahr.

Mit der Herstellung einer solchen Lösung sind ganz offensichtlich Schwierigkeiten und Sterilitätsprobleme verbunden, und auch noch andere Nachteile. Die empfohlene Dosierung ist unpräzise, da sie bei einem Kind von – sagen wir – einem Jahr zwischen 1 und 2 mg schwanken kann; die Lösung ist am Rande der Isobarizität; und zudem ist Procain heute nur noch als Lösung zu erhalten. Die meisten Anästhesisten ziehen deshalb eine 0,5%ige Tetracainlösung in Glukose 5% vor, da dies einfacher und sicherer herzustellen ist.

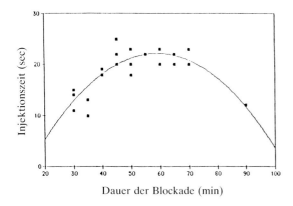

*Abb. 80. Beziehung zwischen Injektionsgeschwindigkeit und Dauer der Blockade. Saint-Maurice C., Landais A. Persönliche Daten.*

**Lidocain:** Das hyperbare Lidocain kann bei Kindern eingesetzt werden, doch muß man einen Vasokonstriktor zusetzen, wie z. B. Adrenalin 1:200.000, um die Wirkdauer zu verlängern. Melman empfiehlt eine Dosis von 1,5 bis 2,5 mg/kg, wobei mit letzterer Dosis eine Anästhesiehöhe von T6 erreicht wird (13).

**Bupivacain:** Der Autor dieses Kapitels hat hyperbares Bupivacain 0,5% in Glukose 8% bei gleicher Dosierung eingesetzt, wie oben für das hyperbare Tetracain 0,5% angegeben, und dabei bezüglich der Wirkdauer keinen statistischen Unterschied zwischen den beiden Substanzen gefunden.

### Vasokonstriktorzusätze

Wie oben bereits beim Lidocain erwähnt, braucht man Vasokonstriktoren, um die Wirkdauer der Spinalanästhesie zu verlängern, welche bei Kindern kürzer ist als bei Erwachsenen. Abajian hat gezeigt, daß der Zusatz von 0,01 mg Adrenalin die Analgesiedauer bei Kindern um 32% verlängern kann (1). Auch niedrigere Konzentrationen können bereits reichen, was Melman auch empfiehlt. Der Autor dieses Kapitels fand, daß der Zusatz von Phenylephrin in einer minimalen Konzentration von 1 : 25 000 die Wirkdauer der Analgesie von 46,4 Minuten (± 12,9) auf 70,55 Minuten (± 20,53) verlängert.

## Dosis und Wirkdauer

Wenn die empfohlenen Dosierungen der Lokalanästhetika als hoch erscheinen, insbesondere bei Neugeborenen und Säuglingen, dann sollte man sich klar machen, daß beim Kind das Liquorvolumen relativ gesehen zwei mal so groß ist wie beim Erwachsenen: der Säugling hat etwa 4 ml/kg Liquor gegenüber 2 ml/kg bei Erwachsenen, und die Hälfte dieses Volumen befindet sich im spinalen Anteil des Subarachnoidalraumes. Daher beträgt die Konzentration von in den Liquorraum injiziertem hyperbaren Tetracain bei einem 10 kg schweren Säugling, wenn 0,25 mg/kg (= 2,5 mg) gegeben wurden, etwa 0,0625 mg/ml. Die gleiche Konzentration würde bei einem Erwachsenen von 70 kg etwa 3,5 mg, einer sehr geringen Dosis, entsprechen. Von daher erklärt sich, weshalb Harnik für Neugeborene von 2–3 kg KG eine Durchschnittsdosis von 0,41 mg/kg angibt (8), und in der Tat ist dies gelegentlich eine zu niedrige Dosis.

Die kurze Dauer der Analgesie ist sehr überraschend und beruht wahrscheinlich auf einer schnelleren Absorption aufgrund der ausgeprägteren Vaskularisation, und nicht dem im Vergleich zum Erwachsenen größeren Diffusionsraum.

Schießlich soll noch auf die Bedeutung der Injektionsgeschwindigkeit in Bezug auf die Wirkdauer hingewiesen werden. Eine schnelle Injektion führt zu einer weiteren Diffusion der Lösung, und so zu einer kürzer dauernden Blockade. Die Injektion sollte wenigstens 20 Sekunden dauern, daher sind bei kleinen Kindern die Insulinspritzen von Vorteil (Abb. 80).

## Anästhesieausbreitung

Die Anästhesie breitet sich sehr schnell innerhalb von 2 bis 4 Minuten aus, was beim wachen Kind leicht an der Paralyse der unteren Extremität erkannt werden kann. Das tatsächlich erreichte Blokkadeniveau dagegen ist sehr viel schwerer zu bestimmen, und letztlich zeigt nur das Tolerieren des chirurgischen Reizes an, daß zumindest die das Operationsfeld versorgenden Dermatome blockiert sind. Es mag möglich sein, die Blockadehöhe mit der Nadelspitze herauszubekommen, oder indem man auf Zeichen der Interkostalparalyse achtet, die sichtbar werden, wenn der Block T5 erreicht. Ebenso kann eine Regression der Blockade durch einen Anstieg von Herzfrequenz und Blutdruck angezeigt und später durch erste Bewegungen der Beine bestätigt werden, doch ist die Bestimmung der Blockadehöhe während der Operation sehr ungenau.

Andererseits kann das Blockadeniveau nach der Operation leicht festgestellt werden, indem man mit Eis die Kältereaktion testet. Der Autor hat diese Methode verwendet, und dabei herausgefunden, daß es möglich ist, vom Augenblick an wo die Kältesensation die thorakalen Segmente nicht mehr betrifft, die Rückkehr der Bewegungsfähigkeit der unteren Extremität vorherzusagen.

Dies macht die Technik jedoch nicht geeignet für die ambulante bzw. «Tages»-Chirurgie, da einige Probleme und sogar Komplikationen erst nach 24 Stunden offensichtlich werden, und man sollte daher die Kinder mindestens einen Tag stationär behalten.

## Schwierigkeiten und Zwischenfälle

Die Erfahrungen mit Spinalanästhesien bei Kindern sind immer noch beschränkt, und obwohl die Technik bei Erwachsenen in großer Zahl angewandt wird, wird sie bei Kindern in der Praxis weniger eingesetzt als Kaudal- und Epiduralanästhesie. Dies erklärt sicherlich die Tatsache, daß es keine Daten über Zwischenfälle gibt, doch gibt es keinen einsichtigen Grund, warum ein Kind gegen die bei Erwachsenen zu beobachtenden Komplikationen «immun» sein sollte. Die einzige Ausnahme hiervon, darin sind sich alle Autoren einig, besteht in der kardiovaskulären Stabilität, die man bei Kindern unter Spinalanästhesie, wie auch bei den anderen Blockadetechniken immer wieder findet, und die auf die weniger ausgeprägte motorische Blockade zurückgeführt wird.

Trotzdem sollte man auch bei Kindern eine zu frühe Mobilisation vermeiden, damit es nicht beim Aufstehen zu einer Synkope kommt. Selbstverständlich kann eine (zu) hohe Ausbreitung der Spinalanästhesie zu einem Blutdruckabfall führen.

Das Hauptrisiko besteht im Verschleppen einer Infektion in den Subarachnoidalraum, was durch strikt aseptisches Vorgehen vermieden werden sollte. Man soll jedoch auch darauf achten, daß nicht durch Verschleppen von Desinfektionsmittel über die Spinalnadel in den Subarachnoidalraum eine chemische Reizung ausgelöst wird.

Das Unvermögen die Dura zu punktieren und Liquor zu bekommen reflektiert die Unerfahrenheit des Anästhesisten mit der Technik, da der Zugang zum Subarachnoidalraum normalerweise sehr einfach ist. Die häufigste Schwierigkeit besteht darin, keine ausreichende Blockade zu bekommen, was sich in einer inadäquaten Höhe der Analgesie zeigen kann, entweder gleich von Beginn an, oder erst bei Ende der Operation, wenn der Eingriff sich verzögert hat oder zu lange dauert. Das Problem kann häufig dadurch überspielt werden, daß man mit einer Infiltrationsanästhesie komplettiert, die inhalatorische Komponente verstärkt oder mit Ketamin supplementiert. Wenn man Zweifel hat, ob das Lokalanästhetikum lange genug wirken wird, sollte man Adrenalin zusetzen.

Das zweithäufigste Problem ist der Kopfschmerz, doch ist es schwierig, seine Häufigkeit genau anzugeben. Der Durchmesser der Nadel spielt wie beim Erwachsenen eine wichtige Rolle. Blaise (4) berichtet über Kopfschmerzen bei einem zweijährigen Kind, bei dem eine 23 Gauge-Nadel verwendet wurde. Der Autor dieses Kapitels konnte zwei Fälle von Kopfschmerz in einer Serie von 22 Kindern im Alter von 3 bis 8 Jahren beobachten, bei denen 22 Gauge-Nadeln genommen wurden.

Als jedoch die Nadelgröße auf 24, 25 und 26 Gauge reduziert wurde, wurde bei einer Serie von 60 Kindern im Alter von 2 bis 8 Jahren kein Fall von Kopfschmerz mehr beobachtet. Es ist klar, daß das Zahlenmaterial aus solch kleinen Gruppen nur Trendhinweise geben kann, jedoch keine genaue Häufigkeit dieser Komplikation.

Zuletzt soll noch auf zwei Apnoefälle hingewiesen werden, die Harnik und Mitarbeiter (8) beobachtet haben, wobei es sich um «Frühchen» mit kindlichem Atemnotsyndrom handelte. Der eine Säugling hörte nach der Gabe von Tetracain auf zu atmen, obwohl es keinen Hinweis auf eine extensive Ausbreitung der Blockade gab. Im anderen Fall hatte ein schon größeres frühgeborenes Baby 8 Stunden nach der Blockade bei einer Temperatur von 34,2 Grad einen Apnoeanfall. Soweit dem Autor bekannt, gibt es keine weiteren in der Literatur beschriebenen Fälle.

Zusammenfassend soll unterstrichen werden, daß ein Kind nicht «immun» ist gegen die Komplikationen, die bei Erwachsenen vorkommen, und daß daher der Standard der Überwachung hoch sein sollte.

## Vorteile

Keine andere Technik kann mit einem so kleinen Volumen Lokalanästhetikum eine so ausgedehnte Anästhesie erzeugen. Eine spinale Blockade ist einfach durchzuführen und ergibt eine ausgezeichnete Muskelrelaxation, so daß man bei Neugeborenen und kleinen Säuglingen auf eine Allgemeinanästhesie verzichten kann. Das kardiovaskuläre System der Kinder, zumindest bis zum Alter von 8 Jahren (14) bleibt unter Spinalanästhesie sehr stabil.

## Nachteile

Verschiedene Autoren (1, 2, 12) haben auf die kurze Wirkdauer, selbst bei Zusatz von Adrenalin, als den hauptsächlichen Nachteil hingewiesen. In dieser Hinsicht unterscheidet sich das Verhalten der Kinder unter Spinalanästhesie von dem Erwachsener, und man kann von einer Spinalanästhesie auch keine längere postoperative Analgesie erwarten. Das Kopfschmerzrisiko darf nicht überbewertet werden, da man seine Häufigkeit durch eine vernünftige Technik und den Einsatz dünner Nadeln reduzieren kann.

## Indikationen

Die Spinalanästhesie hat sicherlich ihren Platz im Rahmen der Kinderregionalanästhesie. Sie kann vorteilhaft bei kurzdauernden Eingriffen von bis zu 45 Minuten, bei Adrenalinzusatz bis zu 60 Minuten, für Operationen unterhalb des Nabels eingesetzt werden.

Sie ist somit geeignet für abdominelle Eingriffe wie die Appendektomie und inguinale Herniotomie, sowie für Eingriffe am äußeren Genitale und an der unteren Extremität. Die Altersgruppe, die den meisten Nutzen aus dieser Technik zieht, sind die Neugeborenen und jungen Frühgeborenen, die am kindlichen Atemnotsyndrom gelitten haben, und bei denen bekanntlich nach Allgemeinanästhesien die Gefahr von postoperativen Apnoeattacken besteht. Die vollständige Paralyse der unteren Extremität durch die Spinalanästhesie erleichtert den Umgang mit diesen Säuglingen auf dem Operationstisch, ohne daß man eine Allgemeinanästhesie geben muß.

Schließlich ist die Spinalanästhesie ein sicheres und billiges Verfahren, dem damit zusammen mit anderen Techniken der Regionalanästhesie möglicherweise eine Rolle in Ländern zukommt, in denen der Ausrüstungsstandard in der Anästhesie noch weit unter dem liegt, dessen wir uns in den entwickelteren Ländern erfreuen.

## Kontraindikationen

Die Kontraindikationen kann man in zwei Gruppen unterteilen: die allgemeinen Kontraindikationen, die an anderer Stelle in diesem Buch abgehandelt sind und sich auf Septikämie, Bakteriämie und Koagulopathie beziehen, sowie die lokalen Kontraindikationen, wie Infektionen im Bereich der Einstichstelle, die die Haut, die Muskulatur oder die Wirbel betreffen können.

## Literatur

1. Abajian, J. C., Mellish, P. W. I., Browne, A. E., Perkins, F. M., Lambert, D. H., Mazuzian, J. E., (1984) Spinal anesthesia for the high risk infant. Anesth. Analg. 63:359
2. Armitage, E. N., (1985) Regional anaesthesia in Paediatrics. Clinics in Anaesthesiology 3:553
3. Bainbridge, w. S., (1901), Report 712. Operations on infants and young children under spinal anaesthesia. Arch. Pediatr. 18:510
4. Blaise, G., (1984) Spinal anesthesia in children. Anesth. Analg. 63:1139
5. Berkowitz, S., Greene, B. A., (1951) Spinal anesthesia in children. Report based on 350 patients under 13 years of age. Anesthesiology 12, 3:376
6. Calvert, D. G., (1966) Direct spinal anesthesia for repair of myelomeningocoele. B J A 2, 5505:86
7. Etherington-Wilson (1945) Spinal anaesthesia in the very young and further observations. Pr. Roy Soc. Med. 38:109
8. Harnik, E. V., Hoy, G. R., Potolicchio, S., Steward, D. J., Siegelman, R. E., (1986) Spinal anesthesia in premature infants recovering from respiratory distress syndrome. Anesthesiology 64:95
9. Junkin, C. I., (1933) Spinal anesthesia in children. Canad. Med. Am. J. 28:51
10. Leigh, M. D., Belton, M. K., (1960) Pediatr. Anesth. New York – The MacMillan Co
11. Leigh, M. D., (1943) Spinal anesthesia in infants and children. Int Anesthesiology Clinics 1–3, Boston, Little, Brown and Co.
12. Mathew, J. I., Moreno, L., (1984) Spinal anesthesia for high risk neonates. Anesth. Analg. 63:782
13. Melman, E., Penuelas, J., Marrufo, J., (1975) Regional anesthesia in children. Current Researches 54:387
14. Murat, I., Delleur, M. M., Esteve, C., Egu, J. F., Raynaud, P., Saint-Maurice, C. I., (1987) Continuous epidural anaesthesia in children: clinical and haemodynamic implications. Br. J. Anaesth. 59:1441
15. Saint-Maurice, C. I. Rachianesthesie. Encycl Med Chir Paris, Anesthésie-Réanimation, 4-2-09, Fasc 36324 A10:1
16. Saint-Maurice, C. I., Egu, J. F., Lepaul, M., Berg a et J. P. Loose., (1985) La préparation de l'enfant à l'anesthésie générale – JEPU Anesthésie-Réanimation – Arnette, Paris
17. Schulte Steinberg, O., (1988) Neural blockade for peidatric surgery in Neural blockade in Clinical Anesthesia and Pain Management. M. J. Cousins, and P. O. Bridenbaugh Lippincott – Philadelphia
18. Slater, H. M., Stephen, C. R., (1950) Hypobaric pontocaine spinal anesthesia in children. Anesthesiology 11, 6:709
19. Som, M. M., (1984) Spinal anesthesia in Pediatrics Indian. J. Anaesth. 12, 1:86
20. Weisman, L. E., Merenstein, G. B., Steenbarger, Jr., (1983) The effect of lumbar puncture position in sick neonates. Am. J. Dis. Child 137:107

# Periphere Nervblockaden

## Einleitung

Ottheinz Schulte Steinberg

Anatomie und allgemeine Prinzipien der peripheren Nervblockaden sind bei Kindern und Erwachsenen dieselben. Unverzichtbare Voraussetzung ist eine klare Vorstellung der regionalen Anatomie, insbesondere der Faszien, Aponeurosen und Muskelschichten. Diese können mit Hilfe einer kurzgeschliffenen Nadel leicht identifiziert werden, und hierdurch kann der Anästhesist die Tiefe richtig einschätzen und ein Depot des Lokalanästhetikum in der richtigen Gewebsschicht rund um den Nerven setzen. Da die (Stich-)Tiefe der mit dem Alter am meisten variierende Parameter ist, sind diese anatomischen Markierungsstrukturen so wichtig, wenn man Blockaden bei Kindern durchführen will. Der elektrische Nervstimulator ist ebenfalls ein wichtiges Hilfsmittel, wenn ein Kind in Allgemeinanästhesie blockiert wird und somit nicht selber anzeigen kann, daß die Nadel in der Nähe des Nerven ist. Die neueren Geräte arbeiten mit geringeren Stromstärken und ultra-kurzen Stromstößen, und führen, wenn die Nadelspitze sehr nah am Nerv ist, nur zu einer motorischen Antwort ohne Parästhesie. Diese Geräte können sich als hilfreich erweisen beim Vermeiden von Nervenverletzungen durch das Nadeltrauma.

Die Nerven der Neugeborenen und Säuglinge sind noch unvollständig myelinisiert und die der Kinder sind noch relativ dünn. Daher penetrieren die Lokalanästhetika selbst die dickeren Nerven ziemlich rasch, und eine kleine Dosis einer vergleichsweise niedrig konzentrierten Lösung führt schon zu einer adäquaten Blockade.

Für langdauernde Eingriffe und zur postoperativen Analgesie braucht man langwirkende Lokalanästhetika, während man für ambulante Patienten möglicherweise kürzer wirkende Substanzen bevorzugt. Bei Blockaden der großen Nerven, wie des N.ischiadicus und des Plexus brachialis, braucht man größere Volumina (bei beiden Blockaden dasselbe Volumen), doch muß man dann genau auf die Maximaldosis achten, insbesondere wenn diese Blockaden mit anderen Regionalanästhesien kombiniert werden. Das Wichtigste zum Erreichen der Nerven ist die Gabe eines ausreichenden Volumens, wobei das Lokalanästhetikum verdünnt werden kann, wenn die Maximaldosis bereits erreicht ist.

Die gebräuchlichen Lokalanästhetika sind 2%iges 2-Chloroprocain, Lidocain und Mepivacain als 0,7 oder 1%ige Lösung, sowie Bupivacain 0,19–0,25%. Die 0,19%ige Lösung stellt man her, indem man drei Teile Bupivacain 0,25% mit einem Teil Wasser oder Kochsalz verdünnt.

# Blockaden der oberen Extremität

Ottheinz Schulte Steinberg

## Vorbemerkungen

Wenn eine Blockade bei Kindern durchgeführt werden soll, kommt es eher vor, daß man nach der Prämedikation noch eine leichte Allgemeinanästhesie einleitet, und dann wird der Plexus mit Hilfe des Nervstimulators lokalisiert. In manchen Fällen jedoch, wie z. B. nach einer Fraktur, kann ein waches Kind die den Schmerz dann nehmende Blockade durchaus tolerieren. Blockaden der oberen Extremität können auch dann bei wachem Kind durchgeführt werden, wenn dieses kooperativ, verständig und alt genug ist; in diesen Fällen gibt man eine leichte Prämedikation mit Benzodiazepinen. Das Kind kann mithelfen, indem es auf Parästhesien achtet, doch ist dies bei den modernen Nervstimulatoren nicht mehr nötig.

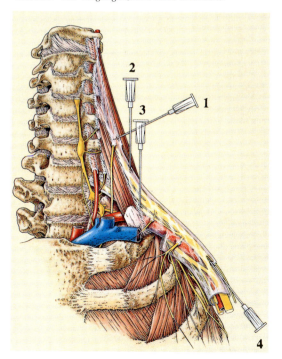

Abb. 81. Vier Zugänge zum Plexus brachialis.

## Anatomie

Der Plexus brachialis entspringt den ventralen Ästen von C5 bis T1, wobei auch aus C4 und T2 noch Fasern in den Plexus einstrahlen. Die Nervenwurzeln gelangen in einen Faszienraum zwischen den Mm. scaleni anterior et medius, den sogenannten interskalenären Raum. Die den Plexus umgebende Faszienhülle erstreckt sich von den Processus transversi der Halswirbel bis hin zur Axilla. In ihrem distalen Verlauf bilden die Ursprungsfasern den oberen, medialen und unteren Truncus, medial und vorn von der Arteria subclavia begleitet. Hinter dem Schlüsselbein teilen sich die Trunci auf in einen anterioren und posterioren Teil, die zusammen mit der Arterie über die erste Rippe ziehen und im Bereich des distalen Teils der Arterie sich wieder vereinen, um die drei Faszikel zu bilden (Fasc. post., lat. et med.), aus welchen dann die Nerven entspringen, die die Außenseite des Oberarms, das Schultergelenk, den Unterarm und die Hand versorgen. Die Oberarminnenseite wird von Fasern aus T2 versorgt, die normalerweise nicht zum Plexus brachialis gehören. Die Haut von Schulter und Supraklavikularregion wird vom Plexus cervicalis (C3–4) versorgt.

Der Plexus brachialis kann auf 4 Wegen erreicht werden (Abb. 81):
1. Interskalenäre Zugangswege nach Winnie (1) und Miranda (2)
2. Subklavia-Perivaskulärer Zugang nach Winnie (1)
3. Supraklavikulärer Zugang nach Fortin (3)
   Diese Zugänge liegen im Bereich der Wurzeln und Trunci.
4. Axillärer Zugang

Hier verlassen die Einzelnerven die neuromuskuläre Hülle, von der sie distal begleitet wurden, und gruppieren sich nun um die Arteria axillaris, wobei die Nn. medianus und musculocutaneus oberhalb, der N. ulnaris medial und der N. radialis dahinter zu liegen kommen. Wichtig ist hierbei, zu wissen, daß der N. musculocutaneus die Faszienhülle bereits in Höhe des Processus coracoideus verläßt und bei einer axillären Blockade möglicherweise nicht mit blockiert wird.

## Indikationen

Von den oben genannten Techniken ist der axilläre Zugang der bei Kindern bevorzugte. Man sollte jedoch den jeweiligen Zugangsweg im Hinblick auf die durchzuführende Operation auswählen, und von daher sollte der Anästhesist sich bei Eingriffen an Unterarm und Oberarmaußenseite, sowie bei Schulterrepositionen für eine der ersten drei Techniken entscheiden. Wenn man zusätzlich noch den Plexus cervicalis superficialis blockiert, sowie die vom N. intercostobrachialis und N. cutaneus brachii medialis (ulnaris) versorgten Hautareale subkutan infiltriert, ist es sogar möglich, für eine für offene Schultereingriffe adäquate Anästhesie zu sorgen.

Der axilläre Zugang ist indiziert bei Eingriffen an der Medialseite des Unterarms und für Operationen an der Hand. Er ist jedoch der Zugang mit der höchsten Versagerquote, da der N. musculocutaneus, der die Radialseite des Unterarms und die Daumenbasis mitversorgt, nicht immer blockiert werden kann.

## Kontraindikationen

Es gelten die bei Regionalanästhesien allgemein üblichen Kontraindikationen. Eine kontralaterale Parese von N. phrenicus oder des N. recurrens sind Kontraindikationen für die interskalenären und supraklavikulären Zugänge, da es bei einer Anästhesie der ipsilateralen Nerven zu einer bilateralen Parese kommen würde. Beim supraklavikulären Zugang besteht aufgrund der Nähe zur A. subclavia ein gewisses Blutungsrisiko, daher ist es hier besonders wichtig, eine Blutungsneigung auszuschließen. Ebenso besteht hier ein Pneumothoraxrisiko und ein schon bestehender kontralateraler Pneumothorax stellt eine Kontraindikation dar.

Der axilläre Zugang ist kontraindiziert, wenn der Arm nicht bis zu 90 Grad abduziert werden kann, da es dann unmöglich sein kann, die Anatomie korrekt zu palpieren und die Nadel richtig einzuführen. Infizierte axilläre Drüsen stellen ebenfalls eine Kontraindikation dar.

## Material

Eine oder zwei 20 ml-Spritzen, ein Verlängerungsschlauch (Abb. 82), eine kurzgeschliffene 23 Gauge-Nadel, eine 25 Gauge-Nadel zur lokalen Infiltration und einen Nervstimulator mit Anschlußzubehör sollte man jeweils zur Verfügung haben, doch braucht man nicht für jeden Block alles.

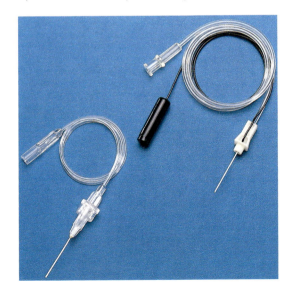

*Abb. 82. «Immobile Nadel», dieses System verhindert, daß die Nadel bei der Injektion bewegt wird (1).*

## Medikamente und ihre Dosierung

Die Auswahl des Medikaments wird zu einem gewissen Grad durch die zu erwartende Operationsdauer diktiert. Bei Eingriffen von unter einer Stunde kann man 2-Chloroprocain 2% einsetzen. Lidocain und Mepivacain sind geeignet für Eingriffe von 1½ bis 2 Stunden, und bei Operationen von über 3 Stunden Dauer ist Bupivacain indiziert.

Da unabhängig davon, wo injiziert wird, bei der Blockade des Plexus brachialis vier Haupt-Nerven beteiligt sind, kann man ein vereinfachtes Dosisschema angeben, das bei allen Techniken angewandt werden kann (Tab. 11). Dieses Dosierungsschema kann sogar bei der Ischiadikusblockade angewandt werden.

Der Zusatz von Adrenalin zum Lokalanästhetikum bewirkt eine Verlängerung der Wirkdauer und eine Verzögerung der systemischen Absorption, sowie eine kürzere Anschlagszeit und eine stärkere motorische Blockade. Wenn diese Effekte gewünscht werden, dann sollte man adrenalinhaltige Lösungen verwenden.

## Komplikationen

Jede Injektion durch ein infiziertes Gebiet hindurch bringt das Risiko mit sich, diese Infektion in tieferes Gewebe zu verschleppen. Ebenso kann bei nicht ausreichender Hautdesinfektion jede Injektion ebenfalls zur Infektion führen. Zudem ist jede Injektion eine «blinde» Technik, und so ist ein gelegentliches Anstechen von Blutgefäßen mit anschließender Hämatombildung unausweichlich. Daher sollte bei Patienten mit bekannter Gerinnungsstörung keine Blockade durchgeführt werden.

Eine weitere wichtige Komplikation bezieht sich auf eine absolute oder relative Überdosierung. Es gibt keine sichere Technik, wenn man eine zu große Dosis gibt oder wenn die richtige Dosis in bzw. an die falsche Stelle gespritzt wird. Dies nicht zu beachten führt unweigerlich zum Auftreten von Lokalanästhetika-induzierten Toxizitätssymptomen, was beim interskalenären und supraklavikulären Block von besonderer Bedeutung ist, wo die versehentliche Injektion selbst einer kleinsten Dosis Lokalanästhetikum in z. B. die Arteria vertebralis zu katastrophalen ZNS-Effekten führen kann.

Als Komplikation einer interskalenären Blockade kann es auch zur «totalen Spinalen» oder zu einer hohen (d. h.: zervikalen) Epiduralanästhesie kommen, und ein Pneumothorax kann sowohl bei einem supraklavikulären als auch einem subklavia-perivaskulären Block auftreten.

Bei fast allen hier beschriebenen Blockaden an der oberen Extremität kommt es zur Auslösung von Parästhesien, welche anzeigen, daß die Nadel sich in nächster Nähe zum Nerven befindet.

Somit ist eine Nervenverletzung durch die Nadel eine mögliche Komplikation dieser Techniken. Die Verwendung eines Nervstimulators gibt gut verwertbare Informationen über die Lage der Nadelspitze, und hilft somit, Nervenschädigungen zu vermeiden, doch darf man sich nicht darauf verlassen, hiermit eine Nervenschädigung vollständig ausgeschlossen zu haben.

## Nebenwirkungen

Eine mögliche Blockade von Ganglion stellatum, N. recurrens und N. phrenicus sind bekannte Nebenwirkungen der interskalenären und supraklavikulären Zugänge, doch kann dies durch ausreichende kaudale Nadelrichtung vermieden werden. Diese Nebenwirkungen haben normalerweise keine große klinische Bedeutung.

Tabelle 11. *Vereinfachtes Dosierungsschema für die Blockade des Plexus brachialis. Aus Lanz E.: Blockaden des Plexus brachialis im Kindesalter. In: Kuhn K. und Hausdorfer J. (Ed.): Regionalanaesthesie im Kindesalter, S. 23. Springer Verlag, Berlin, Heidelberg, New York, Tokyo 1984.*

| Alter (Jahre) | Formel für das Volumen (ml) | Konzentration (%) L und M | B |
|---|---|---|---|
| 0–4 | Größe (cm) / 12 | 0,7–0,8 | 0,19 |
| 5–8 | Größe (cm) / 10 | 0,8–0,9 | 0,25 |
| 9–16 | Größe (cm) / 7 | 0,9–1 | 0,25 |

B = Bupivacain, L = Lidocain, M = Mepivacain

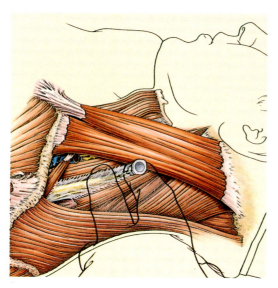 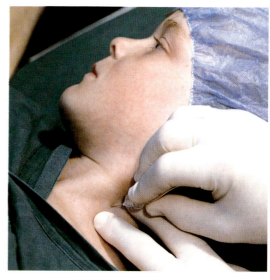

*Abb. 83. Die Nadel wird zwischen den Fingern eingeführt, welche die interskalenäre Furche markieren.*

*Abb. 84. Klinische Applikation zu Abb. 83.*

## Interskalenärer Zugang

### Technik

Der Patient liegt auf dem Rücken, den Kopf in Retroflexion und leicht zur anderen Seite gewandt. Die Skalenuslücke wird in Höhe des Krikoidknorpels (C6) lokalisiert, wobei der Querfortsatz C6 einige Millimeter unter der Haut leicht palpiert werden kann. Die Tiefe, in der er palpiert wird, gibt dem Anästhesisten bereits wichtige Informationen.

Bei wachem Kind wird an oben beschriebenem Einstichpunkt mit einer 25 Gauge-Nadel, die bereits an die Verlängerung angeschlossen ist, vorsichtig eine Hautquaddel gesetzt, damit die Schmerzen minimiert werden. Sodann wird auf die 23 Gauge-Nadel umgesetzt, und diese durch die Hautquaddel in einer hauptsächlich medialen aber auch 45 Grad kaudalen und leicht posterioren Richtung vorgeschoben. Es ist ganz wichtig, sich klar zu machen, daß der Querfortsatz sehr oberflächlich ist und man bei zu tiefem Eindringen leicht mit der Nadel die Dura oder die Arteria vertebralis punktieren kann (Abb. 83, 84).

Man sollte im superfiziellen Bereich der Skalenuslücke Parästhesien auslösen, und wenn die Nadel richtig liegt auch im Bereich des Daumen, oder: wenn man einen Nervstimulator benutzt, sollten die Kontraktionen im Bereich von Hand und Fingern zu sehen sein.

Nach negativem Aspirationstest wird zunächst eine kleine Testdosis eines Lokalanästhetikums injiziert, um eine «totale Spinale» oder eine versehentliche intraarterielle Injektion in die Vertebralarterie auszuschließen, was auch ZNS-Symptome auslösen würde.

Wenn eine Analgesie der Schulterregion gewünscht wird, kann die kraniale Ausbreitung der Blockade zum zervikalen Plexus durch eine distale Kompression des interskalenären Raumes unterhalb der Nadelspitze gefördert werden. Der interskalenäre Zugang ergibt in ca. 50% der Fälle keine Anästhesie des N. ulnaris, so daß ein gesonderter Ulnarisblock zur Ausschaltung dieses Innervationsgebietes notwendig werden kann.

## Technik nach Miranda

Miranda (2) hat eine Technik beschrieben, bei der man nicht auf Parästhesien angewiesen ist. Die Nadel wird in Höhe des Ringknorpels in die Skalenuslücke eingeführt und in einem Winkel von 45 Grad kaudal vorgeschoben, bis man einen Widerstandsverlust spürt, welcher anzeigt, daß man die Faszienscheide durchstoßen hat, die den interskalenären Raum umschließt. Dabei ist es besonders wichtig, eine kurzgeschliffene Nadel zu nehmen, damit der Widerstandsverlust leichter zu fühlen ist. An diesem Punkt nun muß die Nadellage kontrolliert werden, wozu 1–2 ml Lokalanästhetikum injiziert werden und die Spritze sofort darauf diskonnektiert wird. Wenn die Nadel im Interskalenärraum ist, wird man einen gewissen Rückfluß des Lokalanästhetikum beobachten können, da vorübergehend positiver Druck in diesem erst zu eröffnenden Raum herrscht. Wenn die Injektion ins Gewebe ging, ist kein Rückfluß zu sehen. Auch wenn keine Parästhesien gesucht werden, so kann man doch welche auslösen, indem man eiskaltes Kochsalz injiziert. Wenn die korrekte Nadellage überprüft ist, kann die volle Dosis des Lokalanästhetikum injiziert werden.

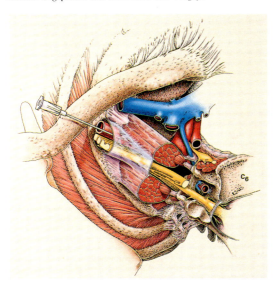

*Abb. 85. Supraklavikuläre Technik. Die Nadel wird am Halbierungspunkt des Schlüsselbeins eingeführt.*

## Schlußfolgerung

Eine interskalenäre Blockade kann selbst bei dicken Kindern durchgeführt werden, eine Abduktion des Armes ist nicht nötig, und die Technik nach Miranda ist für Kinder gut geeignet, da sie nicht vom Auslösen von Parästhesien abhängt.

# Supraklavikulärer Zugang

## Technik

Fortin (3) hat die folgende Technik beschrieben, bei der man keinen Kontakt zur ersten Rippe sucht – im Gegensatz zum traditionellen Zugang nach Kulenkampff, bei dem der Rippenkontakt ein essentieller Bestandteil der Technik ist – so daß das Pneumothoraxrisiko geringer ist. Die Rippe dient hier in der Tat nur als Schutzschild für die Lungenkuppel.

Die exakte Lagerung des Patienten ist unabdingbar für eine erfolgreiche Blockade: er liegt auf dem Rücken, mit einem zusammengerollten Tuch zwischen den Schultern längs der Wirbelsäule, und die Schultern werden nach unten (Richtung Unterlage) und kaudal (Richtung Füße) gedrückt, was die erste Rippe nach vorn (oben) zur Haut und den Plexus brachialis und die Arteria subclavia näher an die Oberfläche bringt. Sowohl die Rippe als auch die Arterie sind bei Kindern leicht zu palpieren. Der Kopf des Patienten wird zur kontralateralen Seite gedreht.

Die 1,3 cm lange 25 Gauge-Nadel wird an das Verlängerungsstück angeschlossen und 1 cm oberhalb der Schlüsselbeinmitte und gerade lateral und hinter der Arterie (Abb. 85) wird eine Hautquaddel gesetzt (langsam, daher weniger schmerzhaft). Die Nadel wird gegen eine ähnliche, aber stumpfe Nadel ausgetauscht und diese wird dann über die Hautquaddel in kaudaler, leicht medialer und zugleich auch posteriorer Richtung vorgeschoben. Durch Bewegen der Nadel in einer strikt anteroposterioren Ebene, ohne jede mediale oder laterale Abweichung, wird versucht eine Parästhesie auszulösen, oder Muskelkontraktionen bei Benutzung eines Nervstimulators, wobei diese immer oberflächlich auszulösen sind. Ein Kontakt mit der ersten Rippe bestätigt, daß man an der richtigen Injektionsstelle ist, die Nadel aber zu tief einführt hat. Sobald die erste Parästhesie ausgelöst ist, wird die volle Dosis des Lokalanästhetikums injiziert.

## Subklavia-perivaskulärer Zugang

### Technik

Der Patient wird in Rückenlage gebracht, ähnlich der Lagerung beim supraklavikulären Zugang nach Fortin, mit der Ausnahme, daß man keine Rolle zwischen den Schultern braucht. Der Kopf wird zur kontralateralen Seite gedreht und die Arteria subclavia palpiert, was bei Kindern sehr leicht ist. Die erste Rippe ist ebenfalls leicht zu fühlen und dies kann die Orientierung erleichtern.

Die 25 Gauge-Nadel wird an das Verlängerungsstück angeschlossen, mit dem palpierenden Zeigefinger wird die Skalenuslücke in Höhe des Ringknorpels (C6) identifiziert, und der Finger wandert in der Lücke nach kaudal, bis der Puls der Arteria subclavia zu fühlen ist (Abb. 86). Die Hautquaddel wird (langsam!) gerade oberhalb des palpierenden Fingers in der Skalenuslücke gesetzt, dann wird auf die 23 Gauge-Nadel umgesetzt und diese in kaudaler Richtung vorgeschoben, wobei das Ansatzstück parallel dem Ohr und der Schaft der Nadel parallel den Skalenusmuskeln liegt (Abb. 87). Bei diesem Zugang fällt die Nadel auf Höhe von C7 mit einem «Klick» in den interskalenären Raum. Man sollte oberflächlich Parästhesien auslösen können, gerade dorsolateral der Arterie. Nach negativer Aspiration kann die volle Dosis des Lokalanästhetikums gegeben werden, vorausgesetzt die Parästhesie wurde im Bereich des zu operierenden Gebietes empfunden. In anderen Fall wird nur eine Teildosis gegeben und der Rest dann, wenn weitere Parästhesien ausgelöst wurden. Bei Benutzung eines Nervstimulators wird nach Auslösung der entsprechenden Muskelkontraktionen die volle Dosis gespritzt.

Bei Kindern sollte die Technik nach Kulenkampff nicht angewandt werden, da bei dieser Technik bewußt Kontakt mit der ersten Rippe gesucht wird. Bei der relativen Nähe der Lunge und aufgrund der kleinen Abstände zwischen den einzelnen Strukturen bei Kindern, muß das Pneumothoraxrisiko größer sein als bei anderen supraklavikulären Verfahren.

### Schlußfolgerung

Die oben beschriebenen Blockaden sind die Techniken, welche am effektivsten für eine Anästhesie der oberen Extremität sorgen (5).

## Axillärer Zugang

### Technik

Die Technik ist im wesentlichen dieselbe wie beim Erwachsenen. Das Kind wird mit abduziertem und außenrotiertem Arm in die Rückenlage gebracht.

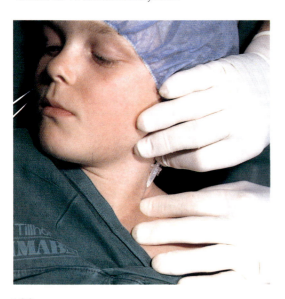

Abb. 86. *Der palpierende Finger gleitet in der interskalenären Furche hinab und sollte an diesem Punkt die Pulsationen der Arteria subclavia fühlen.*

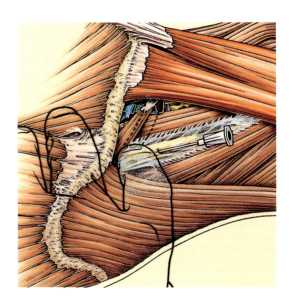

Abb. 87. *Die Nadel wird oberhalb des palpierenden Fingers eingeführt.*

Als Rechtshänder palpiert der Anästhesist mit den Fingern der linken Hand die Arteria axillaris und komprimiert diese an der Kreuzungsstelle von M. pectoralis mit M. corocobrachialis gegen den Oberarmknochen (Abb. 88 und 89). Mit der rechten Hand wird über der pulsierenden Arterie eine Hautquaddel gesetzt, indem man über die 25 Gauge-Nadel mit angeschlossenem Verbindungsschlauch langsam infiltriert. Sodann wird auf die 23 Gauge-Nadel übergewechselt, welche über die Hautquaddel in kranialer Richtung auf die Arterie eingeführt wird. Sie wird dann langsam soweit vorgeschoben, bis sie zu «pulsieren» beginnt oder eine Parästhesie ausgelöst wird. Durch Parästhesien ausgelöste Muskelkontraktionen können von einem die Hand oder den Arm des Kindes haltenden Assistenten registriert werden.

Die Parästhesien können auch durch Injektion von eiskaltem Kochsalz oder über einen Nervstimulator ausgelöst werden. Nach Kontrolle der Nadellage und negativer Aspiration kann das Lokalanästhetikum mit einer 20 ml-Spritze injiziert werden. Nach Beendigung der Injektion wird das axilläre Kompartiment für 3 bis 5 Minuten distal der Injektionsstelle komprimiert und der Arm adduziert, wodurch man eine distale Ausbreitung des Lokalanästhetikums verhindert und hofft, seine proximale Ausbreitung soweit zu fördern, daß der N. musculocutaneus auch mit in die Blockade einbezogen wird. Wenn man eine Blutsperre anzulegen gedenkt, sollte beim Zurückziehen der Nadel noch ein Wall gesetzt werden, um so die Nn. intercostobrachialis und cutaneus brachii medialis (ulnaris) mit zu blockieren.

Man kann auch einen Katheter in die axilläre Faszienhülle vorschieben und so eine kontinuierliche Anästhesie ermöglichen.

## Blockadeversager

Es kann durchaus zu einem partiellen oder vollständigen Blockadeversagen des Plexus brachialis kommen, und wenn keine Zeit mehr ist, dies zu «korrigieren», muß man möglicherweise mit einer Allgemeinanästhesie supplementieren. Wenn ausreichend Zeit zur Verfügung steht, sollten Grad und Ausbreitung der Analgesie bestimmt werden, und – falls die Indikation besteht – kann die Blockade wiederholt werden. Wenn spezifische Bereiche nicht blockiert sind, kann man auch die diese Bereiche versorgenden Nerven in ihrem peripheren Verlauf nachblocken. Hierzu werden im folgenden einige kurze Anmerkungen gemacht.

*Abb. 88. Klinische Applikation zu Abb. 89.*

*Abb. 89. Mit dem Zeigefinger am Kreuzungspunkt von Musculus pectoralis major und Musculus coracobrachialis auf dem Puls der Arteria axillaris wird eine 25 G-Nadel genau oberhalb der palpierenden Fingerspitze eingeführt.*

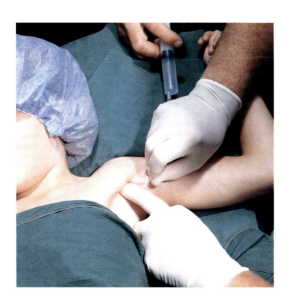

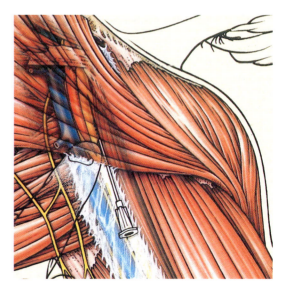

# N. ulnaris-Blockade

## Anatomie

Der N. ulnaris wird durch eine interskalenäre Blockade häufig nicht erreicht und man muß ihn zusätzlich (nach)blockieren. Die hiefür günstigste Stelle ist im Ellenbogenbereich, wo man den Nerv in der Rinne zwischen Epicondylus medialis humeri und dem Processus coronoideus (olecrani) der Ulna findet (Abb. 90).

## Technik

Der Patient liegt auf dem Rücken, den Arm im Ellengogen gebeugt und innenrotiert auf dem Körper. Nach entsprechender Hautdesinfektion wird in der Mitte zwischen Olecranon und Epicondylus medialis eine Hautquaddel gesetzt und dann eine stumpfe 23 Gauge-Nadel in kaudaler Richtung fast parallel zum Nerv vorgeschoben bis eine Parästhesie ausgelöst wird (Abb. 91), worauf dann abhängig vom Alter des Kindes 1–5 ml Lokalanästhetikum injiziert werden.

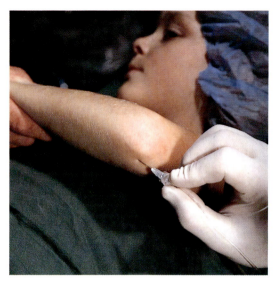

Abb. 91. Klinische Applikation zu Abb. 90.

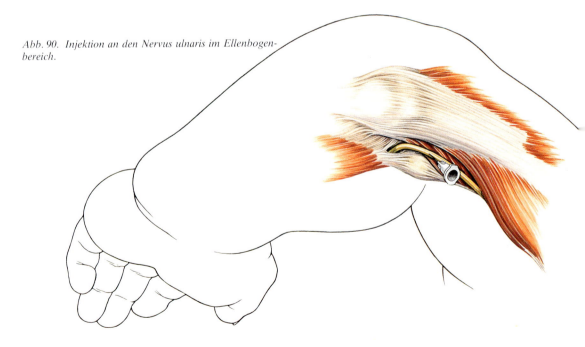

Abb. 90. Injektion an den Nervus ulnaris im Ellenbogenbereich.

## N. medianus-Blockade

### Anatomie

Im Ellenbogenbereich liegt der Nerv direkt medial der Arteria brachialis (Abb. 92).

### Technik

Der Patient liegt mit leicht abduziertem und im Ellenbogen gestrecktem Arm auf dem Rücken. Man zieht zwischen Epicondylus medialis und lateralis humeri eine Verbindungslinie und nach der Hautdesinfektion wird auf dieser Linie medial der Arteria brachialis eine Hautquaddel gesetzt, durch die eine 23 Gauge-Nadel eingeführt wird. Man sollte relativ oberflächlich bereits Parästhesien auslösen können, worauf dann abhängig vom Alter des Kindes 1–5 ml Lokalanästhetikum injiziert werden.

## N. radialis-Blockade

### Anatomie

Der Nerv verläuft in der Furche zwischen M. brachialis und M. brachioradialis, vor dem lateralen Epicondylus humeri, wo er dann blockiert wird.

### Technik (6)

Der Patient liegt mit leicht abduziertem und im Ellenbogen gestrecktem Arm auf dem Rücken. Es wird wieder die interkondyläre Verbindungslinie gezogen und 1–2 cm lateral der Kreuzung mit der Bizepssehne wird die Hautquaddel gesetzt. Durch diese wird dann eine stumpfe 23 Gauge-Nadel zum lateralen Rand des Epicondylus lateralis vorgeschoben, worauf unter langsamem Zurückziehen der Nadel bis fast zur Haut 2–4 ml Lokalanästhetikum injiziert werden. Dies wird unter jeweils etwas weniger lateralem Vorgehen noch 2mal wiederholt.

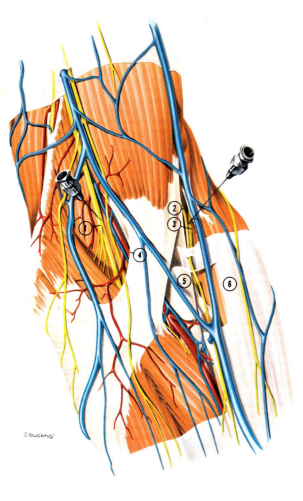

Abb. 92. *Anatomische Leitpunkte zur Blockade von Nervus medianus und Nervus radialis im Ellenbogenbereich.*

1. *Nervus medianus*
2. *Nervus cutaneus antebrachii lateralis*
3. *Nervus radialis*
4. *Sehne des Musculus biceps*
5. *Musculus brachioradialis*

# Handblock

Die Blockaden im Handwurzelbereich können auch bei Kindern zur Ergänzung unvollständiger Blockaden des Plexus brachialis (Abb. 93) eingesetzt werden, was jedoch wohl sehr selten vorkommt. Für die Durchführung ist das Ziehen einer zirkulären Linie auf Höhe des Processus styloideus ulnae durchaus hilfreich.

## N. medianus

**Anatomie:** Der N. medianus liegt leicht radial hinter der Sehne des M. palmaris longus und medial der Sehne des M. flexor carpi radialis.

**Technik:** Der Nerv wird blockiert, indem man die Nadel auf der oben gezogenen Linie senkrecht neben dem lateralen Rand der Sehne des M. palmaris longus einsticht. Falls die Sehne fehlt, wird auf der Zirkularlinie der Einstichpunkt medial des Ulnarrandes der Sehne des M. flexor carpi radialis genommen. Die Nadel muß die tiefe Faszie durchdringen, und bei wachem Kind sollten Parästhesien oder bei Verwendung eines Nervstimulators Muskelkontraktionen ausgelöst werden.

Für diesen Block reichen 1–2 ml Lokalanästhetikum.

## N. ulnaris

**Anatomie:** Der N. ulnaris liegt gerade lateral der Sehne des M. flexor carpi ulnaris und von diesem bedeckt, sowie ulnar unter der Arteria ulnaris; er hat hier seine Äste, den Ramus dorsalis und den Ramus palmaris (cutaneus) bereits abgegeben (Abb. 94).

**Technik:** Der Block der tiefen Anteile wird durchgeführt, indem man auf der oben beschriebenen Zirkularlinie auf der Ulnarseite der Sehne des flexor carpi ulnaris einsticht, durch und unter die Sehne. Man kann Parästhesien auslösen oder Muskelkontraktionen bei Verwendung eines Nervstimulators. Der dorsale Hautast wird blockiert indem man die Nadel zurückzieht und dann subkutan entlang der Zirkularlinie bis zur Mitte des Handrükkens infiltriert.

*Abb. 94. Handblock*

1. Nervus medianus
2. Sehne des Musculus flexor carpi radialis
3. Sehne des Musculus palmaris longus
4. Sehne des Musculus flexor carpi ulnaris
5. Nervus ulnaris
6. Arteria ulnaris

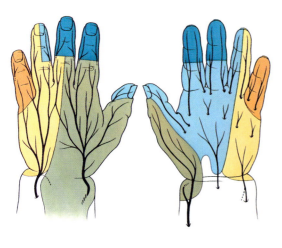

*Abb. 93. Innervation der linken Hand.*

- Nervus radialis
- Nervus medianus
- Nervus ulnaris

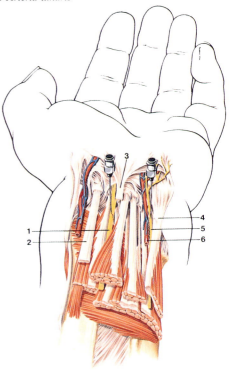

## N. radialis

**Anatomie:** Der N. radialis liegt im Subkutangewebe und teilt sich gerade oberhalb des Handgelenks in zwei Äste, die die Haut der Radialseite des Handrückens und des proximalen Anteils von Daumen und Zeigefinger, sowie der Hälfte des Mittelfingers innervieren.

**Technik:** Der Nerv wird durch eine auf der oben beschriebenen Zirkularlinie gesetzte semizirkuläre subkutane Infiltration blockiert, wobei man am lateralen Handgelenk, gerade lateral der Arteria radialis beginnt und die gesamte radiale Hälfte der Handgelenksrückseite mit infiltriert (Abb. 95). Hierzu braucht man bei kleinen Kindern 4–6 ml und bei den älteren Kindern 10–15 ml Lokalanästhetikum.

## Fingerblockade

### Anatomie

Die terminalen Äste der Nn. radialis et ulnaris versorgen als dorsale Nerven die Fingerrücken, während volar die Haut der Finger aus den terminalen Ästen der Nn. medianus et ulnaris versorgt wird.

### Technik

Im Bereich der Interdigitalfalte werden Hautquaddeln gesetzt, und dann wird um die Fingerbasis ringförmig Lokalanästhetikum deponiert (Abb. 96), was den Finger distal dieses Ringes anästhesiert. Hierbei ist ganz wichtig, daß das Lokalanästhetikum *kein Adrenalin* enthält, da dies zur Gangrän führen kann. Je nach Alter des Kindes sollte eine Dosis von 0,5–1,5 ml Lokalanästhetikum nicht überschritten werden.

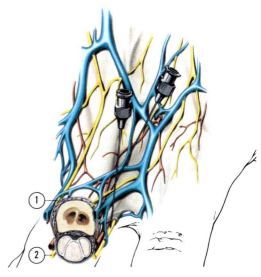

Abb. 96. Blockade eines Fingers.

1. Nervus digitalis dorsalis
2. Nervus digitalis palmaris

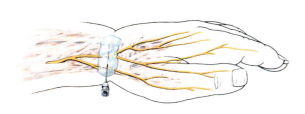

Abb. 95. Blockade des Nervus radialis.

# Literatur

1. Winnie, A. P., (1970) Interscalene brachial plexus block. Anesth. Analg. (Cleve) 49:455
2. Miranda, D. R., (1977), Continuous brachial plexus block. Acta Anaesth. Belg. 4:323
3. Fortin, G., and Tremblay, L., (1959), The short needle technique in brachial plexus block. Canad. Anaesth. Soc. J. 6:32
4. Lanz, E., (1984), Blockaden des Plexus brachialis im Kindesalters, in: Regionalanaesthesie im Kindesalter, ed. Kuhn, K. and Hausdorfer, J. Springer Verlag Berlin, Heidelberg, New York, Tokyo
5. Morre, D. C., (1984), Regional Block, p. 237, Ill. Charles, C. Thomas. Publisher, Springfield
6. Berry, F. R., and Bridenbaugh, L. D.: The upper extremity: Somatic blockade in: Neural Blockade, p. 310, J. B. Lippincott Co., Philadelphia, Toronto
7. Principles and Practice of Regional Anaesthesia (1987), ed. Wildsmith, J. A. W., and Armitage, E. N., Churchill Livingstone, Edinburgh, London, Melbourne and New York
8. Techniques of Regional Anaesthesia (1989), D. Bruce Scott, Mediglobe, Fribourg

# Blockaden der unteren Extremität

T. C. Kester Brown

## Einleitung

Nervblockaden an der unteren Extremität können auch in der pädiatrischen Praxis von Nutzen sein. Sie können für sich allein schon adäquat sein, doch stellt die Kombination einer örtlichen Blockade mit einer Kaudalanästhesie eine Alternative dar, die mit bedacht werden sollte, wenn eine Regionalanästhesie gewünscht wird.

Auf die bei der Durchführung der Blockaden anatomisch wichtigen Punkte wird im Weiteren zwar eingegangen, doch da die Blockaden im Wesentlichen ähnlich wie beim Erwachsenen sind, sei bezüglich näherer Einzelheiten auf die Standardlehrbücher verwiesen (1, 2, 3, 4, 5). Der Hauptunterschied bei Kindern besteht darin, daß die Nerven nicht so tief liegen. Das beim Durchstechen von Faszien zu spürende Widerstandsverlustgefühl hilft bei vielen der hier zu besprechenden Blockaden, die Tiefe richtig zu lokalisieren. Bei der Lokalisation und Identifikation einiger Nerven, insbesondere der Nn. ischiadicus, tibialis et peroneus communis, kann auch ein Nervstimulator sehr hilfreich sein.

## Kontraindikationen

Bei den im folgenden beschriebenen Blockaden gibt es keine spezifischen Kontraindikationen.

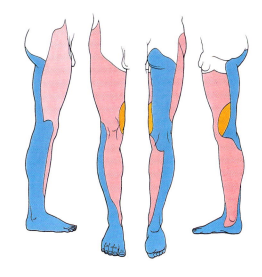

*Abb. 97. Innervation der unteren Extremität.*

*Nervus ischiadicus*

*Nervus femoralis*

*Nervus obturatorius*

# N. femoralis-Blockade und 3-in-1-Block

## Anatomie

Der N. femoralis entspringt den Wurzeln L2, 3 u. 4, er versorgt die Haut des ventralen und medialen Oberschenkels (Abb. 97), kommt aus dem Plexus lumbalis und zieht unter der Fascia iliaca zum Canalis femoralis, hier umschlossen von einer mit der Fascia iliaca verbundenen (Faszien-)Hülle. Unterhalb des Leistenbandes ist der (laterale) Oberschenkel von der Fascia lata bedeckt, die auch den N. femorais und die unmittelbar medial des Nerven gelegenen Femoralgefäße überdeckt (Abb. 98).

## Indikationen

Besonders nützlich ist der Femoralisblock bei der Versorgung einer Femurschaftfraktur, wo er Schmerz und Muskelspasmen im Oberschenkel beseitigt; und da er beim wachen Kind einfach durchzuführen ist, kann er schon bei der Röntgenuntersuchung zur Schmerzlinderung eingesetzt werden. Die Blockade erlaubt auch Manipulationen sowie die Ruhigstellung der Fraktur, und sollte zu diesem Zweck auch viel häufiger eingesetzt werden. Ebenso kann der Femoralisblock auch zur Hautentnahme am ventralen Oberschenkel eingesetzt werden.

## Medikamente

Bupivacain wird in Konzentrationen von 0,3–0,5% eingesetzt und man gibt es in einer Dosierung von etwa 0,3 ml/kg (6). Für einen 3-in-1-Block gibt man ein größeres Volumen der niedriger konzentrierten Lösung.

## Technik

Eine kurzgeschliffene oder stumpfe Nadel wird unmittelbar lateral der Arteria femoralis eingestochen, man fühlt dann zweimal einen Widerstandsverlust: zuerst beim Durchstechen der Fascia lata und dann beim Durchstechen der Fascia iliaca. Jetzt sollte die Nadel im Kanal mit dem Femoralnerv liegen, während die Gefäße oberhalb der Fascia iliaca liegen.

Wenn man einen 3-in-1-Block durchführt, wird der Femoralkanal distal der Injektionsstelle komprimiert (7), was die kraniale Ausbreitung des Lokalanästhetikums begünstigt, so daß neben dem N. femoralis auch die Nn. cutaneus femoris lateralis et obturatorius blockiert werden.

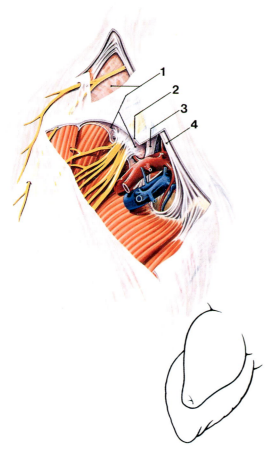

*Abb. 98. Anatomie der Leiste*

*1. Fascia iliaca*
*2. Fascia lata*
*3. Fascia interlagunare*
*4. Ligamentum inguinale*

## Blockade des N. cutaneus femoris lateralis

### Anatomie

Der N. cut.fem.lat. (aus L2–3) zieht nach peripher unter die Fascia iliaca, um unter dem Leistenband tief unter der Fascia lata gerade medial und unterhalb der Spina iliaca anterior superior zum Vorschein zu kommen. Unmittelbar medial der Spina iliaca anterior superior liegt der Nerv in einem Kanal tief unterhalb der Aponeurose des M. obliquus externus und des Ansatzes des M. obliquus internus.

### Indikationen

Mit der Blockade dieses Nerven erhält man Schmerzfreiheit für oberflächliche Eingriffe und Hautentnahmen am lateralen Oberschenkel. Die Blockade wird auch bei Hüfteingriffen eingesetzt; der Zugang wird hierbei unmittelbar medial der Spina iliaca anterior superior gewählt, und dem Lokalanästhetikum wird ein Färbemittel zugestzt, so daß neben der Analgesie noch ein zweiter Effekt erzielt wird: der Nerv wird in seinem Verlauf unterhalb des Leistenbandes dargestellt, was es dem Operateur erleichtert, den Nerven zu schonen.

### Medikamente

Man nimmt Bupivacain 0,25% in einer Dosierung von 2–5 ml.

### Techniken

1. Wenn die Nadel unmittelbar medial der Spina iliaca anterior superior eingeführt wird, kann zunächst ein Widerstandsverlust gefühlt werden, wenn man durch die Aponeurose des M. obliquus externus sticht, und dann wieder nachdem man durch den M. obliquus internus hindurch gestochen hat und in den Nervenkanal eindringt. Beim Durchstechen des Muskels besteht noch ein Injektionswiderstand (8).
2. Alternativ kann man mit der Nadel auch 2 cm unterhalb und gerade medial der Spina iliaca anterior superior eingehen, wobei beim Durchstechen der Fascia lata wiederum ein Widerstandsverlust gefühlt werden kann. Der Nerv wird üblicherweise von dem hier injizierten Lokalanästhetikum umspült.
3. Der dritte Zugangsweg entspricht dem zweiten, nur wird hier die Nadel nach kranial bis unter das Leistenband gerade medial der Spina iliaca anterior superior vorgeschoben.

## Blockade des N. cutaneus femoris posterior

### Anatomie

Der Nerv entspringt den Segmenten S1–3 und versorgt den unteren Teil des Gesäß, das Perineum und die Oberschenkelrückseite. Der Nerv trennt sich schon tief unter dem M. gluteus maximus vom N. ischiadicus und kommt am medialen Unterrand des Muskels subkutan zu liegen.

### Indikationen

Der Block wird hauptsächlich dann verwendet, wenn man Haut von der Oberschenkelrückseite verpflanzt.

### Medikamente

Zur Blockade werden 5–15 ml Bupivacain 0,25% genommen.

### Technik

Der N. cutaneus femoris posterior kann bei posteriorem Zugang zusammen mit dem N. ischiadicus geblockt werden, oder als isolierte Einzelblockade, bei der die Nervenäste da blockiert werden, wo sie am medialen Unterrand des Gluteus maximus erscheinen.

Der Markierungs- und Einstichpunkt bei dieser Blockade befindet sich an der Glutealfalte, gerade unterhalb der medialen Viertelung einer Linie zwischen der Tuberositas ischii und dem Trochanter major. Der Patient liegt hierbei auf dem Bauch oder mit angehobenem Bein auf dem Rücken. Man fühlt jeweils den Widerstand, wenn man zunächst durch die oberflächliche Faszie und dann durch die tiefer gelegene fibröse Fettschicht sticht. Nach dem Durchstechen dieser beiden Schichten fühlt man einen Widerstandsverlust und man kann dann ganz leicht injizieren, wenn die Nadel in den Raum eingedrungen ist, in dem sich der Nerv befindet. Abhängig von der Größe des Kindes muß man 5–15 ml Lokalanästhetikum injizieren, da die sich verzweigenden Äste anästhesiert werden müssen und nicht ein einzelner Nerv in einem umschriebenen Raum (9).

## N. obturatorius-Blockade

Wie beim Erwachsenen wird der Nerv auch bei Kindern nur selten allein blockiert, beim 3-in-1-Block wird er zusammen mit dem N. femoralis und dem N. cutaneus femoris lateralis blockiert.

### Indikationen

Der N. obturatorius versorgt hauptsächlich die Hüft-Adduktoren, so kann eine Blockade als diagnostischer Test dienen, um zu sehen, ob bei bestimmten spastischen Zuständen eine Operation die Situation verbessern kann.

### Technik

Die Nadel wird lateral und unterhalb des Tuberculum pubicum eingeführt und bis zum Knochenkontakt auf den unteren Schambeinast vorgeschoben (Abb. 99, 100).
1. Man merkt sich die Tiefe und zieht die Nadel dann zurück, um sie 45 Grad kranial vorzuschieben bis zum Kontakt mit dem oberen Schambeinast.
2. Die Nadel wird wieder zurückgezogen und in einem zwischen den beiden gelegenen Winkel erneut und diesmal weiter (beim Erwachsenen 2 cm) als zuvor vorgeschoben (Abb. 99, 100).
3. Die Nadelspitze sollte sich nun im Canalis obturatorius befinden. Bei Kindern sind die Entfernungen proportional entsprechend kleiner, und die Dosis beträgt 1–5 ml Lokalanästhetikum, welches erst nach einem Aspirationstest injiziert wird, da dies eine gefäßreiche Gegend ist.

*Abb. 99. Blockade des Nervus obturatorius.*

*Abb. 100. Nervus obturatorius L2–4.*

1. Anteriorer Ast
2. Posteriorer Ast
3. Musculus pectineus
4. Musculus adductor brevis
5. Musculus adductor longus
6. Musculus gracilis
7. Hautast
8. Ast zum Hüftgelenk
9. Musculus adductor magnus
10. Ast zum Kniegelenk

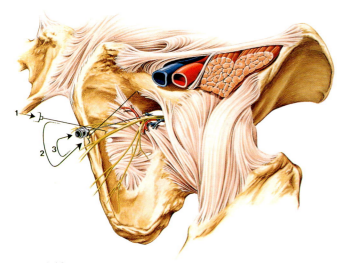

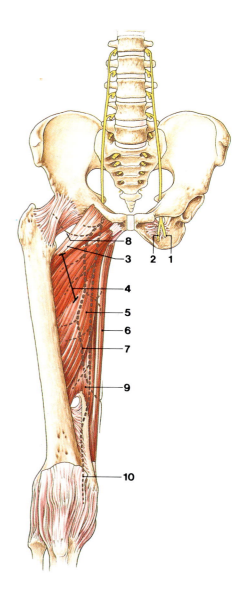

# N. ischiadicus-Blockade

## Anatomie

Der N. ischiadicus entsteht aus dem lumbosakralen Plexus (L4–S3), er ist der größte Nerv des Körpers und tritt in Höhe der Mitte der Verbindungslinie zwischen Tuberositas ischii und Trochanter major aus dem Foramen ischadicum.

## Indikationen

Der anteriore Zugang ist bei Tibiafrakturen besonders günstig, da der Patient nicht gedreht werden muß. Die Ischiadikusblockade kann auch bei plastischen und orthopädischen Eingriffen an der unteren Extremität eingesetzt werden, wobei eine Kombination mit einer Femoralisblockade ein weites Gebiet anästhesiert. Wenn man eine ausgedehnte Blockade braucht, besteht in der Kaudalanästhesie eine leichter durchzuführende Alternative.

## Medikamente

Für kurze Eingriffe reichen Lidocain 1% und Mepivacain 1%, und bei längeren Operationen sollte man Bupivacain 0,25% nehmen. Das injizierte Volumen hängt vom Alter ab und reicht von 8 ml bei einem 3jährigen bis zu 20 ml beim 12jährigen, oder 0,5 ml/kg KG (siehe auch Tabelle 12).

Man kann auch das Dosisschema für die axilläre Blockade beim Ischiadikusblock verwenden, wobei man aber strikt auf die Maximaldosierungen achten muß, insbesondere, wenn man mit anderen Blockaden wie z. B. einem Femoralisblock kombinieren will. Entscheidend ist ein ausreichendes Volumen wenn man die Nerven erwischen will, wozu man die Lösungen gegebenfalls verdünnt, wenn die Maximaldosis bereits erreicht ist.

*Tabelle 12. Vereinfachtes Dosierungsschema für die Blockade des N. ischiadicus.*

| Alter (Jahre) | Formel für das Volumen (ml) | Konzentration (%) L und M | B |
|---|---|---|---|
| 0–4 | Größe (cm) / 12 | 0,7–0,8 | 0,19 |
| 5–8 | Größe (cm) / 10 | 0,8–0,9 | 0,25 |
| 9–16 | Größe (cm) / 7 | 0,9–1 | 0,25 |

B = Bupivacain, L = Lidocain, M = Mepivacain

## Technik

**Hinterer Zugang:** Der N. ischiadicus (aus L4, 5 und S1, 2, 3) kann bei seinem Austritt aus dem Foramen ischiadicum durch den klassischen posterioren Zugang in Seitenlage blockiert werden (Abb. 101). Alternativ kann der Patient auch in die Steinschnittlage oder mit angehobenem Bein in die Rückenlage gebracht werden. Die Nadel wird dann in der Mitte einer Verbindungslinie zwischen Tuberositas ischii und Trochanter major eingestochen.

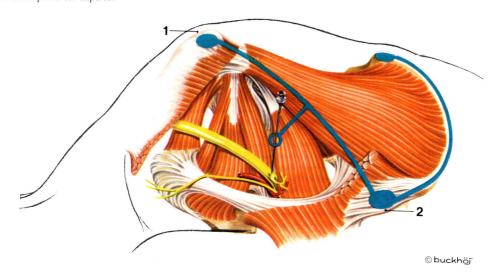

*Abb. 101. Posteriorer Zugang zum Nervus ischiadicus.*

1. Trochanter major
2. Spinal iliaca posterior superior

**Vorderer Zugang:** Eine weitere Alternative besteht im vorderen Zugang, der auch für Kinder beschrieben ist (10); der Einstichspunkt ist in Abb. 102 gezeigt. Man schiebt eine 7 cm lange kurz geschliffene Nadel bis zum Knochenkontakt mit dem Femur vor, zieht die Nadel dann zurück und schiebt sie erneut, am Trochanter minor vorbei, in etwas medialerer Richtung vor. Beim Durchstechen des M. adductor magnus hat man einen deutlichen Injektionswiderstand, doch fühlt man dann den Widerstandsverlust, wenn die Nadel die tiefe Muskeloberfläche und die vor dem Ischiasnerv liegende Faszie überwunden hat. Mit Hilfe eines Nervstimulators kann die korrekte Nadellage verifiziert werden; in diesem Falle sollte man eine Teflon-beschichtete Nadel nehmen.

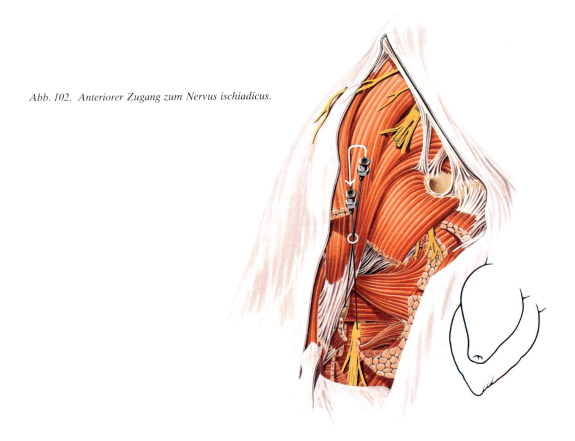

*Abb. 102. Anteriorer Zugang zum Nervus ischiadicus.*

# N. tibialis-Blockade

## Anatomie

Etwa in Höhe der proximalen Spitze der Kniekehle teilt sich der N. ischiadicus in den N. tibialis und den N. peroneus communis, welche die Wade und die Peronealmuskeln, sowie die Haut von Fuß und Unterschenkel, mit Ausnahme der Medialseite, sensibel versorgen (Abb. 103).

## Indikationen

Diese peripheren Blockaden werden selten durchgeführt, doch kann man sie bei Eingriffen in den jeweiligen Versorgungsgebieten einsetzen. Die Tibialisblockade war entwickelt worden, um den Tonus des M. gastrocnemius bei Kindern zu reduzieren, die aufgrund eines Schädel-Hirn-Traumas einen Extensorenspasmus hatten. Während der Dauer der Muskelentspannung kann der Fuß manuell behandelt und rechtwinklig eingegipst werden, so daß der Patient anschließend aufgestellt werden kann. Dies erlaubt eine schnellere Erholung der Orthostasereflexe und hilft auch bei der Rehabilitation (11).

## Medikamente

Abhängig von Operationsdauer und Alter des Kindes nimmt man 1%iges Lidocain bzw. Mepivacain oder 0,25%iges Bupivacain in einer Dosis von 1–5 ml.

## Technik

Der Block ist einfach durchzuführen indem man eine Nadel in die Fossa poplitea einführt; beim Durchstechen der die Fossa poplitea bedeckenden Faszie spürt man einen Widerstandsverlust, dann wird die Nadel noch 5 mm weiter vorgeschoben.

*Abb. 103. Anatomie im Bereich der Kniekehle.*

1. *Nervus suralis*
2. *Vena saphena parva*
3. *Musculus gastrocnemius medialis*
4. *Vena poplitea*
5. *Arteria poplitea*
6. *Condylus medialis femoris*
7. *Nervus tibialis*
8. *Arteria suralis*
9. *Musculus gastrocnemius lateralis*
10. *Nervus peroneus communis*
11. *Condylus lateralis femoris*

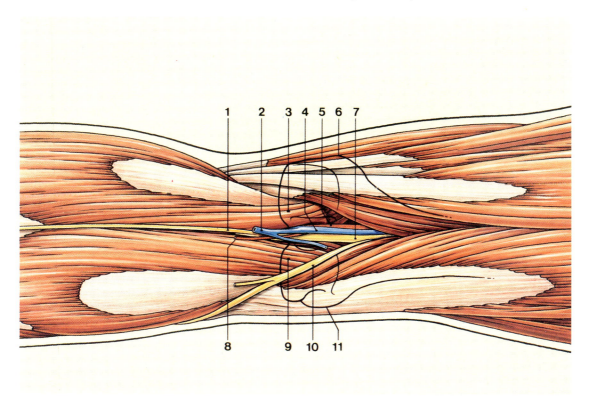

Abb. 104. Fußblock

1. Nervus saphenus
2. Vena saphena magna
3. Musculus tibialis anterior
4. Nervus peroneus profundus
5. Musculus extensor hallucis longus
6. Nervus peroneus superficialis

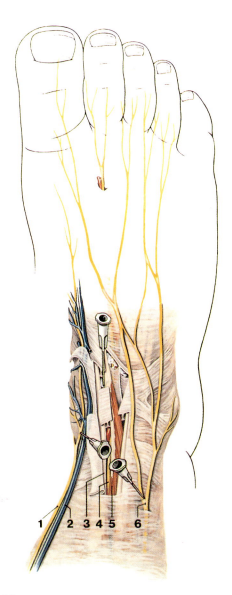

## Fußblock

### Indikationen

Der Fußblock kann für kleinere Eingriffe bei älteren Kindern allein verwandt werden, oder in Kombination mit einer leichten Allgemeinanästhesie. Er ist ein gut einsetzbares Verfahren zur postoperativen Analgesie nach ansonsten schmerzhaften Eingriffen wie z. B. der Entfernung eingewachsener Zehennägel.

### Anatomie und Technik

Der Fuß wird von fünf Nerven – den terminalen Ästen von N. femoralis und N. ischiadicus – innerviert (Abb. 104).

**N. peroneus profundus:** Der N. tibialis anterior (oder peroneus profundus) verläuft unter dem Retinaculum, welches durchstochen werden muß, wenn man den Nerv anästhesieren will, wobei man mit einer kurz geschliffenen Nadel auch den Widerstandsverlust fühlen kann.

**N. peroneus superficialis:** Der N. peroneus superficialis teilt sich in Höhe des Sprunggelenks und verläuft dann zwischen der Mittellinie und dem lateralen Knöchel hinab über den Fußrücken (Abb. 104), während der N. saphenus zwischen Mittellinie und medialem Knöchel verläuft. Beide Nerven werden durch eine subkutane Infiltration an diesen Stellen blockiert.

Abb. 105. Hautinnervationsgebiet Fußrücken.

- Nervus saphenus
- Nervus peroneus superficialis
- Nervus peroneus profundus

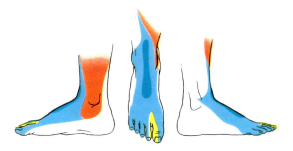

**Medikamente:** Abhängig von Operationsdauer und Alter des Kindes nimmt man 1%iges Lidocain bzw. Mepivacain oder 0,25%iges Bupivacain in einer Dosis von 1–5 ml für jeden zu blockierenden Nerv. Die jeweils betroffenen Ausbreitungsgebiete sind in Abb. 105 dargestellt.

**N. tibalis:** Der N. tibialis anterior (= peroneus profundus) verläuft unmittelbar lateral der A. tibialis anterior auf dem Fußrücken, und der N. tibialis (posterior) verläuft im Raum zwischen Innenknöchel und Achillessehne (Abb. 107). Das diesen Raum überspannende Retinakulum ist gut zu tasten und die Nadel sollte nach dem Widerstandsverlust noch einige Millimeter vorgeschoben werden, wobei man dann bei der Injektion aufpassen muß, nicht in eines der nahegelegenen Gefäße zu spritzen.

**N. suralis:** Die anderen drei Nerven liegen subkutan, und da die jeweils zugehörigen Orientierungspunkte oberflächlich liegen, werden sie mit subkutanen Infiltrationen blockiert. Der N. suralis verläuft zwischen Außenköchel und Achillessehne (Abb. 107).

**Medikamente:** Abhängig von Operationsdauer und Alter des Kindes nimmt man 1%iges Lidocain bzw. Mepivacain oder 0,25%iges Bupivacain in einer Dosis von 1–5 ml für jeden zu blockierenden Nerv. Die jeweils betroffenen Ausbreitungsgebiete sind in Abb. 106 dargestellt.

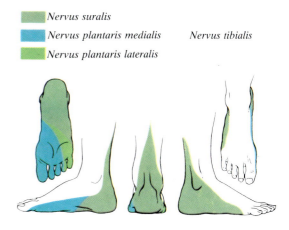

Abb. 106. *Hautinnervationsgebiet Fußsohle und Ferse.*

Abb. 107. *Blockade von Nervus tibialis und Nervus suralis.*

1. Retinaculum flexorum
2. Nervus tibialis
3. Arteria tibialis posterior
4. Nervus suralis
5. Vena saphena parva

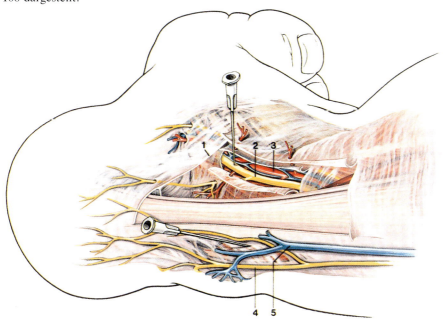

# Literatur

1. Cousins, M. J., & Bridenbaugh, P. D., (1987) Neural Blockade in Clinical Anesthesia and Management of Pain, 2nd Ed. J. B. Lippincott USA
2. Moore, D. C., (1961) Regional Block. Charles, C. Thomas, USA
3. Eriksson, E., (1979) Illustrated Handbook in Local Anaesthesia, 2nd Ed. Schultz Forlag, Copenhagen
4. Raj, P. P., (1985) Handbook of Regional Anesthesia Churchill Livingstone, USA
5. Wildsmith, J. A. W., & Armitage, E. N., (1987) (eds.). Principles and Practice of Regional Anaesthesia, Churchill Livingstone, Edinburgh, London, Melbourne, New York
6. Khoo, S. T., & Brown, T. C. K., (1983) Fermoral Nerve Block – The Anatomical Basis for a Single Injection Technique. Anaesth. Intens. Care 11, 40
7. Winnie, A. P., Ramamurthy, S. R., Durrany, Z., (1973) The Inguinal Perivascular Technique of Lumbar Plexus Anaesthesia: The »3 in 1 block«. Anesth. Analg. (Cleve) 52:989
8. Brown, T. C. K., & Dickens, D. V. R.: Another Approach to Lateral Cutaneous Nerve of Thigh Block. Anaesth. Intens. Care 14:126
9. Brown, T. C. K., & Hughes, P., (1986) Posterior Cutaneous Nerve of Thigh Block. Anaesth. Intens. Care. In press
10. McNicol, L. R., (1985) Sciatic Nerve Block for Children. Anaesthesia 40:410
11. Kempthorne, P. M., & Brown, T. C. K., (1984) Nerve Blocks around the Knee in Children. Anaesth. Intens. Care 12:14

# Blockaden im Rumpfbereich

## Interkostalblockade

Claude Saint-Maurice

Nach einer Interkostalblockade wird das Lokalanästhetikum rasch über die umgebenden Membranen absorbiert und es kann zu systemischen Toxizitätserscheinungen kommen, wenn viele Nerven blockiert wurden. Aus diesem Grund ist diese Blockade bei Kindern im Alter von über 6 Jahren nur beschränkt einsetzbar, da man eine relativ große Dosis Lokalanästhetikum nehmen muß. Wenn man eine ausgedehntere Analgesie braucht, sind andere Blockaden geeigneter.

Abb. 108. Anatomie des ersten und zweiten Interkostalnerven.

1. Interkostalnerv (Ramus ventralis)
2. Muskelast
3. Ramus cutaneus lateralis
4. Ast zum Musculus transversus thoracis
5. Ramus cutaneus anterior
6. Fascia endothoracica
7. Hintere Interkostalmembran
8. Musculus intercostalis externus
9. Musculus intercostalis internus
10. Musculus intercostalis intimus
11. Äußere Interkostalmembran

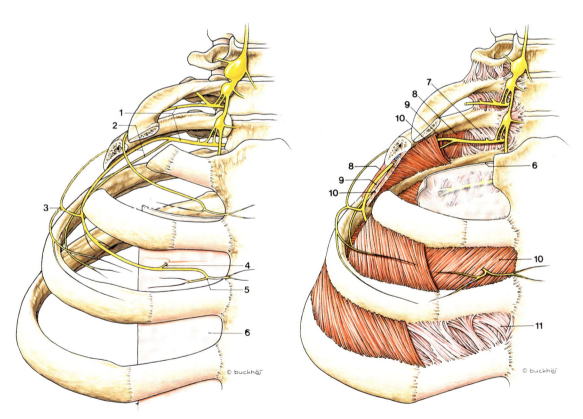

## Anatomie

Nach Verlassen des paravertebralen Raumes verläuft der Hauptast des Interkostalnerven zusammen mit den interkostalen Blutgefäßen im konkaven subkostalen Sulcus costae. Der Nerv verläuft nahe der Pleura, von dieser nur durch die endothorakale Faszie getrennt, so daß beim Vorschieben der Nadel zu einer Interkostalblockade das Risiko einer Pleuraverletzung ganz und gar nicht unerheblich ist. An der Stelle wo der Rippenwinkel die hintere Axillarlinie kreuzt, ist der Nerv nur wenige Millimeter vom Unterrand der Rippe entfernt und liegt genau unterhalb der Interkostalgefäße (Abb. 108 und 109).

## Indikationen

Wenn man für den chirurgischen Zugang keine Rippe resezieren muß (was aber bei Kindern üblicherweise der Fall ist), kann man zur Analgesie nach Thorakotomie einen Interkostalblock setzen (1, 2), wobei durch den Anästhesisten nach Operationsende je eine Blockade ober- und unterhalb der Inzision gesetzt wird.

Alternativ kann auch der Chirurg vor dem Verschließen des Brustkorbes das Lokalanästhetikum unter Sicht injizieren. In beiden Fällen erzielt man eine gute postoperative Analgesie ohne begleitende respiratorische Probleme.

*Abb. 109. Anatomie des siebenten Interkostalnerven.*

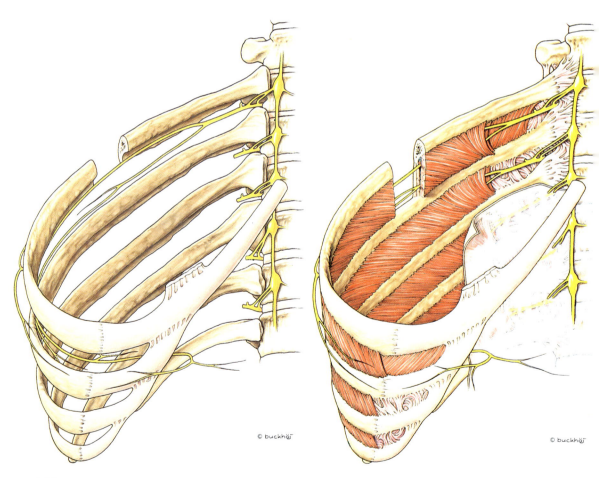

Interkostalblockaden können auch bei Rippenfrakturen indiziert sein, man sollte sie aber nicht durchführen, wenn mehr als drei Rippen gebrochen sind, da eine größere Zahl von Blockaden zu hohen Blutspiegeln des Lokalanästhetikums führt. Die Schmerzausschaltung trägt nicht nur zum Wohlbefinden des Kindes bei, sondern man vermeidet hierdurch eine schmerzbedingte Hypoventilation (3). Auch wenn diese Ventilationsverbesserung nur vorübergehender Art ist, so ist eine kontinuierliche Interkostalblockade doch nicht zu empfehlen.

Interkostalblockaden haben auch keine Berechtigung, wenn man sie zur Analgesierung der Abdominalregion durchführt, da dies mit einer Epiduralanästhesie bei Kindern sicherer und besser zu erreichen ist. Bei der Epiduralanästhesie besteht auch nicht die Gefahr, wie bei einer tiefen Interkostalblockade, daß ein geblähter Darm versehentlich perforiert wird. Eine schwere kontralaterale Lungenerkrankung stellt ebenfalls eine Kontraindikation dar, da selbst der kleinste durch eine versehentliche Pleurapunktion verursachte Pneumothorax auf der gesunden Seite den Patienten gefährden kann.

## Medikamente und ihre Dosierung

Die beiden am meisten verwendeten Substanzen sind Lidocain 0,5%, was eine etwa zweistündige Analgesie ergibt, und Bupivacain 0,25%, das etwa 3–4 Stunden anhält. Bei Zusatz von Adrenalin 1:200000 verlängert sich die Blockadedauer auf das Doppelte.

Je nach Alter des Kindes braucht man pro Interkostalraum 1–3 ml Lokalanästhetikum. Aufgrund des Überdosierungsrisikos ist es gefährlich, höher konzentrierte Lösungen oder größere Volumina zu nehmen. Aus demselben Grund wird eine kontinuierliche Kathetertechnik nicht empfohlen, und man sollte nicht mehr als vier Interkostalnerven zugleich blockieren. Andererseits haben Schulte Steinberg und der Autor dieses Kapitels 0,166%iges Bupivacain erfolgreich eingesetzt, und mit dieser niedrigen Konzentration ist es auch möglich, mehrere Nerven zugleich zu blockieren. Diese Lösung wird hergestellt, indem man zwei Teile Bupivacain 0,25% mit einem Teil Kochsalzlösung verdünnt.

Die Gesamtdosis Bupivacain sollte 2 mg/kg nicht übersteigen. Die Absorption von Lokalanästhetika aus dem Interkostalraum geht bereits beim Erwachsenen schnell vor sich, und bei Kindern sogar noch schneller. Das Verteilungsvolumen und die Clearance sind bei Kindern größer als beim Erwachsenen. Darüber hinaus gibt es eine Beziehung zwischen dem Hämatokrit und der Konzentration von Lokalanästhetika im Blut und im Plasma (4, 5 und Tabelle 13).

Bei Erwachsenen wurde eine Lösung mit konservierungsmittelfreiem Morphium 0,5 mg/ml zusammen mit Bupivacain 0,25% gegeben, was eine langanhaltende Analgesie ergab (6). Der Morphingehalt erscheint jedoch zu hoch für eine sichere Anwendung bei Kindern.

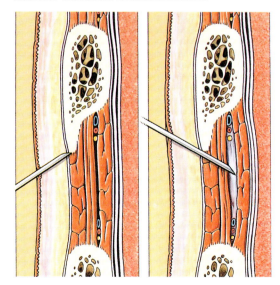

*Abb. 110. Technik der Interkostalblockade.*

*Tabelle 13. Effekt des Hämatokrit auf Bupivacain. Konzentrationsverhältnis von Vollblut zu Plasma (4). Rothstein P. et al.: Anesth. Analg. 65:625 (1986)*

| Patient | Hämatokrit | Bupivacain-Base µg/ml | | Koeffizient Vollbl./Plasma |
|---|---|---|---|---|
| | | Vollblut | Plasma | |
| 1 | 32 | 2,13 | 2,71 | 0,79 |
| 2 | 35 | 2,07 | 2,67 | 0,78 |
| 3 | 30 | 1,86 | 2,28 | 0,82 |
| 4 | 39 | 1,23 | 1,85 | 0,66 |
| 5 | 33 | 1,47 | 1,80 | 0,82 |
| 6 | 34 | 1,71 | 2,52 | 0,68 |
| 7 | 50 | 1,84 | 2,95 | 0,62 |
| 8 | 59 | 1,76 | 2,88 | 0,61 |
| 9 | 50 | 1,23 | 2,62 | 0,47 |
| 10 | 49 | 1,88 | 2,45 | 0,77 |
| 11 | 53 | 1,74 | 2,84 | 0,61 |

## Technik

Wie bei jeder Regionalanästhesie, wird auch hier vor der Blockade eine intravenöse Infusion angelegt. Erwachsene werden häufig auf dem Bauch gelagert (7, 8), doch ist für Kinder die Seitenlagerung günstiger, wobei die zu blockierende Seite oben liegt und der Arm so am Kopf liegt, daß das Schulterblatt nach oben und so weit als möglich weg von den Rippen gezogen wird. Dies ist auch häufig die für einen Thoraxeingriff gewählte Position.

Die Hautdesinfektion sollte genauso gründlich vorgenommen werden wie bei einer Spinal- oder Epiduralanästhesie. Der Unterrand der Rippe wird 3–5 cm lateral der hinteren Mittellinie markiert und an dieser Stelle mit einer 30 mm langen 24 Gauge oder 25 Gauge-Nadel punktiert.

Die Nadel wird mit einem Winkel von 120 Grad zur Haut nach oben auf den Unterrand der Rippe zu vorgeschoben (Abb. 110). Wichtig dabei ist, daß der Nadel die Spritze bereits aufgesetzt ist, was im Falle einer Pleuraperforation den Effekt eines Pneumothorax möglichst klein hält. Sobald man Knochenkontakt hat, wird die Nadel um etwa 2 mm von der Rippe zurückgezogen und der Winkel auf 60 Grad vermindert, wobei der Zeigefinger der linken Hand die Haut hinunterdrückt, so daß die Nadel nun leicht abwärts gerichtet ist und nun 3–4 mm vorgeschoben wird, so daß sie unter die Rippe gleitet, wobei die Nadelöffnung nach kranial zeigt. Das ganze Manöver kann auch mit einer 25 Gauge-Hautnadel ausgeführt werden.

Nach dem Aspirationstest auf Luft und Blut, um eine Pleura- oder Gefäßpunktion auszuschließen, wird das Lokalanästhetikum injiziert. Wenn man während der Injektion wieder Knochenkontakt bekommt, sollte man am besten von vorne beginnen und den Einstichpunkt ein wenig kaudaler wählen. Der analgetische Effekt läßt sich in weniger als zehn Minuten nachweisen.

In obiger Beschreibung wird der Einstichpunkt 3–5 cm lateral der hinteren Mittellinie angegeben. Da die Rippen an dieser Stelle häufig von der paravertebralen Muskulatur überdeckt werden, kann man sie nicht so gut tasten wie in der hinteren Axillarlinie, die aber trotzdem nur zur Blockade der unteren Rippen herangezogen werden kann, da sie sich häufig mit der Inzisionslinie kreuzt.

## Komplikationen

Das offensichtlichste Risiko besteht in der Pleurapunktion, auch wenn diese Gefahr durch die Verwendung kleiner und kleinster Nadeln (24–27 Gauge) sehr gering gehalten werden kann. Wenn man eine solche Komplikation vermutet, muß das Kind unter enger klinischer Überwachung bleiben, und es kann sein, daß man mehr als eine Röntgen-Thorax-Aufnahme machen muß, um einen Pneumothorax nachzuweisen.

Die Punktion eines Interkostalgefäßes kann vorkommen, doch hat dies nur ernste Konsequenzen, wenn man es nicht bemerkt oder ignoriert.

Die Überdosierung ist wegen der raschen Absorption des Lokalanästhetikums nach einer Interkostalblockade die wichtigste Komplikation. Sie ist es auch, die den Nutzen und die Indikation für diese Technik begrenzen (7, 8).

Wenn der Anästhesist sich an die oben erwähnten Indikationen hält, dann ist die Interkostalblockade eine sichere und nützliche, wenn auch etwas begrenzte Technik. Doch kommt es unweigerlich zu schweren systemischen Toxizitätserscheinungen, wenn man von dieser Technik mehr erwartet als sie sicher zu leisten in der Lage ist.

## Literatur

1. Cronin, K. D., Davis, M. J., (1976) Intercostal block for post-operative pain relief. Anesth. Intensive Care 4
2. Delmot, F., Murphy, M. B., (1983) Intercostal nerve blockade for fracture ribs and post-operative analgesia. Regional Anesthesia 151
3. Faust, R. J., Nauss, L. A. (1976) Post-thoracotomy intercostal block. Comparison of its effects on pulmonary function with those of intramuscular méperidine. Anesth. Analg. Curr. Res. 54
4. Rothstein, P., Arthur, G. R., Feldman, H., Barash, P. G., Kopf, G., Sudan, N., Covino, B. G., (1982) Pharmacokinetics of bupivacaine in children following intercostal block. Anesthesiology 57
5. Rothstein, P., Arthur, G. R., Feldman, H. S., Kopf, G. S., Covino, B. G., (1986) Bupivacaine for intercostal nerve blocks in children. Anesth. Analg. 65
6. Lecron, L., Bogaerts, J., Lafont, N., Balatoni, E., (193) Utilisation des morphiniques dans les blocs nerveux périphériques – «L'anesthésie devant le problème de la douleur». Ars Medici Bruxelles 1
7. Lecron, L., (1986) Anesthésie des nerfs intercostaux in Anesthésie Loco-Régionale. Arnette Edit Paris 349
8. Moore, D. C., (1962) Intercostal nerve blocking: 4333 patients: indications, technique and complications. Anesth. Analg. 41

# Intrapleurale Analgesie

Claude Saint-Maurice

Die intrapleurale Regionalanästhesie wurde 1984 erstmals von Kvalheim und Reiestad beschrieben (1), 1988 wurde die Technik von McIlvaine et al. (2) bei Kindern angewandt.

## Indikationen

Die Technik kann bei Oberbaucheingriffen und Thorakotomien eingesetzt werden.

## Kontraindikationen

Ein Hämatothorax oder ein Pleuraerguß stellen Kontraindikationen dar, da hierdurch das Lokalanästhetikum verdünnt und möglicherweise in seiner Wirkung beeinträchtigt wird. Wenn die Pleura entzündet ist, wird das Lokalanästhetikum schnell aufgenommen, was zu toxischen Blutspiegeln führen kann: bereits fünf Minuten nach Injektion von Bupivacain 0,5% konnte in einer Untersuchung (5) eine Konzentration von 4,9 µg/ml nachgewiesen werden. Ein kontralateraler Pneumothorax stellt selbstverständlich ebenfalls eine Kontraindikation dar.

## Medikamente und ihre Dosierung

Das einzige Lokalanästhetikum, welches benutzt wurde, ist Bupivacain in Konzentrationen von 0,25%, 0,375% und 0,5%. Bei Erwachsenen konnten Reiestad und Mitarbeiter (3) zeigen, daß mit 20 ml einer 0,5%igen Lösung eine $C_{max}$ von 1,18 µg/ml (Schwankungsbreite: 0,39–1,54), nach 20 Minuten erreicht wurde. Bei einer nur Erwachsene umfassenden Studie nahmen Seltzer und Mitarbeiter (5) 30 ml einer 0,5%igen Lösung mit Adrenalin 1:100000, wobei eine maximale Konzentration von 3,27 µg/ml erreicht wurde (Tabelle 14). Dieser Wert ist so hoch, daß er bereits neurologische Symptome verursachen kann.

Rosenberg und Mitarbeiter (4) haben kontinuierliche Infusionen von Bupivacain gegeben, wobei nach einer initialen Bolusgabe von – je nach Körpergewicht – 15–20 ml Bupivacain 0,5% eine Stunde später eine Infusion mit Bupivacain 0,25% angehängt wurde, was schließlich zu Blutspiegeln führte, die man als potentiell toxisch betrachten muß.

McIlvaine (2) kam bei Kindern zu ähnlichen Er-

*Tabelle 14. Maximale Plasmakonzentration (Cmax) des Bupivacain und jeweiliger Meßzeitpunkt (Tmax)*

| Patient | Cmax (µg/ml) | Tmax (min) |
|---|---|---|
| 1 | 2,42 | 15 |
| 2 | 2,05 | 30 |
| 3 | 1,71 | 15 |
| 4 | 1,58 | 30 |
| 5 | 2,23 | 15 |
| 6 | 1,10 | 30 |
| 7 | 1,86 | 30 |
| 8 | 3,27 | 10 |
| 9 | 2,23 | 15 |
| 10 | 2,25 | 15 |
| Mittelwert ± Standardabweichung | 2,07 ± 0,58 | 20,5 ± 8,3 |

gebnissen, wobei er Bupivacain 0,25% mit Adrenalin 1:200 000 benutzte. Die Kinder dieser Untersuchungsserie bekamen auch noch Diazepam iv, sowie rektal Chloralhydrat und Acetaminophen bei Fieber. Die Krankenschwester durfte die Infusion schrittweise bis zu 1 ml/kg·h erhöhen, um ausreichende Analgesie zu erzielen. Bei 5 der 14 Kinder überschritten die Plasmakonzentrationen 4 µg/ml und bei einem Kind sogar 7 µg/ml. Die Schlußfolgerung hieraus ist eindeutig: eine kontinuierliche Infusion – zumindest in dieser Dosierung – führt zu einer gefährlichen Akkumulation des Lokalanästhetikums.

## Technik

Bei Erwachsenen führt der Anästhesist den Katheter im achten Interkostalraum, 10 cm lateral der Mittellinie über eine 16 Gauge-Tuohy-Nadel ein, wobei der Patient auf der Seite liegt. Sobald die Nadel in den Pleuraspalt eindringt, wird der Spritzenstempel aufgrund des negativen intrapleuralen Druckes vorwärtsgezogen. Die Nadel wird unter einem Winkel von 30 Grad in der Mitte des Interkostalraumes vorgeschoben, um so eine Verletzung von Venen und Nerven zu vermeiden.

Alternativ kann der Block auch vor Verschluß des Brustkorbes vom Chirurgen durchgeführt werden. Ein 20 Gauge-Katheter wird durch eine

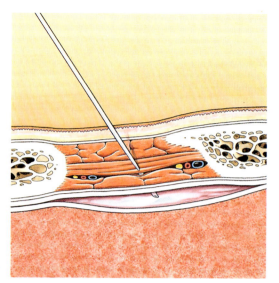

*Abb. 111. Technik der Intrapleuralanalgesie.*

18 Gauge-Nadel unmittelbar unterhalb des Interkostalraumes eingeführt, er wird am Brustkorb fixiert und ein steriler Plastikverband angebracht. Mit der kontinuierlichen Infusion wird begonnen, sobald der Patient sein Bewußtsein wiedererlangt hat.

## Schlußfolgerung

Die Resultate der intrapleuralen Regionalanästhesie bezüglich der postoperativen Analgesie mögen bestechend sein, doch sind die Plasmakonzentrationen des Bupivacain inakzeptabel hoch. Es bedarf noch einiger Untersuchungen, bevor der mögliche Nutzen dieser Technik bei Kindern nachgewiesen ist.

## Literatur

1. Kvalheim, L., Reiestad, F., (1984) Interpleural catheter in the management of postoperative pain. Anesthesiology 61, 3A: A231
2. McIlvaine, W. B., Knox, R. F., Fennessey, P. V., Goldstein, M., 1988) Continuous infusion of bupivacaine via intrapleural cetheter for analgesia after thoracotomy in children. Anesthesiology 69:261
3. Reiestadt, F., Stroskag, K. E., Holmqvist, E., (1986) Intrapleural administration of bupivacaine in postoperative management of pain. Anesthesiology 65, 3A: A204
4. Rosenberg, P. H., Scheinin, B. M. A., Lepantalo, M. J. Lindfors, O., (1987) Continuous intrapleural infusion of bupivacaine for analgesia after thoracotomy. Anesthesiology 67:811
5. Seltzer, J. L., Larijani, G. E., Goldberg, M. E., Marr, A. T., (1987) Intrapleural bupivacaine, A kinetic and dynamic evaluation. Anesthesiology 67:798

# Blockade von N. ilioinguinalis und N. iliohypogastricus

Ottheinz Schulte Steinberg

## Anatomie

Diese Nerven werden aus Ästen der Spinalnerven T12 und L1 gebildet und verlaufen nach lateral zum Beckenkamm und nach vorn, um in Höhe der Spina iliaca anterior superior, ca. 1–2 cm medial von dieser, den M. obliquuus internus zu durchbohren, so daß beide zwischen dem Muskel und der Aponeurose des M. obliquus externus zu liegen kommen (Abb. 112). Die Nerven versorgen die Haut im unteren Abdominalbereich und in der Inguinalregion.

*Abb. 112. Anatomie der Leiste.*

1. *Musculus obliquus externus*
2. *Musculus obliquus internus*
3. *Spina iliaca anterior superior*
4. *Musculus obliquus transversus*
5. *Nervus ilioinguinalis*
6. *Ligamentum inguinale*
7. *Nervus iliohypogastricus*
8. *Ramus genitalis nervi genitofemoralis*
9. *Samenstrang*
10. *Tuberculum pubicum*
11. *Äußerer Leistenring*
12. *Leistenbruch*

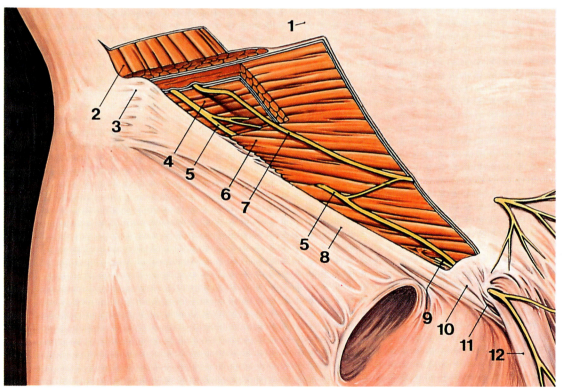

## Indikationen

Der Block wird eingesetzt zur postoperativen Analgesie bei Eingriffen im Inguinalbereich, wie z. B. nach Herniotomien bzw. Herniographien und Orchidopexien. Wichtig ist, daß man sich bewußt ist, daß nur die Haut analgetisch versorgt ist. Wenn der Block jedoch in Kombination mit einer Allgemeinanästhesie eingesetzt wird, kann diese dann auf einem flacheren Narkosestadium gehalten werden. Wenn der Block jedoch ohne Allgemeinanästhesie eingesetzt werden soll, dann muß auch der Bruchsack mit infiltriert werden und möglicherweise die Inzision ebenfalls.

## Kontraindikationen

Es gibt keine spezifischen Kontraindikationen.

## Medikamente und ihre Dosierung

Das Medikament der Wahl ist Bupivacain 0,5%, es wird in einer Dosierung von 0,25 ml/kg gegeben.

## Technik

Man sticht mit einer kurz geschliffenen 23 Gauge-Nadel medial der Spina iliaca anterior superior ein, wobei der mediale Abstand vom Alter des Kindes abhängt und 0,5 cm beim Säugling, sowie 2 cm beim Heranwachsenden beträgt. Die Nadel wird langsam bis zum Widerstandsverlust vorgeschoben, der auftritt, sobald man die Aponeurose des M. obliquus externus durchstoßen hat. Die Nadel wird an dieser Stelle dann immobilisiert und der Aspirationstest durchgeführt. Ist er negativ, wird das Lokalanästhetikum aus einer 10 ml-Spritze injiziert, welches sich dann in der Schicht zwischen M. obliquus internus und Aponeurose des M. obliquus externus verteilt und so mit beiden Nerven in Kontakt kommt. Bei einem beidseitigen Eingriff wird auf der anderen Seite in gleicher Weise vorgegangen.

## Komplikationen

Der Block ist sehr sicher, doch kann es auch hier, wie bei allen Regionalanästhesien, dazu kommen, daß man versehentlich intravasal injiziert. Damit dies nicht passiert, sollte vor jeder Injektion (und wenn nötig wiederholt während der Injektion) sorgfältig aspiriert werden.

Wenn die Nadel zu lang ist oder zu tief eingestochen wird, kann es ungewollt zu einer intraperitonealen Injektion kommen, was zu einer raschen Absorption des Lokalanästhetikums mit nachfolgend toxischen Plasmakonzentrationen führen kann.

## Zusammenfassung

Eine Blockade der Nn. ilioinguinalis und iliohypogastricus sorgt für Analgesie im Hautbereich nach inguinalen Eingriffen, man braucht hierzu geringere Mengen an Lokalanästhetikum als bei einer Kaudalanästhesie, und es kommt zu keiner nennenswerten motorischen Blockade. Die Blockade allein ist jedoch nicht für operative Eingriffe am Leistenkanal geeignet, es sei denn sie wird ergänzt durch eine Infiltration des Bruchsacks und des Bereichs der Inzision.

## Literatur

1. Brown, T. C. K., Schulte Steinberg, O., (1988) Neural Blockade. Ed. by Cousins, M. J., Bridenbaugh, P. O, 2nd ed. J. B. Lippincott Co, Philadelphia
2. Scott, D. B., (1989) Techniques of Regional Anaesthesia, Mediglobe, Fribourg

# Penisblock

Jean-Luc Hody

Über Generationen wurde die Beschneidungsoperation bei gesunden Kindern aus religiösen, rituellen und aus hygienischen Gründen durchgeführt. Zu den früher angewandten rohen Methoden, die Vorhaut unempfindlich zu machen, gehörten Kälteanwendung, vorheriges Setzen einer mechanischen Ischämie und sogar psychologische Methoden bei älteren Kindern («zur Erlangung der Männlichkeit»). Erste Eingriffe an Vorhaut und Penis, wie die Behandlung von Hypospadien und Zirkumzisionen aus chirurgischer Indikation sind wesentlich jüngeren Datums.

Die Allgemeinanästhesie hat zwar den Weg zu einer besser kontrollierten und weniger traumatisierenden Chirurgie eröffnet, doch um den Preis der Notwendigkeit von tiefer Narkose (bei diesem Eingriff) und dem ungelösten Problem des postoperativen Schmerzes. Als Folge hiervon kann es dann bei einem unruhigen und schmerzgeplagten Kind dazu kommen, daß es sich die Verbände abreißt, und sich damit die Gefahr von Infektion und Nachblutung erhöht.

Durch regionalanästhesiologische Techniken wie die Spinal- oder Epiduralanästhesie und insbesondere die Kaudalanästhesie wurde es möglich, diese Nachteile zu vermeiden, doch bedarf es zur Durchführung dieser Blockaden eines gewissen Könnens, und da die Blockaden einen weiten Bereich betreffen, kommt es auch zu nicht gewollten Nebenwirkungen. Hier stellt der Penisblock eine attraktive Alternative dar, da er keiner besonderen Kenntnis bedarf, und doch für eine exzellente intra- und postoperative Analgesie sorgt, und auch unter dem psychologischem Gesichtspunkt günstig ist. In einer neueren Studie (1) konnte gezeigt werden, daß unter Penisblock die Herzfrequenz und der Blutdruck während der Zirkumzision stabil blieben, während bei den nicht anästhesierten Babys diese Parameter signifikant anstiegen. Darüber hinaus fiel in der nicht anästhesierten Gruppe die Sauerstoffsättigung um 22%, und in der Gruppe mit Penisblock nur um etwa 10%.

## Anatomie

Der Penis wird durch die rechten und linken Nn. dorsales penis versorgt, welche aus den Wurzeln des Plexus pudendus entspringen, welcher aus den Sakralnerven S2–4 gebildet wird.

### N. pudendus

Der Nerv ist der terminale Ast des Plexus pudendus und wird hauptsächlich aus Fasern des S2- und S3-Segments gebildet. Er teilt sich in zwei Äste, den N. perinealis und N. dorsalis penis.

### N. perinealis

Dieser Nerv besteht aus einem oberflächlichen Ast, der die Haut des anterioren Perineums, das Skrotum und die Penisunterseite innerviert, sowie einem muskulo-urethralem Ast, der sowohl motorische als auch sensorische Fasern führt, und den Bulbus urethrae, die Urethra selbst, sowie die Basis der Glans innerviert.

### N. dorsalis penis

Er ist in derselben Faszienhülle zu finden wie die Vasa pudenda interna und liegt unterhalb des Ligamentum suspensorium penis. Einige Millimeter nachdem der Nerv unter der Symphyse hervorgetreten ist, schickt er sich verzweigende Äste zu den unteren Penisanteilen und zum Frenulum. In seinem distalen Verlauf kommt er an die Oberfläche und innerviert die dorsale Penisoberfläche und die Glans. Die beiden dorsalen Penisnerven sind zusammen mit der tiefen dorsalen Vene und den beiden dorsalen Arterien in einem von der Buck-'schen Faszie umschlossenen Kompartiment.

Man soll sich in diesem Zusammenhang klar machen, daß der N. pudendus sowohl somatische Fasern zur Haut und zu einigen Muskeln des Perineums führt, als auch sympathische Fasern aus kommunizierenden sakralen Ästen und parasympathische Fasern aus dem sakralen Parasympathikus.

Es soll auch darauf hingewiesen werden, daß die Haut an der Penisbasis durch den N. ilioinguinalis (L1) und gelegentlich auch durch einen Ast des N. genitofemoralis (L1–2) innerviert wird.

## Komplikationen

Man darf wegen der Ischämiegefahr auf keinen Fall Adrenalin nehmen. Weitere mögliche Komplikationen bestehen in Hämatombildungen und versehentlicher intravenöser Injektion.

## Technik

Nach entsprechender Prämedikation, wird entweder mit $N_2O/O_2$ und Halothan oder Ketamin (Ketalar) eine leichte Allgemeinanästhesie eingeleitet, so daß das Kind auf das Einführen der Nadel und die Injektion des Lokalanästhetikums nicht reagiert. Es wird auf strikte Asepsis geachtet, die Injektion ist schon vorgerichtet. Man nimmt Bupivacain 0,5% *ohne Adrenalin* in einer Dosierung von 1 mg/kg = 0,2 ml/kg. Man kann eine kurze (15 mm) 25 Gauge-Nadel nehmen, auch wenn einige Autoren entweder 23 Gauge-Nadeln (2) oder 27 Gauge-Nadeln (3) nehmen. Mit leicht gestrecktem Penis wird die Symphyse an der Übergangsstelle zwischen Penis und Unterrand der vorderen Bauchhaut aufgesucht und indem man mit dem palpierenden Finger in kaudaler Richtung wandert, kann man den Unterschied zwischen anteriorer Bauchhaut, die mit Fett durchsetzt ist, und der fettfreien Buck'schen Faszie über der Peniswurzel spüren. Einige Autoren setzen beidseits-laterale Injektionen (4, 5), während andere (2, 6) die V. dorsalis superficialis beiseiteziehen und eine einzige Injektion in der Mittellinie geben. Es ist nicht nötig, in Kontakt mit der Symphyse zu kommen oder Parästhesien zu suchen, man will lediglich die Faszie durchstechen. Manchmal kann hierbei ein «Klick» gefühlt werden. Das injizierte Lokalanästhetikum verteilt sich links und rechts und anästhesiert hierbei die beiden tiefen Nerven, während die oberflächlichen anästhesiert werden, indem man die Nadel über die Buck'sche Faszie zurückzieht und von dort nach links und rechts subkutan infiltriert (Abb. 113). Gelegentlich ist in der Mittellinie ein Septum vorhanden, welches die beidseitige Ausbreitung des Lokalanästhetikums verhindert. In einem solchen Fall muß eine erneute Injektion auf der nicht anästhesierten Seite gemacht werden.

## Schlußfolgerung

Der große Vorteil des Penisblock ist, daß er im Vergleich zu anderen Techniken relativ einfach durchzuführen ist, daß danach die Erbrechenshäufigkeit vermindert ist (7), es postoperativ keine Schmerzen gibt und daher nur minimale Mengen an Analgetika gegeben werden müssen (8, 9, 10), und daß es durch den Block zu keinem Harnverhalt kommt. Aus diesen Gründen spielt die Blockade im Bereich von ambulanter und Tages-Chirurgie eine große Rolle.

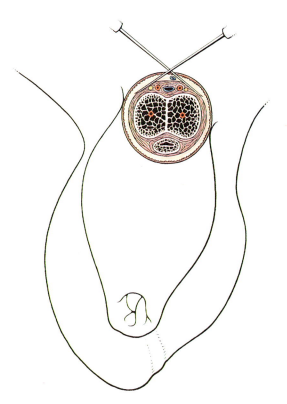

*Abb. 113. Technik des Penisblock.*

## Literatur

1. Maxwell, L. G., Yaster, M., Wetzel, R. C., (1986) Penile nerve block reduces the physiologic stress of newborn circumcision. Anesthesiology 65:3A:432
2. Armitage, E. N., (1985) Block of dorsal nervos of penis (penile block). Regional anaesthesia in paediatrics. Clinics in Anaesthesiology, Vol. 3 no. 3
3. Kirya, C., Wertmann, M. W., (1978) Neonatal circumcision and penile dorsal nerve block – a painless procedure. J. Pediatr. 92:998
4. Defalque, R., (1983) Simplifield penile block. Regional anaesthesia 8:45
5. Goulding, F., (1981) Penile block for postoperative pain relief in penile surgery. J. Urol. 126:337
6. Van Zundert, A., (1985) Penile dorsal nerve block. Acta Anaesth. Belg. 36:41
7. Yeoman, P., Cooke, R., Hain, W., (1983) Penile block for circumcision Anaesthesia 38:862
8. Tozbikian, K., (1983) Postoperative penile block. Simple, safe, effective. Anaesthesiology Topics 2,7
9. Rodrigo, M., Ong, L., Waheed, A., (1984) Dorsal nerve block of penis in Chinese children. Brit. J. Anaesth. 56:934
10. White, J., Harrison, B., Richmond, P., Procter, A., Curran, J., (1983) Postoperative analgesia for circumcision. Brit. Med. J. 286:1934

# Weitere Techniken

## Intravenöse Regionalanästhesie

Ottheinz Schulte Steinberg

### Indikationen

Die intravenöse Regionalanästhesie (IVRA) kann bei bestimmten Operationen an oberer und unterer Extremität eingesetzt werden. Im allgemeinen ist die Technik eher bei oberflächlichen und distalen als bei tiefen und proximalen Eingriffen geeignet, auch wenn es durchaus möglich ist, Unterarmfrakturen unter IVRA zu reponieren (1).

### Kontraindikationen

Die Technik ist für langdauernde Eingriffe ungeeignet, bei denen die normal übliche Tourniquet-Zeit überschritten werden kann, sowie da, wo der Tourniquetschmerz ein Problem werden kann. Die Blockade ist auch kontraindiziert bei Eingriffen, wo eine sehr genaue Blutstillung gefordert ist und wo der Chirurg sich nicht auf den postoperativ anzulegenden Druckverband zur Blutstillung verlassen kann. Die IVRA ist bei Operationen am Oberarm und Oberschenkel wegen der Nähe der Staubinde nicht so gut einzusetzen, da hierdurch das Operationsfeld beeinträchtigt werden kann.

### Medikamente

Über viele Jahre wurde Lidocain in einer Konzentration von 0,25–0,5% erfolgreich eingesetzt, doch ist Prilocain in derselben Konzentration und in einer Dosierung von 3 mg/kg das Mittel der Wahl. Dies deshalb, weil Prilocain zu einem signifikanten Teil in der Lunge aufgenommen wird, so daß es im Fall eines akzidentellen Lecks am Tourniquet unwahrscheinlich ist, daß hohe Konzentrationen des Lokalanästhetikums Prilocain das linke Herz erreichen und damit in den systemischen Kreislauf kommen. Prilocain ist jedoch, wie im Pharmakologiekapitel ausgeführt, bei Säuglingen wegen der Methämoglobinämie am besten zu vermeiden. Bei Verwendung von Bupivacain, bei dem es keine solchen protektiven Mechanismen gibt, wurden Zwischenfälle berichtet, so daß diese Substanz kontraindiziert ist.

### Instrumentarium

Für den intravenösen Zugang der IVRA nimmt man bevorzugt eine Plastikkanüle, da diese die Vene weniger leicht perforiert als eine Stahlnadel. Man sollte zuverlässige und regelmäßig gewartete pneumatische Blutsperren in mehr als einer Größe haben, vorzugsweise als Doppelcuff-Manschetten. Da relativ große Volumina eines Lokalanästhetikums gebraucht werden, sind 20 ml die richtige Spritzengröße.

### Technik

Jeder Anästhesist, der eine andere Regionalanästhesie-Technik kennt, kann ohne Schwierigkeiten eine IVRA durchführen. Auch wenn dies zunächst als ein Vorzug erscheinen mag, so kann dies doch zugleich auch der Grund sein, warum es zu Zwischenfällen gekommen ist. Der Schlüssel zur erfolgreichen IVRA liegt im Legen einer Plastikkanüle in eine periphere Vene der entsprechenden Extremität, welche dann durch Hochheben über Niveau und digitaler Kompression der arteriellen Blutzufuhr über drei Minuten exsanguiniert wird. Eine frakturierte Extremität kann auch mit Hilfe einer pneumatischen Schiene exsanguiniert werden (2).

Alternativ kann man auch eine Esmarch-Binde nehmen. Die Blutsperremanschette, das Tourniquet, wird sodann um den proximalen Teil der Extremität angebracht und auf einen Druck von 100 Torr über den normalen arteriellen Druck aufgeblasen. Es wurden auch Cuffs mit hohem Druck eingesetzt, so schlugen Carrell und Eyring (3) ursprünglich 180–240 Torr für den Arm und 350–500 Torr für das Bein vor.

Bei Benutzung eines Doppel-Cuff-Systems sollte der proximale Cuff zuerst aufgeblasen, und das Lokalanästhetikum sodann langsam über die peripher gelegte Plastikkanüle injiziert werden. Man muß üblicherweise 5 bis 7 Minuten warten, bis die Analgesie sich bis zum proximalen Cuff ausgebreitet hat und man nun den distalen aufblasen kann. Danach wird der proximale Cuff wieder abgelassen.

Der distale Cuff sollte nun aber für mindestens 20 Minuten aufgeblasen bleiben, auch wenn die Operation in kürzerer Zeit beendet ist, um dem Lokalanästhetikum genug Zeit zu lassen, sich an die Gewebe zu binden. Wird das Tourniquet vorher abgelassen, kann eine große Menge Lokalanästhetikum plötzlich in den Kreislauf kommen, und toxische Effekte hervorrufen (4).

## Komplikationen

Die Hauptkomplikation der IVRA ist die Tourniquetleckage, die zu hohen Plasmakonzentrationen des Lokalanästhetikums und damit zu systemischer Toxizität führen kann. Es konnte anhand von Untersuchungen bei Erwachsenen sogar gezeigt werden, daß eine zu schnelle Injektion Drucke verursachen kann, die höher sind als der Cuffdruck, was somit selbst bei intaktem Tourniquet zur Leckage von Lokalanästhetikum in den Kreislauf führen kann. Dies kann auch auf dem Weg über intraossäre Gefäßkanäle passieren (5), die ja durch den umgebenden Knochen vor der Tourniquet-Kompression geschützt sind. Der Anästhesist muß daher laufend auf Zeichen systemischer Toxizität achten und bereit sein, einen kardiopulmonalen Kollaps zu behandeln, was bei einer massiven Leckage passieren kann.

## Schlußfolgerung

Die intravenöse Regionalanästhesie ist eine wertvolle, nützliche Technik, doch muß man bei Kindern im Alter von unter 7 Jahren in aller Regel mit einer Allgemeinanästhesie kombinieren, bei älteren Kindern sediert man besser.

## Literatur

1. Tucker, G. L., Batten, J. B., Hjort, D., Ross, E. R. S., et al. (1986) Intravenous regional anaesthesia for the treatment of upper limb injuries in childhood. Aust. NZJ Surg. 56:153
2. Rose, R. J., (1987) Use of an air splint to provide limb exsanguination during intravenous regional anaesthesia in children. Regional anesthesia 12:8
3. Carrell, E. D., and Eyring, E. J., (1971) Intravenous regional anesthesia for childhood fractures. Trauma 11:301
4. Rosenberg, P. H., Kalso, E. A., Tuominen, M, K., and Linden, H. B., (1983) Acute bupivacaine toxicity a result of venous leakage under the tourniquet cuff during Bier block. Anesthesiology 58:95
5. Robson, C. H., (1936) Anesthesia in children. Am. J. Surg. 34:468

# Oberflächenanästhesie

Ottheinz Schulte Steinberg

## Indikationen

Die topische oder Oberflächenanästhesie wird bei Kindern hauptsächlich an Schleimhaut-Oberflächen des Pharynx und der oberen Atemwege zur Erleichterung der Intubation und zur Bronchoskopie angewandt.

## Kontraindikationen

Man sollte infizierte Membranen nicht anästhesieren.

## Medikamente und ihre Dosierung

Man verwendet Lidocain ohne Adrenalin in Konzentrationen von 0,5%, 1% und 2%, je nach Alter des Kindes, wobei niedrigere Konzentrationen für Säuglinge besser geeignet sind. Beim Erwachsenen geht man davon aus, daß eine Dosis von 3 mg/kg KG eine für Lidocain ohne Adrenalin sichere Dosierung ist (1), doch hängt das Auftreten toxischer Symptome fast ebensosehr vom Applikationsort und von der Absorptionsrate der Substanz ab wie von der Dosis. Die Absorption über Schleimhäute ist sehr rasch und kann zu Plasmakonzentrationen führen, die denen einer iv-Injektion vergleichbar sind (2). Es ist daher wahrscheinlich klüger, für die Oberflächenanästhesie die Dosis auf 1,5 mg/kg zu beschränken.

## Technik

Man füllt eine 2 ml-Spritze mit der für die Größe des Kindes berechneten Menge Lidocain und setzt dieser ein blind endendes Stück Schlauch mit mehreren seitlichen Öffnungen auf, welche nach Einleitung der Allgemeinanästhesie über Nase und Zungengrund in den Pharynx eingeführt wird, wobei man schrittweise kleine Mengen des Lokalanästhetikums installiert bzw. einsprüht, so auch an die Stimmbänder zur Intubation und in den Bronchialbaum zur Bronchoskopie (Abb. 114, 115). Dabei ist es wichtig, sich die Menge an Lokalanästhetikum zu merken, die an die Oberflächen gesprüht wurde, und diese Menge mit in die Berechnung der Gesamtdosis einzubeziehen, wenn noch eine Blockade durchgeführt werden soll.

## Vorteile

In Fällen wo eine Relaxansgabe kontraindiziert ist, erleichtert die Oberflächenanästhesie der Atemwege die Intubation und erlaubt auch ohne tiefe Allgemeinanästhesie rasch zu intubieren.

## Komplikationen

Die Überdosierung stellt wahrscheinlich die einzige wichtige Komplikation dar, doch passiert dies leider auch sehr leicht. Man sollte daher bei Kindern eine möglichst niedrige Konzentration verwenden und die kommerziell erhältlichen hochkonzentrierten Lösungen möglichst vermeiden.

*Abb. 114. Technik der Spray-Anästhesierung des Rachens.*

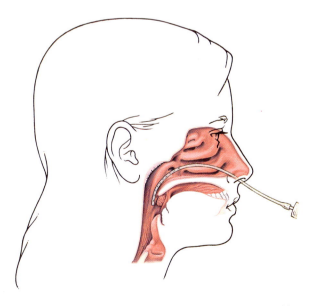

## Literatur

1. Kelton, D. A., Daly, M., Cooper, P. D., and Canu, A. W., (1970) Plasma lidocaine concentrations following topical aerosal application to the traches and bronchi. Can. Anesth. Soc. J. 17
2. Eyres, R. L., Kidd, J., Oppenheimer, R. C., and Brown, T. C. K., (1978) Local anaesthetic plasma levels in children. Anesth. Intens. Care 6

*Abb. 115. Applikation einer Oberflächenanästhesie der Stimmbänder.*

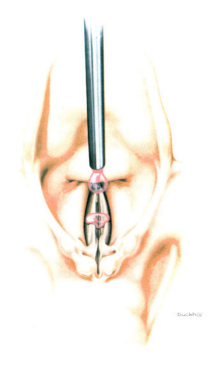

# Transkutane Anästhesie

Claude Saint-Maurice

Der durch einen Nadelstich verursachte Schmerz und die darauf folgende Abwehrbewegung sind die Hauptgründe, warum es so schwierig sein kann, bei Kindern einen intravenösen Zugang zu legen. Das Konzept, eine Anästhesie der Haut zu erzeugen, indem man ein Lokalanästhetikum direkt aufbringt, ist nicht neu, doch ist die Haut nicht permeabel für die basische, nicht-ionisierte Form, welche für die Penetration und Diffusion in den Geweben verantwortlich ist. Versuche, durch Erhöhen der Konzentration auch die Gesamtmenge an nicht-ionisiertem Lokalanästhetikum zu erhöhen, waren ohne klinischen Erfolg. Alkoholische Lösungen diffundieren rasch in und durch muköse Membranen, durchdringen aber nicht die Haut. Man braucht eine wässrige Lösung, doch ist die nicht-ionisierte basische Form der Lokalanästhetika leider schlecht wasserlöslich. Die Wasserlöslichkeit kann zwar durch eine Öl-in-Wasser-Emulsion verbessert werden, doch selbst dann kann man nur 20% der Base in Tropfenform bekommen, was für eine Penetration der Haut nicht ausreicht.

*Abb. 116. Schema der EMLA-Applikation.*
1. *Aufnahme des Lokalanästhetikums*
2. *Hydriertes Stratum corneum*
3. *EMLA-Creme*
4. *Abdeck-Folie*

Vor einiger Zeit hat man entdeckt, daß bei Mischung gleicher Mengen von Lidocain und Prilocain eine ölige Mixtur entsteht, wobei der Schmelzpunkt dieser Mixtur bei 18 Grad Celsius liegt, obwohl die Schmelzpunkte der beiden Einzelsubstanzen viel höher liegen. Substanzen mit einem solchen Verhalten bilden ein sogenanntes «eutektisches» Gemisch (1). Wenn dieses Öl in einer Emulsion verwandt wird, steigt der Anteil der Anästhesie-Base in einem Tropfen auf das vierfache, d. h. auf 80%, was ausreicht, die intakte Haut zu durchdringen (Abb. 116), obwohl die Konzentration der beiden Substanzen (Lidocain und Prilocain) in der Mixtur nur je 5% beträgt. Das kommerzielle Präparat ist als EMLA (Eutektische Mischung von Lokal-Anästhetika) bekannt.

Schmerzhafte Hautempfindungen aufgrund mechanischer Reize werden durch schnelle myelinisierte A-Fasern und durch langsame nicht myelinisierte C-Fasern übertragen, wobei sich letztere auch in der Wand von Blutgefäßen finden.

## Verträglichkeit

Die EMLA-Creme wird von der Haut gut vertragen; wenn die Creme etwa eine Stunde eingewirkt hat, bemerkt man normalerweise eine gewisse Blässe, was im allgemeinen als Zeichen einer guten Anästhesie gewertet werden kann. Gelegentlich kommt es auch zur Hyperämie. Die Creme sollte 60 Minuten vor der Venenpunktion aufgetragen werden (2).

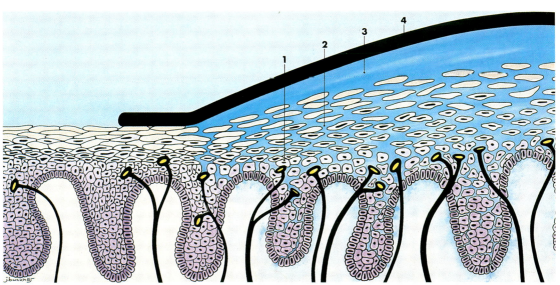

## Plasmakonzentrationen

In einer Untersuchung bei 22 Kindern im Alter von 3–12 Monaten wandte Engberg (3) jeweils 2 ml EMLA-Creme an und fand, daß die Konzentrationen von Lidocain und Prilocain in jedem Fall unter 0,2 µg/ml lagen, einem Wert, der 25mal kleiner ist als die toxische Plasmakonzentration. Die maximale Lidocainkonzentration war 0,155 µg/ml und die für Prilocain war 0,131 µg/ml, wobei die Prilocainwerte immer unter den Werten für Lidocain lagen. Es wurde ein Anstieg des Methämoglobinspiegels im Blut um 1,2% beobachtet, doch keine klinischen Zeichen oder Symptome.

## Anwendungshinweise

Man trägt 1–1,5 ml Creme dick auf die Haut auf und läßt die Stelle für wenigstens eine Stunde mit einer durchsichtigen Folie zugeklebt. Dann wird der Verband abgemacht und die Haut mit Alkohol gesäubert. Nach einer Stunde Creme-Applikation hält die gute Analgesie für wenigstens eine Stunde an, während eine 2-stündige Einwirkzeit für 90 Minuten Analgesie sorgt.

Die EMLA-Creme erlaubt eine schmerzlose Punktion der Haut, doch ist sie offensichtlich außerhalb des Applikationsgebietes ohne Effekt. Somit muß der Anästhesist die ensprechende Stelle bei seiner präoperativen Visite festlegen, sie anzeichnen und der Schwester zeigen, damit die Creme an der richtigen Stelle aufgetragen wird.

*Abb. 117. Applikation der EMLA-Creme.*

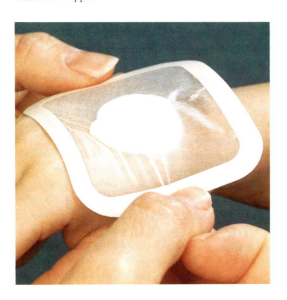

## Indikationen

EMLA kann nicht nur für die intravenöse Einleitung der Narkose im Operationstrakt eine wertvolle Hilfe darstellen, sondern auch auf der Station, wenn dort ein venöser Zugang zu legen ist. Die Creme wurde auch als alleiniges Anästhetikum bei kleineren reinen Hauteingriffen verwendet (4, 5), sowie zur Anästhesierung der Punktionsstelle bei Reginalanästhesien.

## Kontraindikationen

EMLA ist kontraindiziert bei Kindern die Methämoglobin-bildende Medikamente einnehmen, wie z.B. Sulfonamide, Nitrite oder Nitrate (6). Es ist wahrscheinlich nicht klug, die Creme bei Säuglingen im Alter von unter 3 Monaten einzusetzen, und die Dosis sollte allgemein 5 g und die Einwirkdauer 2 Stunden nicht überschreiten.

## Komplikationen

Dem Autor ist nur ein Fall von Methämoglobinämie bekannt, die bei einem 12 Wochen alten Säugling auftrat, dem 5 g über 5 Stunden an 2 verschiedenen Stellen aufgetragen worden waren. Das Kind erhielt außerdem eine Trimethoprim-Sulfamethoxazol-Mischung (Cotrimoxazol) und wurde schließlich mit Methylenblau behandelt.

## Literatur

1. Evers, H., von Dardel, O., Juhlin, L., Olsen, L., Vinnars, E., (1985) Dermal effects of compositions based on the eutectic mixture of lignocaine and prilocaine. Br. J. Anaesth. 57:997
2. Hallén, B., Olsson, G. L., Uppfeld, T., (1984), Pain free venepuncture. Anaesthesia 39:369
3. Engberg, G., Danielsson, K., Henneberg, S., Nilsson, A., (1986) Plasma concentrations of prilocaine and methemoglobin formation in infants after dermal application of a 5% lidocaine, prilocaine cream (EMLA). VII. European Congress of Anaesthesiology Vienna – Abstract 806
4. Juhlin, L., Evers, H., Broberg, F. A., (1980) Lidocaine–prilocaine cream for superficial skin surgery and painful lesions. Acta Der Venereol (Stockh.) 60:544
5. Lubens, H. M., Ausden-Moor, R. W., Shafer, A. D., Peele, R. M., (1974), Anesthetic patch for painful procedures such as minor operations. Am. J. Dis. Child 128:192
6. Jakobson, B., Nilsson, A., (1985) Methaemoglobinemia associated with a prilocaine, lidocaine cream and trimetroprim sulpha-methaxazole. A case report. Acta Anaesth. Scand. 29:453

# III. Schmerztherapie

## Postoperative Analgesie

Isabelle Murat

Das in jüngster Zeit wieder erwachte Interesse an der Regionalanästhesie bei Kindern ist vor allem darauf zurückzuführen, daß mit diesen Techniken eine exzellente postoperative Analgesie zu erreichen ist. Die postoperative Analgesie wurde hauptsächlich aus zwei Gründen vernachlässigt: zum einen ist die Schmerzerkennung – ganz zu schweigen von der Messung – sehr schwierig, insbesondere bei ganz kleinen Kindern (1, 2, 3), und zum anderen gibt es nur sehr wenige Substanzen, die für den Einsatz bei Kindern wirklich geeignet sind. Die parenterale Gabe von Opiaten zeigt beträchtliche Nebenwirkungen und andere Darreichungsformen sind entweder bei kleinen Säuglingen kontraindiziert (4) oder sie sind ineffektiv. Diese unbefriedigende Situation hat dazu geführt, daß manche Anästhesisten das Thema meiden und behaupten, Neugeborene fühlten keinen Schmerz, und daher sei eine postoperative Analgesie nicht nötig.

Die regionalen Techniken zeigen die Nachteile der parenteralen Opiate nicht. Die kaudale Blockade fand als erste eine gewisse Verbreitung, und wurde als sichere und effektive Methode der Analgesie nach Zirkumzisionen betrachtet (5), doch werden heutzutage weithin bereits verschiedene Techniken nach größeren und kleineren Eingriffen benutzt.

## Vorteile und Indikationen

### Ambulante Chirurgie

Die Regionalanästhesie wird üblicherweise mit einer Allgemeinanästhesie kombiniert, und da man von letzterer nur geringe Mengen braucht, kommt es zu einem raschen Erwachen des Patienten und die postoperative Morbidität, insbesondere Übelkeit und Erbrechen, ist vermindert (6, 7). Alternativ kann man auch die Operation nur in Allgemeinanästhesie durchführen und den Block erst am Ende der Operation setzen. Auch wenn dann das Aufwachen nicht so rasch ist, hält die Analgesie dafür länger an.

Mit allen Regionalanästhesietechniken kann man eine mehrere Stunden anhaltende postoperative Analgesie und Reduktion des postoperativen Streß erreichen (8, 9), wobei die Analgesiequalität besser ist als bei Gabe von Opiaten, und man hat weniger häufig und weniger schwere Nebenwirkungen (9, 10, 11, 12).

Bei einem Kind, das ambulant operiert wird, ist es besonders wichtig, daß der postoperative Verlauf komplikationslos ist und die normalen Aktivitäten möglichst schnell wieder aufgenommen werden können, daher sollte die regionale Technik selbst keine unerwünschten Nebenwirkungen produzieren. Eine ungewollte motorische Blockade (9) und ein Harnverhalt sind Nebenwirkungen einer Kaudalanästhesie, die für das Kind sehr unschön sind und die Entlassung aus dem Krankenhaus verzögern können, doch ist beides vermeidbar, wenn man die geeignete Substanz in der geeigneten Konzentration und die richtige Technik verwendet.

Manchmal wird eingewandt, regionale Techniken bräuchten zu lange Zeit zur Durchführung und wären daher für ambulante Eingriffe nicht geeignet. In der Wirklichkeit ist dem nicht so, und die meisten üblicherweise angewandten Techniken sind von einem erfahrenen Anästhesisten in relativ kurzer Zeit durchführbar (13).

### Große Eingriffe

Auch wenn die postoperative Analgesie der hauptsächliche Grund für die Durchführung einer Regionalanästhesie ist, so sind doch auch andere Vorzüge zu erwarten (14, 15).

**Verminderung der Streßantwort:** Dies kann man beim Erwachsenen nach entsprechender Nervenblockade nachweisen (16, 17), auch wenn darüber gestritten wird, ob die Unterdrückung der Streßantwort oder die Streßantwort selbst mehr positive Effekte hat. Bei bestimmten Risikogruppen jedoch, wie z. B. kleinen Kindern in schlechtem Ernährungszustand, kann die Unterdrückung der Streßantwort ein wünschenswertes Ziel sein, da dies in der frühen postoperativen Phase bereits zu einer positiveren Stickstoffbilanz beiträgt (18) (Abb. 118).

**Vermeidung von Narkotika:** Das Vermeiden von Narkotika reduziert vor allem bei längerdauernden Eingriffen die Schwere und die Häufigkeit unerwünschter Nebenwirkungen, die man bei diesen Substanzen häufig in der postoperativen Phase sehen kann. Die wichtigsten Nebenwirkungen sind Atemdepression, Übelkeit und Erbrechen, sowie Verminderung der gastro-intestinalen Motilität. Koren und Mitarbeiter (19) konnten zeigen, daß es bei Neugeborenen und kleinen Säuglingen eine große Variationsbreite bezüglich der Reaktionen auf eine Morphininfusion gibt. Dieselbe Arbeitsgruppe sah bei Neugeborenen auch eine langsamere Elimination des Morphin.

**Reduktion der Lungenkomplikationen:** Es ist immer noch eine nicht ausdiskutierte Frage, ob es durch die Epiduralanästhesie zu einer Reduktion der postoperativen Lungenkomplikationen kommt. Beim Erwachsenen können sowohl spirometrisch gemessene Parameter als auch die Blutgase verbessert werden, doch bleibt die Häufigkeit von pulmonalen Komplikationen bei Risikopatienten hoch (20, 21, 22). Trotzdem ist gerade bei dieser Patientengruppe die Epiduralanästhesie zu empfehlen, da hierdurch die Physiotherapie vom Patienten besser toleriert wird und insgesamt effektiver ist. Meignier (23) konnte dies vor einigen Jahren bei Kindern mit Erkrankungen des respirotischen Systems bestätigen, wobei er eine thorakale Epiduralblockade einsetzte.

**Andere Vorzüge:** Die in den blockierten Bereichen verbesserte Durchblutung und die weniger häufige Inzidenz tiefer Venenthrombosen sind bei Kindern von geringerer Bedeutung als bei Erwachsenen. Die Häufigkeit von tiefen Venenthrombosen ist bei Kindern in der Tat sehr niedrig.

## Indikationen

Nachdem die Vorzüge dargestellt sind, können nun die Indikationen der Regionalanästhesie besprochen werden.

1. Größere orthopädische Eingriffe sind häufig wegen der postoperativ notwendigen Physiotherapie schmerzhaft. Bei manchen Eingriffen, wie z. B. bei Gliedmaßen-verlängernden Maßnahmen bei Kindern, wo in den ersten postoperativen Tagen der Zug an der Extremität schrittweise erhöht wird, ist die Epiduralanästhesie unersetzbar, um die Manipulationen schmerzfrei zu ermöglichen. Wenn ein Kind nach einem orthopädischen Eingriff eine epidurale Analgesie bekommt, ist es besonders wichtig, darauf zu achten, daß es zu keiner Ischämie kommt, da diese keine Schmerzen verursachen und somit möglicherweise nicht bemerkt würde. Farbe, Temperatur und Motorik von Bein und Zehen müssen daher regelmäßig sorgfältig überprüft werden.

2. Die Regionalanästhesie leistet einen wertvollen Beitrag in der postoperativen Behandlung von Patienten mit chronischer respiratorischer Insuffizienz aufgrund einer Myopathie, aufgrund einer zystischen Fibrose, der Werdnig-Hoffmann-Krankheit oder einer broncho-pulmonalen Dysplasie. Bei diesen und ähnlichen Erkrankungen erleichtert die Epiduralanalgesie die pulmonale Physiotherapie und man vermeidet die systemische Gabe von Opiaten mit ihrer atemdepressiven Nebenwirkung (23).

3. Patienten, die sich größeren abdominalen oder thorakalen Eingriffen unterziehen müssen, wie z. B. Durchzugsoperationen, OP nach Nissen oder große Tumorresektionen, bedürfen postoperativ einer intensiven Pflege, Physiotherapie und anderer Maßnahmen, welche unter Epiduralanalgesie mit minimaler Belastung und – weitgehend – ohne Schmerzen durchgeführt werden können.

*Abb. 118. Effekte der Epiduralanästhesie. Kortison-Antwort auf urologische Eingriffe bei Kindern.*

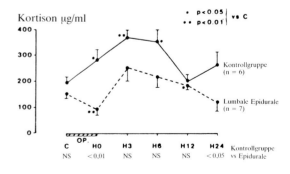

4. In jüngerer Zeit konnte gezeigt werden, daß die Regionalanästhesie eine wertvolle Technik bei der Behandlung verletzter Kinder darstellt. Bei Kindern kommt es relativ häufig zu Femurschaftfrakturen, welche sehr schmerzhaft sind, und wo eine Blockade des N. femoralis (26) effektiv und sicher zu sein scheint. Die hierdurch erzielte Analgesie wurde in der Studie von den Patienten als «gut» bis «exzellent» eingestuft, sie ermöglicht, daß sowohl das Lagern zur Röntgenuntersuchung, wie die Applikation von Zug (zur Extension), wie auch die allgemeine Pflege schmerzlos durchgeführt werden können.

## Nebenwirkungen

### Hypotension

Auch wenn es beim Erwachsenen recht häufig zu einer Hypotension kommt, so ist dies bei Kindern eher ungewöhnlich (24, 25).

### Harnverhalt

Dies ist eine bei Kindern ebenfalls ungewöhnliche Komplikation, doch tritt sie eher bei einer kontinuierlichen Infusion als bei einer intermittierenden Bolusgabe auf.

### Infektion

Eine saubere und sterile Technik, sowie ein gut abschließender Verband sollten dafür sorgen, daß es nicht zu einer Infektion kommt.

### Systemische Toxizität des Lokalanästhetikums

Um diese Komplikation zu vermeiden, muß man unbedingt die pharmakologischen Eigenschaften der Substanzen kennen und eine geeignete Technik auch korrekt durchführen.

Die Nebenwirkungen epidural applizierter Opiate (siehe auch Tabelle 15) werden später in diesem Kapitel besprochen.

## Regionalanästhesie-Techniken für die ambulante Chirurgie

### Methoden

Die Regionalanästhesie wurde vielfach in solchen Fällen angewendet und in umfangreichen Studien untersucht in denen sich Kinder kleineren chirurgischen Eingriffen unterzogen wie z. B. einer Zirkumzision oder einen Hernienoperation (5, 8, 11, 12). In diesen Fällen ist die Kaudalanästhesie das am besten geeignete rückenmarksnahe Verfahren, welches entweder vor oder nach dem Eingriff durchgeführt wird. Von den peripheren Blockaden sind der Penisblock und die Blockade des N. ilioinguinalis am verbreitetsten (27, 28, 29).

Alle diese Verfahren sorgen für eine postoperative Analgesie, welche nach einer einzeitigen Injektion 6 bis 24 Stunden anhält (Abb. 199) (8–12). Andere periphere Blockaden, wie die des Plexus brachialis, des N. femoralis oder der Interkostalnerven, sind bei kleinen Kindern nicht häufig angewendet worden, erfreuen sich nun jedoch einer zunehmenden Popularität (30).

### Medikamente

#### Bupivacain

Für die postoperative Analgesie ist Bupivacain das Lokalanästhetikum der Wahl, da es eine lange Wirkdauer hat und die motorischen Fasern nur relativ wenig blockiert (31, 32). Man stimmt heute allgemein darin überein, daß bei ambulant behandelten Kindern wegen der Gefahr einer verzögert auftretenden Atemdepression Morphin auf kaudalem Weg nicht zu geben ist (10, 11).

## Regionalanästhesie-Techniken nach großen Eingriffen

Die Epiduralanästhesie ist die bei Kindern am besten geeignete und interessanteste Technik zur kontinuierlichen Blockade, und man hat heute auch bereits eine ganze Menge an Informationen zur Verfügung (25). Man kann den Katheter im lumbalen oder thorakalen Bereich einführen, entweder vor oder nach der Operation, und ihn ohne Risiko belassen, im Gegensatz zu kaudal gelegten Kathetern, die, wenn sie überhaupt gelegt werden, üblicherweise am Ende der Operation nach einer letzten Nachinjektion gezogen werden, da sie wegen der Nähe zum Anus eher einer Infektionsgefährdung unterliegen.

In letzter Zeit erschienen auch Berichte über den intrapleuralen Katheter, welchen man zur Schmerzbekämpfung nach Oberbauch- und Thoraxeingriffen einsetzen kann. Er wird entweder während der Operation vom Chirurgen oder danach vom Anästhesisten eingelegt. Der negative intrapleurale Druck macht ein einfaches Erkennen des Pleuraspalts durch eine Widerstandsverlusttechnik möglich. In diesen Fällen erlaubt die kontinuierliche Zufuhr von Bupivacain 0,25% eine unilaterale Analgesie und damit eine einfachere postoperative Pflege (33).

Die postoperative Analgesie kann entweder mittels epidural gegebener Lokalanästhetika oder Opiaten erreicht werden, wobei beide Methoden ihre Vor- und Nachteile haben (34), welche in Tabelle 15 zusammengefaßt sind.

## Lokalanästhetika

Die beiden Hauptvorteile der Lokalanästhetika bestehen darin, daß sie für eine exzellente Analgesie sorgen und dabei keine Atemdepression verursachen. Es gibt aber auch einige Nachteile: Man muß mehrfach in relativ kurzen zeitlichen Abständen nachinjizieren, da selbst die langwirkenden Substanzen nur ein paar Stunden anhalten können. Wenn man zur Umgehung dieses Problems eine kontinuierliche Infusion anhängt, kann es selbst bei Verwendung niedrig konzentrierter Lösungen zu unerwünschter motorischer Blockade kommen, und auch eine Tachyphylaxie kann auftreten.

Bei erwachsenen Patienten wird die intermittierende Bolusgabe nicht empfohlen (15), da man bei

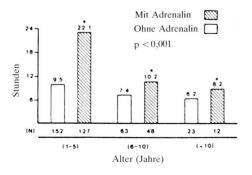

*Abb. 119. Effekt von Alter und Adrenalinzusatz auf Bupivacain bei Kinder-Kaudalanästhesien. Warner: Anesthesiology 63:A464 (1985).*

*Tabelle 15. Wirkungen und Nebenwirkungen*

| Wirkungen und Nebenwirkungen | Epidurale Opioide | Epidurale Lokalanästhetika |
|---|---|---|
| Schmerzlinderung | Gut Langwirkend | Vollständig Weniger langwirkend |
| Kardio-vaskuläres System | Geringe Effekte Intakter Barorezeptor-Reflex | Geringe Effekte bei Kindern < 8 J. bei Block bis T4. Bei Kindern > 8 J. Orthostasereaktion mögl. |
| Respiratorisches System | Frühe Depression (nach 1–2 h) durch system. Absorption, späte Depression (nach 6–24 h) durch Migration im Liquor | Keine |
| ZNS – Sedation, andere neurolog. Nebenwirkungen | von +/− bis ++ mögl. | Keine Keine |
| Konvulsionen | + (sehr hohe Dosis) | Ja, bei sehr rascher Absorption |
| Verschiedenes: Übelkeit Erbrechen Harnverhalt Pruritus | +++ +++ +++ +/− bei Kindern üblicherweise − | + + + Keinen |

Modif. nach Cousins und Mather: Anesthesiology 61: 276–310 (1984)

Auftreten einer Tachyphylaxie und damit der Notwendigkeit, häufiger und höher zu dosieren, das Risiko der systemischen Toxizität eingeht. Zudem besteht nach jeder Injektion die Gefahr der Hypotension, und damit die Notwendigkeit, weiter eine Infusion laufen zu haben und möglicherweise sogar vasopressorische Substanzen geben zu müssen. Zudem muß man bei intermittierenden Bolusgaben darauf achten, daß diese zeitgerecht gegeben werden, wenn man vermeiden will, daß es zum Auftreten von Schmerzzuständen kommt.

Glücklicherweise begegnet man dieser Art von Problemen bei Kindern selten. Die Autorin überblickt selbst mehr als 300 Fälle, und konnte in keinem Fall eine Hypotension oder Tachyphylaxie beobachten (25). Die kontinuierliche Infusion kann entweder über eine Spritzenpumpe oder eine Infusionspumpe verabreicht werden, wobei letztere zuverlässiger ist, da sie besser in der Lage ist, den Widerstand der dünnen pädiatrischen Epiduralkatheter zu überwinden. Zur Zeit gibt es sehr wenige Studien über den Effekt einer epiduralen Infusion bei Kindern (35), somit sind bezüglich der Sicherheit dieser Technik noch Fragen offen. Man konnte insbesondere feststellen, daß die Menge der benötigten Analgesie, selbst nach großen Eingriffen, sehr stark streut und viele Kinder in den ersten 24 Stunden postoperativ keine weiteren Lokalanästhetika brauchen, auch wenn ein Epiduralkatheter liegt und das Lokalanästhetikum somit leicht gegeben werden kann. Es gibt noch zwei weitere Risikofaktoren: Die Dura des Kindes ist dünner und weniger widerstandsfähig als die des Erwachsenen, und es kann daher leichter vorkommen, daß sie unter laufender Infusion durch den liegenden Katheter perforiert wird. Es besteht außerdem die Gefahr, daß eine Akkumulation von infundiertem Bupivacain zu sehr hohen Plasmakonzentrationen führen kann, wie dies aus einem Bericht bei Erwachsenen hervorgeht, die 0,125%iges Bupivacain als Infusion bekamen (36). Da für Kinder keine entsprechenden pharmakokinetischen Daten zur Verfügung stehen, ist es nicht möglich, vorherzusagen, ob gleiches auch bei Kindern passieren könnte. Es ist daher besonders wichtig, die Kinder bezüglich eventueller Toxizitätszeichen zu beobachten und – idealerweise – die Plasmakonzentrationen des Bupivacain zu überwachen. Man kann diese Technik bei Kindern sicher erst dann voll bejahen, wenn weitere Studien entsprechende Ergebnisse gebracht haben.

Bupivacain ist das Medikament der Wahl für die postoperative Epiduralanalgesie. Die Konzentration sollte nicht höher als 0,25% gewählt werden, wenn man eine motorische Blockade vermeiden will. In den von der Autorin überblickten Fällen konnte bei dieser Konzentration unter intermittierender Bolusgabe keine einzige motorische Blockade beobachtet werden. Durch den Zusatz von Adrenalin 1:200 000 verlängert sich die Blockadedauer (25, 32).

Bei den meisten Kindern mußte man 6 Stunden postoperativ zum ersten Mal nachinjizieren, und ein weiteres Mal dann 18 bis 24 h postoperativ. Das Volumen des nachinjizierten Bolus betrug die Hälfte der intraoperativen Dosis und dies scheint eine vollständige Schmerzkontrolle zu ermöglichen.

Etidocain ist ebenfalls ein langwirkendes Lokalanästhetikum, doch hat es zwei Nachteile: zum einen bewirkt seine hohe Lipophilität eine ausgeprägte motorische Blockade und zum anderen kann es zu systemischer Toxizität kommen, da wiederholte Nachinjektionen zur Akkumulation im Epiduralraum führen können (37).

Wenn der Epiduralkatheter postoperativ eingeführt wird, sollte man darauf achten, daß die Spitze im Bereich der Nerven liegt, die das Operationsfeld innervieren, so daß sichergestellt ist, daß dieses mit einer vergleichsweise geringen Menge Lokalanästhetikum vollständig analgesiert wird.

## Opioide

1976 berichteten Yaksh und Rudy (38) erstmals über den analgetischen Effekt von «epiduralen» Opioiden. Seither sind viele andere Berichte – die meisten anekdotischer Art – erschienen, welche alle sowohl die Wirksamkeit als auch die Nebenwirkungen der Methode dokumentieren. Cousins und Mather haben vor einiger Zeit (34) die dazugehörige Literatur durchgesehen und besprochen.

Die für die Opioide in Anspruch genommenen Vorzüge sind, daß sie eine längerdauernde Analgesie erzeugen als jedes langwirkende Lokalanästhetikum, und daß sie keine sympathische und motorische Blockade bewirken. Der bedeutsamste Nachteil – insbesondere des Morphin – besteht darin, daß sie aufgrund rostraler «Migration» im Liquor (39, 40) zu einer verzögerten Atemdepression führen (Abb. 120), ein Effekt, der durch Naloxon antagonisiert werden kann. In einer Dosis von 10 µg/kg·h gegeben verhindert Naloxon die Atemdepression ohne bei Erwachsenen und Kindern im Alter über 12 Jahren den analgetischen Effekt zu mindern (41, 42). Leider gibt es keine Daten bezüglich jüngerer Patienten, doch wenn diese Technik bei Kindern angewendet wird, muß man sie in der postoperativen Phase sorgfältig überwachen und Atemfrequenz und Blutgase engmaschig kontrollieren (43). Wie beim Erwachsenen gibt es auch noch andere

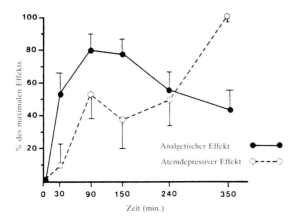

Abb. 120. *Zeitlicher Verlauf des analgetischen und atemdepressiven Effekt von Morphin bei epiduraler Applikation. Knill: Can. Anaesth. Soc. J. 28:537 (1981).*

unerwünschte Nebenwirkungen wie Übelkeit und Erbrechen; doch ist es bei Kindern im Alter von unter 8 Jahren ungewöhnlich, daß Juckreiz auftritt. Das Opioid kann sowohl lumbal als auch thorakal gegeben werden, doch da die Droge sich nach rostral ausbreitet, bietet hier der thorakale Zugangsweg keinen Vorteil.

Für Kinder im Alter von über 6 Jahren wird in physiologischer Kochsalzlösung verdünntes, konservierungsmittelfreies Morphin in einer Dosis von 50 µg/ml empfohlen. Von einer einzelnen Injektion kann man eine Wirkdauer von 8 bis 24 Stunden erwarten. Bezüglich der Dosierung bei jüngeren Kindern sind keine Daten vorhanden, auch wenn die von Shapiro (44) veröffentlichte Studie zwei Kinder im Alter von unter 6 Jahren enthielt. Die Autorin dieses Kapitels fand, daß eine Dosis von 25 µg/ml bei Kindern von unter 3 Jahren eine über 8 bis 12 Stunden anhaltende gute Analgesie erbrachte, daß aber in den meisten Fällen ein Anstieg des $PaCO_2$ und ein Abfall der Atemfrequenz zu beobachten war. Diese Kinder werden daher für die ersten 48 Stunden postoperativ am besten auf die Intensivstation aufgenommen. Anders als Morphin ist Fentanyl hoch fettlöslich, so daß der Wirkeintritt rascher kommt, die Wirkdauer aber kürzer ist als bei Morphin. Eine Dosis von 100 µg Fentanyl bewirkt bei Erwachsenen eine Analgesie von 3,8 Stunden. Das Risiko einer Atemdepression ist bei einer fettlöslichen Substanz theoretisch geringer.

## Zusammenfassung

1. Mit Lokalanästhetika kann man Schmerzen über längere Zeit vollständig unter Kontrolle halten, und bei Verwendung von Bupivacain 0,25% sind die Nebenwirkungen minimal. Bezüglich kaudaler und epiduraler Applikation bei Kindern stehen reichlich pharmakokinetische Daten zur Verfügung.

2. Die epidurale Applikation von Morphin stellt bei Kindern im Alter von über 10 Jahren eine akzeptable Alternative dar, vorausgesetzt sie werden sorgfältig überwacht. Es ist auch zur Schmerzbekämpfung nach Unfalltrauma sinnvoll einzusetzen.

3. Beim Erwachsenen scheinen die anderen Opioide gegenüber dem Morphin keinen besonderen Vorteil zu bieten, doch bedarf es noch weiterer Untersuchungen, bevor eine endgültige Schlußfolgerung gezogen werden kann (45, 46).

# Literatur

1. Abu-Saad, H., (1984) Assessing children's responses to pain. Pain 19:163
2. Owens, M. E., (1984) Pain in infancy: conceptual and methodological issues. Pain 20:213
3. Mather, L., Mackie, J., (1983) The incidence of postoperative pain in children. Pain 15:271
4. Booker, P. D., Nightingale, D. A., (1985) Postoperative analgesia in children in: The management of postoperative pain. Edited by M. E. Dobson, Edwards Arnold Publishers p. 200
5. Kay, B., (1974) Caudal block for postoperative pain relief in children. Anaesthesia 29:610
6. Shandling, B., Steward, D. J., (1980) Regional analgesia for postoperative pain in pediatric outpatient surgery. J. Pediatr. Surg. 15:477
7. Anderson, R., (1976) Pain as a major cause of postoperative nausea. Canad. Anaesth. Soc. J. 23:366
8. Hannalah, R. S., Broadman, L. M., Belman, A. B., Abramowitz, M. D., Epstein, B. S., (1987) Comparison of caudal and ilioinguinal/iliohypogastric nerve blocks for control of post-orchidopexy pain in pediatric ambulatory surgery. Anesthesiology 66:832
9. Yeoman, P. M., Cooke, R., Hain, W. R., (1983) Penile block for circumcision? A comparison with caudal blockade. Anaesthesia 38:862
10. Tree-Trakarn, T. Pirayavaraporn, S. (1985) Postoperative pain relief for circumcision in children: comparison among morphine nerve block and topical analgesia. Anesthesiology 62:519
11. Jensen, B. H., (1982) Caudal block for postoperative pain relief in children after genital operations. A comparison between bupivacaine and morphine. Acta Anaesth. Scand. 25:373
12. Fell, D., Derrington, M. C., Taylor, E., Wandless, J. G. (1988) Paediatric postoperative analgesia. A comparison between caudal block and wound infiltration of local anaesthetic. Anaesthesia 43:107
13. Armitage, E. N., (1985) Regional anaesthesia. Clin. Anesthesiol. 3:553
14. Schulte Steinberg, O., (1980) Neural blockade for pediatric surgery in: Neural blockade in clinical anesthesia and Pain management. Eds Cousins, M. J., Bridenbaugh, P. O. Lippincott, Philadelphia, Chapter 21, p. 503
15. Pither, C., Hartrick, C., (1985) Post-operative pain. In: Handbook of regional anesthesia, p. 99. Edited by PP Raj. Churchill-Livingstone Publishers
16. Kehlet, H., (1984) The stress response to anaesthesia and surgery: Release mechanisms and modifying factors. Clinics in Anaesthesiology 2:315
17. Asoh, T., Tsuji, H., Shirasaka,, C., Takenchi, Y., (1983) Effect of epidural analgesia on metabolic response to major upper abdominal surgery. Acta Anaesth. Scand. 27:233
18. Murat, I., Walker, J., Esteve, C., Nahoul, K., Saint-Maurice, C., (1988) Effect of lumbar epidural anaesthesia on plasma cortisol levels in children. Can. Anaesth. Soc. J. 35:20
19. Koren, G., Butt, W., Chinyanga, H., Soldin, S., Tan, Y. K., Pape, K., (1985) Postoperative morphine infusion in newborn infants: Assessment of disposition characteristics and safety. J. Pediatr. 107:963
20. Benhamou, D., Samii, K., Noviant, Y., (1983) Effect of analgesia on respiratory muscle function after upper abdominal surgery. Acta Anaesth. Scand. 27:22
21. Simpson, B. R., Parkhouse, J., Marshall, R., Lambrechts, W., (1961) Extradural analgesia and the prevention of post-operative pain. Br. J. Anaesth. 33:628
22. Pflug, A. E., Murphy, T. M., Butler, S. H., Tucker, G. T., (1974) The effects of post-operative peridural analgesia in pulmonary therapy and pulmonary complications. Anesthesiology 41:20
23. Meignier, M., Souron, R., Le Neel, J. C., (1983) Postoperative dorsal epidural analgesia in the child with respiratory disabilities. Anesthesiology 59:473
24. Murat, I., Delleur, M. M., Esteve, C, Egu, J. F., Raynaud, P., Saint-Maurice, C., (1987) Continuous extradural anaesthesia in children. Br. J. Anaesth. 59:1441
26. Ronchi, L., Rosenbaum, D., Lenormand, Y., Lemaitre, J. L., Guillet, J. C.; (1986) Fermoral nerve block with bupivacaine in children. Anesthesiology 65:A430
27. Hinkle, A. J., (1987) Percutaneous inguinal block for the outpatient management of post-hernior-rhaphy pain in children. Anesthesiology 67:411
28. Carlsson, P., Svensson, J., (1984) The duration of pain relief after penile block to boys undergoing circumcision. Acta Anaesth. Scand. 28:432
29. Soliman, M. G., Tremblay, N. A., (1978) Nerve block of the penis for post-operative pain relief in children. Anesth. Analg. 57:495
30. McNicol, L. R., (1985) Sciatic nerve block for children. Sciatic nerve block by the anterior approach for postoperative pain relief. Anaesthesia 40:410
31. Wolf, A. R., Valley, R. D., Fear, D. W., Roy, W. L., Lerman, J., (1988) Bupivacaine for caudal analgesia in infants and children: the optimal effective concentration. Anesthesiology 69:102
32. Warner, M. A., Kunkel, S. E., Offord, K. O., Atchinson, S. R., Dawson, B., (1987) The effects of age, epinephrine, and operative site on duration of caudal analgesia in pediatric patiens. Anesth. Analg. 66:995
33. McIlvaine, W. B., Knoc, R. F., Fennessey, P. V., Goldstein, M., (1988) Continuous infusion of bupivacaine via intrapleural catheter for analgesia after thoracotomy in children. Anesthesiology 69:261
34. Cousins, M. J., Mather, L. E., (1984) Intrathecal and epidural administration of opioids. Anesthesiology 61:276
35. Desparmet, J., Meistelman, C., Barre, J., Saint-Maurice, C., (1987) Continuous epidural infusion of bupivacaine for postoperative pain relief in children. Anesthesiology 67:108
36. Richter, O., Klein, K., Abel, J., Ohnesorge, F. K., Wust, H. J., Thiessen, F. M. M., (1984) The kinetics of bupivacaine plasma concentrations during epidural anesthesia following intra-operative bolus injection and subsequent continuous infusion. Int. J. Clin. Pharmacol. Ther. 22:611
37. Tucker, G. T., Cooper, S., Littlewood, D., Buckley, F. P., Covino, B. G., (1977) Observed and predicted

accumulation of local anaesthetic during continuous extradural analgesia. Br. J. Anaesth. 49:237
38. Yaksh, T. L., Rudy, T. A., (1976) Analgesia mediated by a direct spinal action of narcotics. Science 192:1357
39. Catley, D. M., Thornton, C., Tech, J. B., Lehane, J. R., Royston, D., Jones, J. G., (1985) Pronounced episodic oxygen desaturation in the postoperative period: its association with ventilatory pattern und analgesic regimen. Anesthesiology 63:20
40. Knill, R. L., Clement, V. I., Thompson, W. R., (1981) Epidural morphine causes delayed and prolonged respiratory depression. Canad. Anaesth. Soc. J. 28:537
41. Finholt, D. A., Stirt, J. A., DiFazio, C. A., (1985) Epidural morphine for postoperative analgesia in pediatric patients. Anest. Analg. 64:211
42. Rawal, N., Schott, U., Dahlström, B., Inturrisi, C. E., Tandon, B., Sjöstrand, U., Wennhager, M., (1986) Influence of naloxone infusion on analgesia and respiratory depression following epidural morphine. Anesthesiology 64:194
43. Attia, J., Ecoffey, C., Sandouk, P., Gross, J. B., Samii, K., (1986) Epidural morphine in children: pharmacokinetics and $CO_2$ sensitivity. Anesthesiology 65:590
44. Shapiro, L. A., Jedeikin, R. J., Shalev, D., Hoffmaan, S., (1984) Epidural morphine analgesia in children. Anesthesiology 61:210
45. Benlabed, M., Ecoffey, C., Levron, J. C., Flaisler, B., Gross, J. B., (1987) Analgesia and ventilatory response to $CO_2$ following epidural sufentanil in children. Anesthesiology 67:948
46. Whiting, W. C., Sandler, A. N., Lau, L. C., Chovaz, P. M., Slavchenko, P., Daley, D., Koren, G., (1988) Analgesic and respiratory effects of epidural sufentanil in patients following thoracotomy. Anesthesiology 69:36

# Chronischer Schmerz

## Michel Meignier und Ottheinz Schulte Steinberg

Auch wenn der chronische Schmerz beim Erwachsenen ein gut bekannter klinischer Begriff ist, so kennt man ihn dagegen bei Kindern praktisch nicht, und es gibt hierzu auch sehr wenig Daten. Die Anwendung von Techniken der Lokal- und Regionalanästhesie in der Behandlung chronischer Schmerzen bei Kindern ist neueren Datums und zudem schlecht dokumentiert. Die meisten unserer Erfahrungen mit Lokalanästhetika bei Kindern haben wir bei operativen Eingriffen und in der unmittelbar postoperativen Phase gewonnen.

«Der Schmerz ist eine unangenehme sensorisch-emotionelle Erfahrung mit tatsächlicher oder anscheinender Gewebsverletzung, oder ein Erlebnis, das in dieser Weise beschrieben wird» (1). Wenn sich Kinder im Alter bis zu 15 Jahren mit chronischen Schmerzen vorstellen, handelt es sich fast immer um einen invasiven neoplastischen Prozeß, und selten um eine andere Ursache. Der Schmerz kann in jedem Stadium der Erkrankung auftreten: er kann das erste Symptom sein, oder der Hinweis auf ein Rezidiv nach vorhergegangener Behandlung, und er kann auch Ausdruck der terminalen Phase sein.

Der Schmerz wird im Prinzip durch Kompression oder Infiltration von Nerven, Knochen oder Eingeweiden ausgelöst, und er kann auch durch erhöhten intrakraniellen Druck aufgrund intrakranieller Tumore bedingt sein. Der chronische Schmerz, der Wochen und Monate andauern kann, beeinflußt die gesamte Einstellung des Kindes zu seiner Krankheit in beträchtlichem Maße, was die Behandlung sehr erschwert.

Schmerz ist ein Ungleichgewicht zwischen exzitatorischer und inhibitorischer Stimulation. Die nozizeptive Information, ausgelöst durch einen mechanischen oder chemischen Reiz, wird im Nerven über dünne A- und C-Fasern fortgeleitet. Die neurochemische Unterdrückung dieser Reize wird peripher durch Prostaglandin F und zentral durch Endorphine vermittelt. Die neurophysiologische Reizunterdrückung wird vermittelt durch die entgegengesetzten Effekte der Entladung von Fasern großen Durchmessers und der kleinen A- und C-Fasern. Diese Mechanismen sind wichtig für das Verständnis der Wirkung von Lokalanästhetika bei der Schmerzunterdrückung.

Aus dem vorstehend Gesagten geht hervor, daß es zwei Arten von Schmerz gibt. Die eine Schmerzart entsteht aus der fortdauernden Stimulation von Nozizeptoren; sie ist klinisch von akuter Form, sowie gut lokalisiert, und die Reaktion des Patienten entspricht normalerweise der Schwere des Schmerzes. Die andere Art von Schmerz ist die Folge eines Mangels an Inhibition, entweder durch eine Unterbrechung inhibitorischer Fasern oder durch die Demyelinisierung dicker Fasern bedingt. Klinisch imponiert der Schmerz als brennend oder als Kausalgie, und der Patient kann eine abnorme psychologische Reaktion auf den Schmerz haben. Beide Schmerzarten können im Verlauf einer malignen Erkrankung zusammen oder einzeln auftreten, und beide sind einer Behandlung mit regionalanästhesiologischen Techniken zugänglich.

Bei Kindern ist im Vergleich zu Erwachsenen die Häufigkeit chronischer Schmerzzustände selten. Doch selbst wenn wir glauben, daß ein Kind nach einem unkomplizierten Eingriff weniger Schmerzen hat, so gibt es keinen Grund zu meinen, daß es weniger Schmerzen leidet, wenn der Schmerz durch, sagen wir, ein Osteosarkom oder die intraabdominelle Ausbreitung eines Neuroblastoms verursacht ist.

Der chronische Schmerz bei Säuglingen ist ein nicht gut behandelbarer, weil klinisch nicht gut erkennbarer Zustand. Im Gegensatz zum akuten Schmerz wird ein Kind mit chronischem Schmerz niemals über diesen sprechen, ja es wird ihn möglicherweise sogar verneinen. Ein solches Kind wird introvertiert und versucht häufig eine Wand zwischen sich und dem medizinischen Personal aufzubauen. Eine genaue Beobachtung dieser Säuglinge zeigt jedoch, daß sie in sich zurückgezogen und apathisch sind. Es sieht so aus, als wenn sich das Kind, um sein Leiden zu ertragen, von der Umwelt lösen und sich selbst isolieren müßte, um so abgeschieden von seiner Umgebung einen fast komatösen Zustand einzunehmen. Wenn daher eine Behandlung effektiv sein soll, muß der behandelnde Arzt zunächst einmal wissen, daß es solche Zustände gibt, um dies dann bei seinem Patienten diagnostizieren zu können. Wenn die Diagnose dann steht, bedarf es der Kooperation verschiedener Spezialisten: Psychologen, Kinderpsychiater und sämtlicher Mitarbeiter im ärztlichen Team, wobei die Regionalanästhesie im Gesamtbehandlungsplan eine wichtige Rolle spielen kann.

## Regionalanästhesietechniken bei chronischem Schmerz

Alle Methoden, die man anwenden kann, müssen zum Ziel haben, die Fortleitung des Schmerzes zu unterbrechen. Als erster Schritt kann die transkutane Nervenstimulation (TENS) probiert werden, und wenn dies keinen Erfolg bringt, kann man die Leitungsunterbrechung durch eine Nervenblockade erreichen, indem man entweder eine Kathetertechnik anwendet, um eine kontinuierliche Analgesie mit Hilfe einer reversiblen Substanz wie z. B. einem Lokalanästhetikum oder einem Opioid zu bekommen, oder indem man – es handelt sich hier um Karzinomschmerzen – eine neurolytische Substanz einsetzt, um die somatischen oder sympathischen Nervleitungswege zu zerstören. In ersterem Fall wird die Dauer der Analgesie unter einem kurzfristigen Gesichtspunkt von der Pharmakologie der verwendeten Substanz abhängen, unter einem längerfristigen Gesichtspunkt jedoch besteht der limitierende Faktor in der «Lebensdauer» des Katheters. Im zweiten Fall hält die Wirkung der chemischen Neurolyse sehr viel länger an, doch hat der Anästhesist leider weniger Kontrolle über das Endergebnis.

## Regionale Blockaden mit Katheter

### Epiduralanalgesie

Die epidurale Analgesie kann auf lumbalem oder thorakalem Weg erfolgen, der Zugang zum Epiduralraum bietet keine speziellen Schwierigkeiten, und die Technik ist dieselbe wie für operative Eingriffe und die postoperative Analgesie. Der kaudale Zugangsweg ist hier ungeeignet, da ein über mehrere Tage belassener Katheter wegen der Nähe des Anus eine Infektionsgefährdung darstellt.

Auf den ersten Blick kann es so aussehen, als wenn bei einem Katheter, welcher für längere Zeit belassen werden soll, Silikon und Polyurethan die Materialien der Wahl wären, doch zeigt die Erfahrung bei Erwachsenen, die bei Kindern bestätigt werden konnte, daß in der Tat die Art des Materials nicht so wichtig ist und man z. B. mit Nylon ebenfalls zufriedenstellende Ergebnisse erzielt hat. Die Kathetergröße sollte der des Kindes angepaßt sein.

Wenn der Katheter voraussichtlich länger als eine Woche belassen werden soll, sollte man ihn besser per subkutaner Untertunnelung in einiger Entfernung von der Eintrittsstelle aus der Haut austreten lassen, möglichst an einer Stelle wo der Katheter auch durch viel Bewegung nicht gestört werden kann. Er sollte gut fixiert werden, um Beschädigungen zu vermeiden und man sollte einen leichten, gut schließenden hypoallergischen Verband anlegen. Die Erfahrungen bei über längere Zeit belassenen intravenösen Kathetern legt nahe, den Verband alle drei Tage zu erneuern, es sei denn es gibt klinische Gründe, dies häufiger zu tun.

Eine Modifikation der Epiduralkathetertechnik besteht in der Implantation von Portsystemen mit Narkotikareservoir, welche an den Epiduralkatheter angeschlossen werden, und die man, wenn sie leer sind, über die Haut durch eine Subkutannadel wieder per injectionem nachfüllen kann. Der Vorteil hierbei ist, daß Reservoir und Katheter ein geschlossenes System bilden, so daß die Infektionsgefahr vermindert ist. Die Methode ist jedoch, möglicherweise mit Ausnahme der Heranwachsenden, für Kinder nicht besonders geeignet, da das Wiederauffüllen des Reservoirs eine erneute Injektion bedeutet und damit zusätzlich Angst und Schmerzen verursacht.

Die Epiduralanalgesie ist bei Schmerzen im Bereich von Abdomen, kleinem Becken und unterer Extremität am effektivsten, ist bei Schmerzzuständen im Bereich des Fußes dagegen weniger geeignet. Bezüglich der Substanzen muß man sich zwischen Lokalanästhetika und Narkotika entscheiden, wobei Stadium und Schwere der Erkrankung darüber bestimmen, welche Substanz zu nehmen ist. Im Frühstadium eines chronischen Schmerzgeschehens, z. B. nach einer Operation, wird man ein Lokalanästhetikum vorziehen (Bupivacain 0,25% mit oder ohne Adrenalin in einer Dosierung von 4–6 mg/kg pro Tag) (2, 3), da dies gut vertragen wird und die Dosis leicht angepaßt werden kann. Andererseits sind im Finalstadium einer (karzinomatösen) Erkrankung Narkotika besser geeignet (Morphin 50–100 µg/kg pro Tag), da man so den Zwang zur Gabe anderer Analgetika vermeiden kann. Man kann die Narkotika entweder intermittierend zu festen Zeiten oder nach Bedarf geben, oder als kontinuierliche Infusion über eine Pumpe. Letzteres ist bei chronischem Schmerz die vorzuziehende Methode, wobei transportierbare Pumpen besonders nützlich sind, da sie klein sind, und dies dem Kind die volle Mobilität gibt und sogar die Möglichkeit eröffnet, nach Hause zu gehen.

### Spinalanalgesie

Weder der lumbale noch der thorakale intrathekale Zugang haben einen Platz in der Behandlung chronischer Schmerzen bei Kindern. Auch wenn die intrathekale Technik nicht schwer ist, so bietet sie doch keine Vorteile in Vergleich zur Epiduralanalgesie, hat dafür aber ihre eigenen Komplikationsmöglichkeiten, wie das Liquorverlustsyndrom oder ein intrathekal Druck erzeugendes Hämatom. Ebenso haben intrathekale Katheter praktisch keine Indikation im pädiatrischen Bereich, außer möglicherweise bei der Behandlung resistenter Kopf- und Nackenschmerzen, was bei Kindern jedoch glücklicherweise selten vorkommt, mit der Ausnahme von Neuroblastom und Sarkom im Bereich von Kopf und Hals. Ein weiterer Nachteil besteht darin, daß zum Einlegen des Katheters ein gesonderter chirurgischer Eingriff nötig ist.

### Kontinuierlicher Plexusblock

Diese Technik ist sehr geeignet für die analgetische Behandlung großer Tumore des Armes und bei starken Gelenkschmerzen. Man nimmt den axillären Zugang, was sehr einfach durchzuführen ist (7). Der Katheter wird in die axilläre Gefäßnervenscheide eingeführt, wo er sicher belassen werden kann. Da ein Kind in der Achsel nicht schwitzt und dort auch keine Haare hat, ist das Infektionsrisiko auch geringer.

Es besteht jedoch die Möglichkeit, daß der Katheter disloziert, und dies limitiert in der Praxis die Dauer dieser Technik auf 6 bis 10 Tage. Kinder, die eine kontinuierliche axilläre Blockade bekommen, werden hiervon stark abhängig und wollen den Arm gar nicht mehr bewegen (8). Man gibt Bupivacain 0,25% ohne Adrenalin in einer Dosierung von 0,5–1 ml/kg pro Tag.

## Interkostalblockaden

Interkostalblockaden werden zur Schmerztherapie bei Weichteiltumoren angewendet, die die parietalen Gewebe infiltriert haben. Der posteriore Zugang ist der günstigste, da hiermit auch der laterale Hautast mit blockiert werden kann. Es ist auch eine Technik beschrieben, bei der ein Katheter in den interkostalen Sulcus eingeführt wird (9), und man kann durch Infusion von Bupivacain 0,25% in einer Dosis von 0,2–0,5 ml/kg pro Tag eine kontinuierliche Analgesie erreichen. Wie beim axillären Plexusblock kann auch hier der Katheter dislozieren, was den Wert der Technik limitiert.

### Block von N. tibialis und N. peroneus

Eine Blockade dieser Nerven in der Kniekehle ist bei Manipulationen der Füße spastischer Patienten hilfreich, und man konnte zeigen, daß die Patienten bei Einsatz dieser Technik früher laufen konnten (10).

## Regionale Blockaden mit verschiedenen chemischen Substanzen

### Somatische Blockaden

Eine partielle oder totale Neurolyse somatischer Nerven ist indiziert, wenn der Schmerz durch eine exzessive Nozizeption bedingt ist, ausgelöst durch die Einbeziehung eines Nerven in das streng lokalisierte Ausbreitungsgebiet eines malignen Tumors. Diese Neurolysen dauern lange an und sind daher sehr geeignet bei Kindern mit chronischen Schmerzen, die aber noch eine vernünftig lange Lebenserwartung haben.

Es gibt jedoch auch eine ganze Reihe bedeutsamer Nachteile. So ist es schwierig vorauszusagen, wie effektiv und ausgedehnt die Blockade sein wird, oder ob die sensiblen oder die motorischen Fasern stärker betroffen sein werden. Da es zu einer motorischen Blockade kommen kann, sollte die Technik am besten auf die Kinder beschränkt bleiben, die bereits motorische Ausfälle haben. Eine andere ungünstige Nebenwirkung besteht darin, daß es noch Wochen oder Monate nach Setzen des Blocks zum Auftreten neuritischer Schmerzen kommen kann, und daß diese Schmerzen sehr schwer beeinflußbar sind. Unter Verwendung der Standardtechniken kann man axilläre oder interkostale neurolytische Blockaden durchführen, wobei man 5 oder 10%iges wasserlösliches Phenol oder absoluten Alkohol nimmt (10).

### Sympathische Blockaden

Dies sind sinnvolle Blockaden bei Schmerzen, die ihren Ursprung in den Eingeweiden von Thorax oder Oberbauch haben. Da die nozizeptiven Impulse teilweise über afferente sympathische Fasern geleitet werden, unterbricht eine Zerstörung dieser Fasern die Schmerzleitung.

### Zöliakus- und Splanchnikus-Block

Diese Blockade ist indiziert, wenn es sich um eine direkte Kompression der Ganglien durch den Tumor handelt, und sie ist in den Fällen indiziert, wo der Tumor in Organe eingebrochen ist, wie z. B. in Pankreas, Magen oder Leber, die von diesen Ganglien versorgt werden. Es ist dies eine nicht ungefährliche Technik, welche nur unter Bildwandlerkontrolle durchgeführt werden sollte. Hierbei liegt das Kind auf dem Bauch, ein Kissen unter demselben. Von lateral der Wirbelsäule wird eine 20 Gauge-Spinal-Nadel in antero-medialer Richtung vorgeschoben, und bei korrekter Nadellage werden zunächst 1–2 ml Lidocain 1% injiziert, was die darauf folgende Injektion von 0,25–0,35 ml/kg absoluten Alkohols weniger schmerzhaft macht (11).

Die Aorta befindet sich in unmittelbarer Nachbarschaft zum Plexus coeliacus, daher tut man gut daran, die Nadellage durch vorherige Injektion von Kontrastmittel zu verifizieren und während der Injektion des Alkohols wiederholt zu aspirieren. Da das Risiko besteht, entlang des Stichkanals Nekrosen zu verursachen, muß die Nadel vor dem Zurückziehen mit Kochsalz durchgespült werden.

Die schmerzlindernde Wirkung tritt 24 bis 36 Stunden nach der Injektion ein, und in dieser Zeit kann es auch zu größeren Nebenwirkungen kommen, wie Hypotension, Überblähung des Darmes und Erbrechen. Der Einsatz von Vasopressoren zur Behandlung der Hypotension ist nicht ungefährlich, doch hilft manchmal auch eine Leibbinde.

### Ganglion-Stellatum-Block

Diese Blockade ist indiziert bei Schmerzen aufgrund von Ödemen im Zusammenhang mit malignen Infiltrationen im unteren Halsbereich, dem Mediastinum und der Lunge. Das Ganglion wird in Höhe des siebenten Halswirbels aufgesucht und 2 bis 5 ml absoluter Alkohol injiziert. Der Stellatumblock wurde auch zur Behandlung einer arteriellen Durchblutungsstörung des Armes bei einem zwei Wochen alten Säugling erfolgreich eingesetzt, wobei in diesem Fall eine einmalige Injektion eines Lokalanästhetikums ausreichte (12).

### Intravenöse Regionalanästhesie (IVRA)

Zur Behandlung der sympathischen Reflexdystrophie kann man Guanethidin in dieser Technik einsetzen. So wurde z. B. bei einem 8jährigen Mädchen 10 mg Guanethidin in 20 ml Kochsalz gegeben (13), doch war die Wirkung nicht lange genug anhaltend, so daß man schließlich Sympathikusblockaden durchführte.

### Lumbale Sympathikusblockade

In dem oben beschriebenen Fall wurde die lumbale sympathische Ganglienkette in der Höhe von L2–4 mit 0,5%igem Bupivacain und zu einem späteren Zeitpunkt mit 4 ml Phenol 10% blockiert. Bei dieser Technik ist es natürlich unabdingbar, die Nadellage radiologisch zu kontrollieren. Zusätzlich zu den typischen Symptomen dieser Erkrankung fanden die Autoren bei Beginn der Behandlung eine Demineralisation der Knochen und eine Retardierung des Knochenwachstums; sie konnten dann im Jahr nach der Behandlung ein erneutes Wachstum sehen (13).

## Arzneimittel-Stoffwechsel beim schwer kranken Kind

Bezüglich der Pharmakokinetik von Lokalanästhetika oder Narkotika bei Kindern mit größeren metabolischen Störungen sind keine Daten verfügbar. Es erscheint jedoch logisch, bei schwerem Proteinmangel eine Dosisreduktion zu empfehlen. Betrachtet man die Dosierung von Narkotika, so sollte man die Leberfunktion mit in Betracht ziehen, und ebenso eine gleichzeitige Gabe von Antibiotika und Cyclosporinen.

## Stellenwert der Regionalanästhesie

Zum Zwecke der Analgesie bei chronischem Schmerz sollte die Regionalanästhesie weder als einzige Methode, noch bei allen Fällen von chronischem Schmerz eingesetzt werden. Es gibt zwei typische Situationen in denen sie sinnvoll ist: Zum einen kann man sie einsetzen, um eine besonders schmerzreiche Phase wie z. B. unmittelbar nach einem Eingriff zu überstehen. Wenn möglich sollte eine Methode gewählt werden, die eine Kathetertechnik erlaubt. Die Ergebnisse sind hierbei so erfolgreich, daß dies die Methode der Wahl ist und zuerst versucht werden sollte. Zum anderen kann die Regionalanästhesie in die Schmerztherapie bei chronischen Erkrankungen eingebaut und mit anderen Analgetika in den Gesamtbehandlungsplan integriert werden. Orale Narkotika können eine ausgezeichnete Analgesie geben, sie werden sehr gut vertragen und es besteht hier auch keine Gewöhnungsgefahr. Wenn man sehr große Dosen braucht, sollte man eine kontinuierliche Blockadetechnik erwägen, da dies zu einer Dosisreduktion beitragen kann, und hiermit auch die Notwendigkeit zur i.v.-Gabe von Narkotika und die damit verbundenen unerwünschten Nebenwirkungen vermieden werden können. Sympathische und neurolytische Blockaden sind unter speziellen Umständen sinnvoll.

Wenn jedoch die Indikationen genau überdacht werden, muß man einen klaren Unterschied machen zwischen der Behandlung einer akuten und der terminalen Schmerz-Phase bei einem Kind, auch wenn der Anästhesist in beiden Fällen dem Kind helfen und den Schmerz nehmen will. In gleicher Weise müssen die Kontraindikationen in Beziehung zur voraussichtlichen Lebenserwartung des Kindes gesetzt werden. In einer frühen akuten Phase wären Befunde wie Thrombozytopenie und Hautdefekte an der Einstichstelle ernste Kontraindikationen, doch in der Terminalphase sollten dem Kind trotz der Kontraindikationen die Vorzüge der Regionalanästhesie nicht vorenthalten werden, so daß es möglichst schmerzfrei und in Würde sterben kann.

## Zusammenfassung

Der chronische Schmerz bei Kindern wird – das ist fast sicher – unterschätzt, da er nicht leicht erkannt und wenig gekannt wird.

Die bei und unmittelbar nach chirurgischen Eingriffen gesammelten Erfahrungen mit den Regionalanästhesietechniken haben es erlaubt, sie für die Behandlung chronischer Schmerzzustände weiter zu entwickeln.

Sowohl bei der Wahl der jeweiligen Technik, dem Zeitpunkt ihrer Einführung, wie auch bei der Auswahl der anzuwendenden Substanzen sollte man den Zustand des Kindes und seine voraussichtliche Lebenserwartung mit in die Überlegungen einbeziehen.

Die regionalen Techniken sollten eingebunden sein in ein gut definiertes Schema zur Schmerzkontrolle, zu dem auch eine fortlaufende psychologische Betreuung des Kindes und seiner Familie gehört. Die regionalen Techniken können mit dazu beitragen, daß das Kind nicht immer wieder einer «invasiven» Behandlung unterzogen werden muß.

Der Schmerz ist ein sehr verbreitetes und allgemeines Symptom, doch erfüllt er unter den hier verhandelten Umständen keine biologisch sinnvolle Funktion und nutzt dem Kind in keiner Weise; deshalb sollte er immer bekämpft werden.

## Literatur

1. Merskey, H., (1979) Pain terms: a list with definitions and note on usage. Pain 6:249
2. Desparmet, J., Meistelman, C., Barre, J., Saint-Maurice, C., (1986) Continuous epidural infusion of bupivacaine for post-operative pain relief in children. Anesthesiology 65:3A:424
3. Meigner, M., Souron, R., Le Neél, J. C., (1983) Postoperative dorsal epidural analgesia in the child with respiratory disabilities. Anesthesiology 55:473
4. Glenski, J. A., Warner, M. A., Dawson, B., Kaufman, B., (1984) Postoperative use of epidurally administered morphine in children and adolescents. Mayo Clinic. Proc. 59:530
5. Ecoffey, C., Attia, J., Samii, K., (1985) Analgesia and side effects following epidural morphine in children Anesthesiology 63:470
6. Shapiro, L. A., Jedeikin, R. J., Shaley (1984) Epidural morphine in Children. Anesthesiology 61:210
7. Selander, D., (1977) Catheter technique in axillary plexus block. Acta Anaesth. Scand. 21:324
8. Rosenblatt, R., Pepitone-Rockwell, F., McKillop. M. J., (1979) Continuous axillary analgesia for traumatic hand injury. Anesthesiology 51:565
9. Moore, D. C., (1981) Intercostal nerve block: spread of india ink injected to the rib costal groove. Brit. J. Anaesth. 53:325
10. Kempthorne, P. M., Brown, T. C. K., (1984) Nerve blocks around the knee in children. Anaesth. Intens. Care 12:14
11. Moore, D. C., (1975) Regional block. Fourth edition. C. C. Thomas ed. Springfield Illinois.
12. Lagada, M. R. G., Poppers, P. J., (1984) Stellate ganglion block: a therapeutic modality for arterial insufficiency of the arm in premature infants. Anesthesiology 61:203
13. Doolan, L. A., Brown, T. C. K., (1984) Reflex sympathetic dystrophy in a child. Anaesth. Intens. Care 12:70

# IV. Seltene Erkrankungen und spezielle Probleme

## Respirationstrakt

Isabelle Murat

### Erkrankungen mit Beeinträchtigung der Atmung

Gelegentlich müssen sowohl elektive Eingriffe als auch Notfalloperationen bei Kindern durchgeführt werden, deren Atemwege nicht frei sind. In der Regel können die potentiellen Probleme vor Beginn der Anästhesie erkannt werden, wie z. B. obstruierende Tumoren, eine Makroglossie oder Mikrognathie, eingeschränkte Bewegungsfähigkeit im Bereich von Mund und Kiefer, oder Symptome wie ein Stridor (Tabelle 16). Natur und Schweregrad der Pathologie müssen bei der präoperativen Visite diagnostiziert werden.

*Tabelle 16. Angeborene Ursachen obstruktiver Erkrankungen der oberen Atemwege bei Kindern.*

Choanalatresie
Kranio-Faziale Mißbildungen:
    Pierre-Robin-Syndrom
    Treacher-Collin-Syndrom
    Goldenhar-Syndrom
Makroglossien:
    Down's-Syndrom
    Beckwith's-Syndrom
    Mukopolysacharidosen
Laryngeale Mißbildungen:
    Laryngomalazie
    Subglottische Stenose
    Laryngo-tracheo-oesophageale Spalte
    Stimmbandlähmungen
Tracheale Mißbildungen:
    Tracheomalazie
    Kongenitale Stenose
Angeborene Tumore und Zysten:
    Hämangiom
    Lymphangiom
    Zystisches Hygrom

Die Rolle, die die Regionalanästhesie bei der Behandlung solcher Erkrankungen spielen kann, hängt vom jeweiligen operativen Eingriff ab, dem Alter des Kindes und den möglichen Komplikationen, sowohl der Regional- wie auch der Allgemeinanästhesie. Wenn beide Anästesiemethoden kombiniert werden sollen, ist es besonders wichtig, daß die Überwachung der Atmung und ggf. die Beatmung von einem erfahrenen Assistenten übernommen wird, während der Anästhesist die Blockade durchführt.

### Kleinere Eingriffe

Bei kleineren Eingriffen im Bereich des Perineums und an der unteren Extremität ist bei kleinen Kindern unter 30 kg die einzeitige Kaudalanästhesie die Technik der Wahl. Die Injektion selbst ist einfach durchzuführen und die Häufigkeit von Blockadeversagern und Komplikationen ist sehr niedrig. Kleine Babys müssen zur Durchführung der Blockade lediglich festgehalten werden, während ältere Kinder sediert werden sollten, und in manchen Fällen muß man auch lokal bis hinab zum Ligamentum sacrococcygeale infiltrieren.

### Größere Eingriffe

Bei größeren Eingriffen kann man häufig eine Intubation nicht vermeiden, und es kann sein, daß man mit Hilfe von Verfahren der Lokalanästhesie oder einer fiberoptischen Intubationshilfe den Tubus einführen muß, wobei die Allgemeinanästhesie erst dann eingeleitet wird, wenn der Tubus sicher plaziert ist. Selbst in diesen Fällen stellt die Regionalanästhesie eine wertvolle Hilfe dar, da so die Allgemeinanästhesie mit geringeren Mengen von Relaxantien und Opiaten aufrechterhalten werden kann; dadurch kann das Kind rasch und mit vollem

Muskeltonus aus der Narkose erwachen, so daß das Risiko einer Obstruktion der oberen Atemwege oder einer Atemdepression in der unmittelbar postoperativen Periode möglichst klein gehalten ist.

## Mittlere Eingriffe

Die Wahl der Anästhesietechnik hängt bei mittleren Eingriffen ab von der Intelligenz und dem Alter des Kindes, sowie vom geplanten chirurgischen Eingriff und vom kinderanästhesiologischen Ausbildungsstand des Personals.

## Alle Eingriffe betreffend

In allen Fällen muß der Anästhesist sich davon überzeugen, daß eine Maskenbeatmung möglich ist, bevor er eine Regionalanästhesie durchführt.

# Erkrankungen mit Ateminsuffizienz

Ein Ateminsuffizienz kann sowohl während als auch nach einem operativen Eingriff zu Problemen führen. Sie kann durch Erkrankungen, die die Lunge selbst betreffen verursacht sein oder durch Muskelschwäche oder Deformitäten des Brustkorbes. Die meisten dieser Erkrankungen sind im Kapitel über die Myopathien (s. u.) beschrieben. Die allgemeinen Behandlungsprinzipien und Vorgehensweisen sind dieselben wie beim Umgang mit Patienten mit Atemwegsproblemen.

Besonderer Behandlungsmaßnahmen bedarf es bei Frühgeborenen, die manchmal wegen eines Leistenbruches operiert werden müssen, dies dann häufig unter Notfallbedingungen. Diese Säuglinge zeigen nach einer Allgemeinanästhesie leichter Komplikationen als am Termin geborene Babys (1), und es kann sogar nach kleineren Eingriffen zu Apnoe-Attacken kommen (2). In diesen Fällen ist eine Kaudalanästhesie mit leichter Sedierung das angemessene Verfahren, da es in dieser Altersklasse einfach durchzuführen ist und so eine endotracheale Intubation vermieden werden kann.

Beim Neugeborenen mit hohem Anästhesierisiko wurde die Spinalanästhesie empfohlen (3, 4), doch gibt es bisher nur wenig Daten bezüglich der hämodynamischen und respiratorischen Effekte eines solchen Vorgehens, welches gegenüber der Kaudalanästhesie keinen offensichtlichen Vorzug bietet (5), auch wenn natürlich die Dosis an Lokalanästhetikum für eine Spinalanästhesie sehr viel geringer ist.

# Literatur

1. Steward, D. J., (1982) Preterm infants are more prone to complications following minor surgery than term infants. Anesthesiology 56:304
2. Liu Lmp, Cote, J. C., Goudsouzian, N. G., Ryan, J. F., Firestone, S., Debrick, D. F., Liu P. L., Todres, D., (1983) Life threatening apnea in infants recovering from anesthesia. Anesthesilogy 59:506
3. Abajian, J. C., Mellish, I., Browne, A. E., Perkins, F. M., Lamberg, D. H., Mazuzan, J. E., (1984) Spinal anesthesia for the high risk infant. Anesth. Analg. 63:359
4. Blaise, G., Roy, L., (1985) Spinal anesthesia in pediatric surgery. Anesth. Analg. 64:196
5. Mayhew, J. F., Moreno, L., (1984) Spinal anesthesia for high risk neonate. Letter to the editor of Anesth. Analg. 63:782

# Neurologische Erkrankungen

Ottheinz Schulte Steinberg

## Allgemeine Überlegungen

Bevor auf die einzelnen Erkrankungen eingegangen wird, sollen noch einige wichtige Punkte von allgemeiner Bedeutung angesprochen werden.

Neurologische Folgeschäden, die auf eine Regionalanästhesie zurückgeführt werden können ziehen unweigerlich das Interesse der Öffentlichkeit auf sich.

Die große Mehrzahl dieser Mißgeschicke kann auf einen Fehler in Bezug auf die verwendete Substanz oder das verwendete Material, oder auf irgendeinen Aspekt der Behandlung insgesamt zurückgeführt werden. In der Tat ist die Häufigkeit lebensbedrohlicher Komplikationen nach einer Regionalanästhesie sehr niedrig, und beträgt nur etwa $1/3$ im Vergleich zur Allgemeinanästhesie. Dessen ungeachtet sind Anästhesisten natürlich angesichts der möglichen Publizität und des möglichen juristischen Nachspiels bei Patienten mit vorbestehender neurologischer Störung eher zurückhaltend mit der Anwendung einer Regionalanästhesie.

Selbstverständlich muß man darauf achten, Komplikationen zu vermeiden, die durch den mechanischen Effekt einer Injektion entstehen können, wie z. B. der bei einer intrathekalen Injektion möglicherweise gefährliche Anstieg des intrakraniellen Drucks, wenn es sich um einen Hirntumor handelt. Doch treffen diese Vorsichtsmaßnahmen auf alle Substanzen zu und nicht nur speziell auf die Lokalanästhetika. Man muß daher auch betonen, daß nachgewiesen ist, daß Lokalanästhetika keine Nerv- oder Gewebeschäden verursachen, vorausgesetzt, sie sind nicht verunreinigt und werden in den empfohlenen Dosierungen gegeben. Daraus folgt, daß diese Substanzen, wenn sie vom Ort des neurologischen Krankheitsgeschehens entfernt appliziert werden, keinen schädigenden Effekt auf das zugrundeliegende pathologische Geschehen ausüben können.

Wenn dann bei einem Kind mit neurologischer Erkrankung eine Regionalanästhesie geplant wird, ist es besonders wichtig, die Situation mit den Eltern offen und eingehend zu besprechen, wobei ihnen die Risiken und möglichen Vorteile der Technik erklärt und gegenüber der Allgemeinanästhesie gewichtet werden müssen. Bevor eine Regionalanästhesie durchgeführt wird, muß unbedingt eine fachneurologische Untersuchung stattfinden, da dies der einzige Weg ist, das Ausmaß des präoperativen neurologischen Defizits zu bestimmen – eine Information, die im Falle eines späteren Rechtsstreits von essentieller Bedeutung sein kann. Die Angst vor einer möglichen juristischen Auseinandersetzung sollte einen Anästhesisten in der Regel jedoch nicht in der Wahl des Anästhesieverfahrens beeinflussen, und wenn er nach gründlicher Untersuchung zu dem Schluß kommt, die Regionalanästhesie sei das Beste für das Kind, dann sollte er auch so verfahren.

## Epilepsie

Auch wenn die Ursache der idiopathischen Epilepsie unbekannt ist, so weiß man, daß die erworbene Epilepsie eine intrakranielle Ursache hat. Es besteht daher kein Grund, die Anwendung der Regionalanästhesie hier zu beschränken, außer in den Fällen, wo die Epilepsie durch einen ZNS-Tumor bedingt ist. Epileptische Patienten sollten gut sediert werden, so daß Krampfanfälle, die irrtümlicherweise dem Lokalanästhetikum angelastet werden könnten, gar nicht erst auftreten.

## Genetische Entwicklungsstörungen und degenerative Erkrankungen

### Zentrale Lähmungen

Diese stellen keine Kontraindikation für eine Regionalanästhesie dar, vorausgesetzt es handelt sich nicht um eine klinisch eindeutige progressive Verschlechterung einer neurologischen Funktion.

### Friedreich'sche Ataxie

Bei dieser Erkrankung betrifft der degenerative Prozeß das Rückenmark, und obwohl aufgrund logischer Überlegungen keine ungünstigen Nebenwirkungen einer Spinal- oder Epiduralanästhesie zu erwarten sind, sollte man diese Techniken doch besser vermeiden, und sei es nur aus mediko-legalen Gründen.

### Erkrankungen der Motoneurone

Die amyotrophe Lateralsklerose, die progressive Muskelatrophie, die progressive Bulbärparalyse, die primäre Lateralsklerose, ebenso wie die familiär-hereditäre juvenile Muskelatrophie und die familiäre spastische Paraplegie sind alle degenerative Prozesse von Strukturen des Rückenmarks. Auch wenn es keine Hinweise gibt, daß rückenmarksnahe Blockaden bei diesen Erkrankungen nicht sicher wären, sollte man diese Techniken doch aus mediko-legalen Gründen am besten vermeiden.

### Extrapyramidale Störungen

Die akut entzündliche Chorea (Sydenham-Chorea oder rheumatische, infektiöse Chorea oder Chorea minor sive simplex) und die progressiv-chronische hereditäre Form (Chorea Huntington) betreffen pathologische Veränderungen im Großhirn und in den Basalganglien; da sich diese nur intrakraniell abspielen, können alle Formen der Regionalanästhesie angewandt werden.

### Zerebrovaskuläre Erkrankungen

Als einziges bei Kindern möglicherweise zu findende Beispiel sei hier die subarachnoidale Blutung genannt. Eine Regionalanästhesie ist hierbei nicht notwendigerweise kontraindiziert, vorausgesetzt man hält den Blutdruck stabil, was bei Kindern aber üblicherweise nicht schwierig ist, selbst bei rückenmarksnahen Blockaden. Crawford (3, 4) empfiehlt in diesen Fällen den kaudalen Zugang, da hier eine versehentliche Durapunktion weniger wahrscheinlich ist als bei den höheren epiduralen Zugängen. Die Durchführung einer Spinalanästhesie scheint hier nicht ratsam zu sein, doch gibt es gegen periphere Blockaden keine Kontraindikation.

## Infektionen und entzündliche Erkrankungen von ZNS und Hirnhäuten

Hierzu gehören Meningitis, zerebraler Abszeß, subdurales Empyem, zerebraler Epiduralabszeß, Sinusthrombose, epidurale Infektionen im Rückenmarksbereich, Enzephalomyelitis und die Syphilis. In diesen Fällen sollte man eine Spinalanästhesie vermeiden, doch wenn die Infektion sich streng auf intrakranielle Strukturen beschränkt, kann man andere Regionalanästhesietechniken anwenden, wobei aber eine Infektion im Bereich des Spinalkanals jede Art der rückenmarksnahen Blockade verbietet. Periphere Blockaden kann man hingegen anwenden.

## Erkrankungen mit Demyelinisierung

Die wichtigste Erkrankung in dieser Gruppe ist die Multiple Sklerose, welche bereits im 10. Lebensjahr auftreten kann. Die Läsionen verteilen sich disseminiert über Gehirn und Rückenmark verteilt. Es gibt zunehmend Hinweise, daß von diesen Patienten eine Epiduralanästhesie gut vertragen wird (1, 2, 4, 5, 6), und auch die klinische Praxis zeigt Vorteile, da die Notwendigkeit zur Gabe von Muskelrelaxantien und Opioiden vermindert oder manchmal sogar ganz vermieden werden kann. Bezüglich der peripheren Blockaden gibt es keine harten Daten, doch da sich die pathologischen Veränderungen entfernt von den peripheren Nerven abspielen, kann man davon ausgehen, daß Blockaden unschädlich sind.

## Intrakranielle Tumoren und erhöhter intrakranieller Druck

In diesen Fällen sollten Spinal- und Epiduralanästhesie vermieden werden, da die Gefahr besteht, daß hierdurch der intrakranielle Druck erhöht wird und es zu ernster klinischer Verschlechterung des Zustandes des Patienten kommen kann. Die Regionalanästhesie sollte hier auf periphere Nervblockaden beschränkt werden.

## Erkrankungen des Rückenmarks

Bei einer floriden Erkrankung des Rückenmarks sind Spinal- und Epiduralanästhesie kontraindiziert, doch wurde die Epiduralanästhesie ohne Komplikationen bei Fällen wie einer residuellen Poliomyelitis eingesetzt, wo der aktive Prozeß zum Stillstand gekommen war (4). Periphere Blockaden scheinen nicht kontraindiziert zu sein.

## Erkrankungen der Spinalwurzeln

Eine chronisch adhäsive Arachnoiditis ist eine absolute Kontraindikation für rückenmarksnahe Leitungsblockaden. Dagegen ist eine mechanische Kompression der spinalen Nervenwurzel nicht notwendigerweise eine Kontraindikation – vielmehr wird in einigen Zentren bei Erwachsenen die Laminektomie bei operativer Behandlung des Bandscheibenvorfalls unter Epiduralanästhesie durchgeführt.

## Erkrankungen peripherer Nerven

Bei peripheren Neuropathien wie z. B. der Trigeminusneuralgie, bei «Ischias» und bei der Neuralgia paraesthetica sind periphere Nervblockaden hilfreich, doch ist es nicht ratsam in Fällen von akuter idiopathischer Polyneuropathie (auch als Polyneuritis und Guillain-Barré-Syndrom bekannt) eine Regionalanästhesie durchzuführen, auch wenn Crawford (4) zwei Patienten in der Erholungsphase der Erkrankung eine Epiduralanästhesie gab und keinerlei Komplikationen sah.

## Neuromuskuläre Erkrankungen

### Myasthenia gravis

Diese Erkrankung stellt den Anästhesisten in Bezug auf die Gabe von Muskelrelaxantien vor nicht unerhebliche Probleme, da sich die pathologischen Veränderungen am neuro-muskulären Übergang abspielen. Eine Regionalanästhesie, sei es rückenmarksnahe oder periphere, kann den Anästhesisten der Notwendigkeit zur Gabe von Relaxantien entheben, und wenn intubiert werden muß, kann der Tubus leicht mit Hilfe einer lokalen (Spray-) Anästhesie eingeführt werden.

### Myotone Dystrophie

Man nimmt an, daß die Unfähigkeit zur Entspannung von Muskelgruppen durch eine erhöhte Sensitivität der Muskelfasern bedingt ist (7). Sowohl Neostigmin als auch depolarisierende Muskelrelaxantien können den Grad der Myotonie erhöhen, während nicht-depolarisierende Substanzen die neuromuskuläre Übertragung blockieren, ohne notwendigerweise die Myotonie zu beseitigen. Und da der Pathomechanismus im Muskel selbst abläuft, sind auch eine Spinal- oder Epiduralanästhesie nicht in der Lage, die Myotonie zu durchbrechen. Periphere Nervblockaden dagegen werden gut vertragen.

### Maligne Hyperthermie

Sie ist üblicherweise mit einer klinischen oder subklinischen Myopathie vergesellschaftet und wird durch Inhalationsanästhetika und Muskelrelaxantien getriggert. Eine Regionalanästhesie, unter Verwendung von Procain oder Chloroprocain, versetzt den Anästhesisten in die Lage, solche Triggersubstanzen zu vermeiden. Fallberichte dieser Art finden sich bei Crawford (5), Khalil (8) und Willatts (9). Es scheint, daß Lidocain und andere Lokalanästhetika vom Amid-Typ ebenfalls sicher verwendet werden können (10). Von größter Wichtigkeit ist hierbei, daß der gesamte spinale Sympathikus blockiert wird. Hierzu legt man deshalb einen Epiduralkatheter so, daß ein Blockadeniveau von T1 erreicht und noch einige Stunden postoperativ aufrechterhalten wird. Wenn diese Vorsichtsregeln nicht eingehalten werden, kann kein voller Schutz erreicht werden (9).

### Familiäre Paralysis periodica

Diese Erkrankung zeichnet sich durch eine Schwäche oder Paralyse der Extremitäten aus, welche vergesellschaftet ist mit einer Kalium-Störung, die eine hyper- und eine hypo-kaliämische Form annehmen kann. Anfälle können bei der hyperkaliämischen Form durch Succinylcholin und bei der hypokaliämischen Form durch die Gabe von Glukose, Insulin und Adrenalin ausgelöst werden. Die Regionalanästhesie ist ein für diese Patienten geeignetes Verfahren.

### Dermatomyositis

Diese Erkrankung führt zu einer ausgeprägten peripheren Muskelschwäche. Churchill-Davidson und Mitarbeiter (7) konnten bei einigen Patienten Hinweise und Zeichen einer myasthenischen Reaktion finden, daher sollten Muskelrelaxantien nur sehr vorsichtig eingesetzt werden, was gleichzeitig auch eine Indikation für eine Regionalanästhesie ist.

### Myositis ossificans progressiva

Die knöcherne Infiltration von Sehnen, Aponeurosen und Muskeln kann zur Ankylose im Halsbereich und damit zu Intubationsschwierigkeiten führen. Eine Regionalanästhesie kann die Intubation unnötig machen.

## Literatur

1. Baskett, P. J. F., Armstrong, R., (1970) Anaesthetic problems in multiple sclerosis. Are certain agents contraindicated. Anaesthesia 25:397
2. Frost, P. M., (1971) Anaesthesia and Multiple Sclerosis (letter) Anaesthesia 26:104
3. Crawford, J. S., (1978) Principles and Practice of Obstetric Anaesthesia p. 365 4th ed. Blackwell
4. Crawford, J. S., (1981) Regional analgesia for patients with chronic neurological disease and similar conditions. Anaesthesia 36:821
5. Crawford, J. S., (1983) Epidural analgesia for patients with chronic neurological disease. Anesth. Analg. 62:617
6. Warren, T. M., Datta, S., and Ostheimer, G. W., (1982) Lumbar epidural anaesthesia in a patient with multiple sclerosis. Anesth. Analg. 61:1022
7. Wylie, W. D., and Churchill-Davidson, H. C., (1972) A Practice of Anaesthesia. p.924 3rd ed. Lloyd-Luke (Medical Books) Ltd. London
8. Khalik, S. N., Williams, J. P., and Bourke, D. L., (1983) Management of a malignant hyperthermia susceptible patient in labor with 2 – chloroprocaine epidural anesthesia. Anesth. Analg. 62:115
9. Willatts, S. M., (1979) Malignant hyperthermia susceptibility. Management during pregnancy and labour. Anaesthesia 34:41
10. Paasuke, R. T., Brownell, A. K. W., (1986) Amide local anaesthetics and malignant hyperthermia (editorial). Can. Anaesth. Soc. J. 33 (2):126
11. Bromage, P. R., (1978) Epidural Analgesia. p.399. WB Saunders Company, Philadelphia, London

# Allergien

Jean-Luc Hody

## Einleitung

Eine Hypersensitivität oder gar echte Allergie auf Lokalanästhetika muß bei Kindern in der Literatur erst noch beschrieben werden. Dagegen gibt es keinen Zweifel, daß es bei Erwachsenen zu einer Hypersensitivität auf Esterderivate kommen kann, eine solche Reaktion ist bei Lokalanästhetika vom Amid-Typ dagegen erst ein einziges Mal mit labortechnischer Untermauerung beschrieben worden (1). Andererseits wurden systemische Nebenwirkungen, welche fälschlicherweise für echte Allergien gehalten wurden, in reicher Zahl dokumentiert. Ein Patient mit solchen Symptomen ist in Gefahr, für «allergisch» erklärt zu werden, wenn nicht eine sorgfältige Anamnese erhoben und die korrekte Diagnose gestellt wird. Die Regionalanästhesie ist eine zu wertvolle Methode, um Kindern nur wegen einer «Allergie» in der Anamnese vorenthalten zu werden (2, 3, 4, 5).

## Nebenwirkungen der Lokalanästhetika

Unerwünschte Nebenwirkungen auf Lokalanästhetika können entsprechend der Reaktion auf ein Allergen definiert werden, wie dies in Abb. 121 (6) dargestellt ist. Es ist nicht einfach, eine anaphylaktische Reaktion auf ein Lokalanästhetikum zu diagnostizieren (7, 8), da es manchmal schwierig ist, die betreffende Reaktion von einem toxisch bedingten kardiovaskulären Kollaps zu unterscheiden, welcher durch eine versehentliche intravasale Injektion verursacht sein kann, oder durch eine zu große Dosis oder zu schnelle Absorption. Frühe Toxizitätszeichen wie perorale, auditive oder visuelle Symptome werden von Patienten häufig fälschlicherweise einer Allergie zugeordnet.

### Adrenalin

Das den Lokalanästhetika häufig zugesetzte Adrenalin kann zu einem Anstieg der Plasmakatecholaminspiegel führen, wobei sich die alpha- und beta-adrenergen Effekte in Form von Tachykardie, Hypertension, Kopfschmerz und Schwitzen äußern; Symptome, die für eine beträchtliche Anzahl an unerwünschten Nebenwirkungen stehen.

### Vasovagale Attacke

Bei jungen Personen kommt es recht häufig zu vasovagalen oder synkopalen Attacken, die zu einem Ohnmachtsgefühl und manchmal zur Bewußtlosigkeit führen, und praktisch immer über die dabei auftretende Bradykardie diagnostiziert werden können.

### Hyperventilationssyndrom

Moneret-Vautrin und Mitarbeiter (9) haben schon lange darauf hingewiesen, daß das Hyperventilationssyndrom (oder die Spasmophilie) häufig auftreten und daß die Angst beim Triggern einer solchen Krise eine wichtige Rolle spielt. Die Symptome bestehen aus einem Kribbelgefühl (oder «Ameisenlaufen» auf der Haut), Unwohlsein und manch-

*Abb. 121. Reaktionsmöglichkeiten auf ein Allergen.*

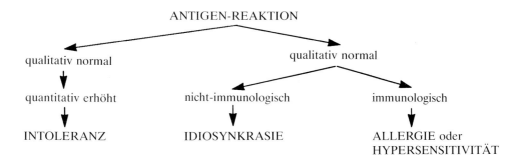

mal dem Trousseau'schen Zeichen («Pfötchenstellung» der Hand). Milam (10) empfiehlt sehr die Gabe eines Benzodiazepins zur Sedierung, um dieses Syndrom auszuschließen, wenn es sich um eine schwierige Differentialdiagnose handelt.

### Asthmatisches Syndrom

Dieses kann durch das Natrium disulfit (Natriumpyrosulfit) ausgelöst werden, welches adrenalinhaltigen Lösungen zugesetzt wird.

### Maligne Hyperthermie

Dies ist eine sehr selten vorkommende «Nebenwirkung», d. h. Komplikation, doch sollen Lokalanästhetika vom Amidtyp Auslöser sein können, weshalb es manche Autoren (11, 12) als gerechtfertigt ansehen, bei Patienten mit einem diesbezüglichen Risiko Procain zu verwenden. Nach neuerer Auffassung können jedoch beide Arten von Lokalanästhetika, Ester und Amide, genommen werden (siehe auch im Kapitel über neurologische Erkrankungen). Der Begriff «Allergie» wird zu häufig für eine ganze Reihe von Reaktionen mißbraucht, die bei Gabe eines Lokalanästhetikums auftreten können. Der Begriff sollte sich aber tatsächlich beschränken auf die Patienten, die spezifische Antikörper und/oder sensibilisierte Lymphozyten aufweisen.

## Allergien auf Lokalanästhetika

Die klinisch am meisten verwendeten Lokalanästhetika sind Amino-Amide und Amino-Ester. Es gibt noch eine dritte Substanzgruppe, die eine guanidinartige Struktur aufweist und sehr stark anästhetische Effekte zeigt: z. B. Tetrodotoxin und Saxitonin, die zwar noch nicht im Handel sind, in der Zukunft aber möglicherweise Bedeutung erlangen können (7).

### Amino-Ester

Es sind dies Abkömmlinge der Para-Aminobenzoesäure und sie sind durch einen aromatischen lipophilen Kern, eine ester-gebundene Zwischenkette und eine sekundäre oder tertiäre hydrophile Aminogruppe charakterisiert. Amino-Ester werden im Plasma von der Pseudocholinesterase hydrolisiert. Procain ist ein typisches Beispiel. Die Lokalanästhetika vom Estertyp sind schon lange als Ursache von Allergien oder «allergischen» Reaktionen bekannt und sollten am besten vermieden werden, wenn ein passendes Amid als Alternative zur Verfügung steht. Insbesondere das 2-Chloroprocain steht als Allergen in Verdacht.

### Methylparahydroxybenzoesäure

Die Struktur der Methylparahydroxybenzoesäure oder des Methylparaben ist besonders bemerkenswert: sie hat wie die Ester ein $NH_2$-Radikal, mit denen sie auch eine Kreuzsensitivität aufweist. Methylparaben ist ein Konservierungsstoff mit ausgeprägten bakteriostatischen und fungostatischen Eigenschaften und wird – was hier am wichtigsten ist – zur Konservierung von Lokalanästhetika verwendet. Daher sollte man immer auch daran denken, daß ein Allergieverdacht gegen ein Lokalanästhetikum vom Amidtyp sich in Wirklichkeit auf den Konservierungsstoff beziehen kann (13). Hauttestungen gegen Lidocain und gegen Methyparaben müssen getrennt durchgeführt werden, und im Lidocaintest muß selbstverständlich konservierungsmittelfreies Lidocain verwendet werden. Wenn ein Patient bekanntermaßen auf Ester allergisch ist, muß man konservierungsmittelfreie Lokalanästhetika vom Amidtyp verwenden (7).

### Amino-Amide

Sie bestehen aus einem lipophilen aromatischen Kern, einer amid-gebundenen Zwischenkette und einer sekundären oder tertiären hydrophilen Aminogruppe. Sie werden durch Leberenzyme abgebaut. Das Lidocain war die erste Substanz dieser Reihe.

### Allergie auf Amide

Dies ist eine umstrittene Frage. Brown (1) beschrieb eine allergische Reaktion nach intradermaler Injektion von 0,2 ml Bupivacain 0,5%. Es fand sich keine lokale Reaktion, doch fühlte der Patient sich plötzlich unwohl und entwickelte eine ausgeprägte Urtikaria. Die Laboruntersuchungen ergaben eine geringgradige Komplement-C3-Konversion und deutliche Verminderung der Komplement-C4-Konzentration. Immunglobulin E war bei dieser Reaktion nicht beteiligt. 30 Minuten vor der beschriebenen Reaktion wurde eine intradermale Injektion von 0,2 ml Prilocain 0,5% durchgeführt, welche zu einer leichten Hautreaktion führte, die nach 15 Minuten verblaßte. Dies ist der einzige Fallbericht in der Literatur, der durch spezifische immunologische Untersuchungen untermauert ist.

Fisher (14) berichtete über einen Fall, bei dem es unter einer Lidocainanästhesie zu einem Bronchospasmus kam und wo der Patient nach der darauffolgenden intradermalen Injektion von stark verdünntem Lidocain und Prilocain eine positive Hautreaktion zeigte. Ein ähnlicher Test mit Bupivacain war dann negativ und die Substanz wurde ohne Nebenwirkung oder Zwischenfall eingesetzt.

## Intradermaltest

Die Wertigkeit des Intradermaltests ist umstritten, da er schwierig zu interpretieren ist. Aldrete (15) berichtet, daß aus einer Serie von 60 Patienten ohne Allergieanamnese 40% positiv auf Ester reagierten, und daß diese Reaktion ausblieb, wenn ein Antihistaminikum gegeben wurde, während bei Patienten mit einer Allergieanamnese die Antihistaminika die Reaktion nicht unterdrückten. Der Test erlaubt somit keine Schlußfolgerung, ob ein Patient überempfindlich ist oder nicht, sondern zeigt nur an, ob eine bestimmte Substanz gegeben werden kann. Falsch positive Reaktionen können durch eine kräftige Histaminausschüttung auf z. B. das Nadeltrauma, die Dehnung des Gewebe oder durch Zusätze in der Injektionslösung hin ausgelöst werden. Der Test nach Prausnitz-Küstner (PKR) ist hier nicht geeignet (16, 17, 4, 8).

Die Zuverlässigkeit des basophilen Degranulationstests ist umstritten und der konjunktivale Sensitivitätstest hat bereits zu einem Todesfall nach Instillation eines Tropfens eines Lokalanästhetikums geführt (18).

## Allergische oder atopische Kinder

Die Atopie ist eine familiäre Überempfindlichkeit bei der schwache Antikörper wenig Schutz bieten. Zu den atopischen Erkrankungen zählt man Asthma, Heuschnupfen und Ekzeme mit Pollen, Staub, Nahrungsmittel und Tierhaare oder Felle als Allergene.

Es gibt keine Kontraindikation gegen Lokalanästhetika bei atopischen, allergischen oder eindeutig asthmatischen Kindern. Der Zustand dieser Patienten kann sich im Gegenteil sogar durch die Streßminderung aufgrund der Schmerzfreiheit bessern. Jedoch müssen bei diesen Kindern, wie auch bei jenen, bei denen eine Allergie auf Lokalanästhetika vermutet wird, bestimmte Regeln eingehalten werden:

Man sollte zur Erhöhung der Krampfschwelle (17) Benzodiazepine verordnen, die auch die Angst mindern, welche wiederum die Ursache für unerwünschte Nebenwirkungen sein kann (10).

H1-Blocker (z. B. Hydroxyzin, Diphenhydramin) und H2-Blocker (z. B. Cimetidin) können, zusammen gegeben, durch Besetzung der peripheren Rezeptoren eine allergische Reaktion vermindern oder auch verhindern. Man kann sie bei atopischen Patienten empfehlen, die eine allergische Reaktion in der Anamnese haben, und bei denen, die innerhalb weniger Tage nach einer Anästhesie dem Allergenkontakt ein zweites Mal ausgesetzt sind (19).

Liegt eine Unverträglichkeit gegen konventionelle Vasokonstriktoren vor, muß man diese absetzen und nötigenfalls durch ein Vasopressin wie das Octapressin ersetzen (17, 20).

## Behandlung allergischer Reaktionen

Die Behandlung besteht im Wesentlichen aus unterstützenden Maßnahmen. Für ernstere Fälle sollten Sauerstoff und die standardmäßige Reanimationsausrüstung zur Verfügung stehen. Adrenalin limitiert die vasoplegische/vasodilatatorische Wirkung des Histamins und ist die Medikation der Wahl beim anaphylaktischen Schock. Das Diphenhydramin ist nur vermindert wirksam, wenn die Rezeptoren bereits mit Histamin besetzt sind. Es werden zwar häufig auch Kortikosteroide gegeben, doch fehlt es bisher am Wirksamkeitsnachweis.

## Schlußfolgerungen

Unerwünschte Nebenwirkungen und allergische Reaktionen finden sich nach Gabe eines Lokalanästhetikums selten, doch wenn sie auftreten, ist es von besonderer Wichtigkeit, sie nicht zu übersehen. Bei Kindern wurde bisher kein Fall einer echten Hypersensitivität beschrieben, und bevor man sich zu einer solchen Diagnose entschließt, um eine akute allergische Reaktion wie z. B. ein Quincke-Ödem, eine generalisierte Urtikaria oder einen Bronchospasmus zu erklären, sollte man unbedingt andere ursächlich in Frage kommende Substanzen wie z. B. Antibiotika, Azetylsalizylsäure oder andere entzündungshemmende Medikamente, sowie Paraben und seine Derivate ausgeschlossen haben (21).

## Literatur

1. Brown, D. T., Beamish, D., Wildsmith, J. A. W., (1981) Allergic reactions to an amide local anaesthetic. Br. J. Anaesth. 53:435
2. Giovannitti, J. A., Bennett, C. R., (1979) Assessment of allergy to local anesthetics. Jada 98:701
3. Aldrete, J. A., Johnson, D. A., (1970) Evaluation of intracutaneous testing for investigation of allergy to local anesthetic agents. Anesth. Analg. 49:173
4. Incaudo, G., Schatz, M., Patterson, R., Rosenberg, M., Yamamoto, F., Hamburger, R. N., (1978) Administration of local anesthetics to patients with a history of prior adverse reaction. J. Allergy Clin. Immunol. 61:339
5. Foreman, J. C., (1981) The pharmacological control of immediate hypersensitivity. Ann Rev Pharmacol Toxicol 21:63

6. Walton, B., (1981) Immunological Aspects of Anaesthetic Practice. In «Scientific Foundations of Anaesthesia» 2nd Edition. Heinemann Medical Books Limited

7. Covino, B. G., Vassallo, H. G., (1976) Local Anesthetics, Mechanisms of Action and Clinical Use. The Scientific Basis of Clinical Anesthesia. Grunde & Stratton, Orlando

8. Winnie, A. P., (1984) Plexus Anesthesia Vol. 1 p. 224. Schultz Copenhagen

9. Moneret-Vautrin, D. A., Duc, M., Sigiel, M., (1976) Etude de Differérents facteurs de risque du déclenchement d'accidents aux anesthésiques et myorelaxants. Ann. Anesthésiol. Fr. 17:165

10. Milam, S. B., Giovannitti, J. A., Bright, D., (1983) Hypersensitivity to amide local anesthetics. Oral Surg. 56:593

11. Mather, L. E., Cousins, M. J., (1979) Local anesthetics and their current clinical use. Drugs 18:185

12. Ellis, F. R., (1980) Inherited Muscle Disease. Br. J. Anaesth. 52:153

13. Johnson, W. T., (1983) Hypersensitivity to procaine, tetracaine, mepivacaine and methylparaben: Report of a case. Jada 106:53

14. Fisher, M. McD., Pennington, J. C., (1982) Allergy to local anaesthesia. Br. J. Anaesth. 54:893

15. Aldrete, J. A., Johnson, D., (1969) Allergy to local anesthetics. JAMA 207:356

16. Laxenaire, M. C., Moneret-Vautrin, D. A., Veryloet, D., Alazia, M., Francois, G., (1985) Accidents anaphylactoides graves peranesthésiques. Ann. Fr. Anesth. Réanim. 4:30

17. Moneret-Vautrin, D. A., (1985) Les réactions adverses aux anesthésiques locaux. Conceptions actuelles – Stratégies diagnostiques – Aspects préventifs. Allerg. et Immunol. 17:369

18. Adriani, T., (1972) Etiology and management of adverse reactions to local anesthetics. Int. anesthesiol. Clin. 10:127

19. Doenicke, A., Lorenz, W., (1982) Histamine release in anaesthesia and surgery. Premedication with $H_1$- and $H_2$-receptor antagonists: indications, benefits and possible problems. Klin. Wochenschr. 60:1039

20. Aellig, W. H., O'Neill, R., Laurence, D. R., et al. (1970) Cardiac effects of adrenaline and felypressin as vasoconstrictors in local anaesthesia for oral surgery under diazepam sedation. Brit. J. Anaesth. 42:174

21. Schamberg, I. M., (1968) Allergic contact dermatitis to methyl and propyl paraben. Arch. Derm. 95:626

# Koagulopathien

Catherine Estève

Viele Autoren (1, 2, 3, 4, 5) sind der Meinung, daß Gerinnungsstörungen die Durchführung einer Lokal- oder Regionalanästhesie unmöglich machen. Andere (6, 7, 8, 9) meinen, daß eine Gerinnungsstörung nur eine relative Kontraindikation darstellt.

Die Gefahr hierbei besteht darin, daß es bei der Durchführung der Blockade zur Gefäßpunktion kommen kann und dadurch zu einer stärkeren Blutung mit Hämatombildung. Wenn man am Injektionsort komprimieren kann, ist die Blutung relativ leicht unter Kontrolle zu bekommen, doch ist dies im Fall einer tiefgelegenen Injektion zu einer rückenmarksnahen Blockade nicht immer machbar. Die klinische Folgeerscheinung eines Hämatoms hängt davon ab, ob das durch das Hämatom komprimierte Nervengewebe von Knochen umgeben ist – oder nicht. So kann z. B. eine Kompression des Rückenmarks zur Paraplegie führen, weshalb diese Komplikation bald erkannt und unverzüglich – innerhalb von sechs Stunden – behandelt werden muß, wenn eine irreversible Schädigung vermieden werden soll. Auf der anderen Seite ist es unwahrscheinlich, daß Nerven, die von lockerem Gewebe umgeben sind, durch ein Hämatom so komprimiert werden, daß es zu einer Schädigung kommt. Trotzdem kann es gut sein, daß man die Regionalanästhesie für die Komplikation verantwortlich macht.

## Epiduralhämatom

Auch bei Patienten, die keine Gerinnungsstörung aufweisen und nicht unter Antikoagulantien stehen, kann es zu einem spontan auftretenden Epiduralhämatom kommen (10), doch weiß man auch, daß bei Vorliegen einer Gerinnungsstörung solche Hämatome häufiger vorkommen (11), auch wenn kein auslösendes Ereignis, wie z. B. eine Lumbalpunktion, vorausgegangen ist.

Es gibt Berichte über mehr als 100 Fälle von Epiduralhämatomen bei Patienten, die unter Antikoagulantien standen, aber weder eine Epidural- noch eine Spinalanästhesie bekommen hatten (12). Es ist daher berechtigt anzunehmen, daß wohl schon kleinste Verletzungen von Epiduralgefäßen das Hämatomrisiko erhöhen, wenn man bei solchen Patienten eine Spinal- oder Epiduralanästhesie durchführt.

## Subduralhämatom

Subdurale Hämatome kommen sehr selten vor, und es gibt nur 20 Fallberichte, wobei die meisten nach kleineren Verletzungen vorkamen oder bei Patienten auftraten, die irgend eine Form von Gerinnungsstörung aufwiesen (13).

## Angeborene Gerinnungsstörungen

Es besteht allgemeine Übereinstimmung, daß diese Störungen eine absolute Kontraindikation für lokale oder regionale Anästhesietechniken darstellen (Tabelle 17). Hack und Mitarbeiter (7) jedoch berichteten über 46 Patienten im Alter von 14 bis 50 Jahren, die an Hämophilie A oder B litten und trotzdem für orthopädische Eingriffe an der unteren Extremität eine Spinal- oder Epiduralanästhesie bekamen – 35 Spinalanästhesien und 11 Epiduralkatheter. Es kam in keinem der Fälle zu Auftreten eines Hämatoms, doch war die präoperative Selektion auch sehr streng: Patienten mit Faktor-VIII-Mangel wurden ausgeschlossen, sowohl intra- als auch postoperativ wurden häufige Gerinnungs-

*Tabelle 17. Gerinnungsstörungen*

Bildungsstörungen des Thromboplastin:
   a) Hämophilie A, B, C
   b) Faktor XII-Mangel
   c) v. Willebrand-Jürgens-Syndrom
Thrombinbildungsstörungen:
   Faktor II-, V-, VII-, X-Mangel
Fibrinbildungsstörungen:
   a) Kongenitale Afibrinogenämie
   b) Dysfibrinogenämie
   c) Faktor VIII-Mangel

**Thrombozytäre Störungen:**
Thrombozytopenie aufgrund medullärer Bildungsstörungen:
   a) Fanconi-Syndrom
   b) Thrombozytopenie ohne Megakaryozyten
   c) Wiskott-Aldrich-Syndrom
Thrombozytopathien:
   a) Glanzmann-Naegeli Thrombasthenie
   b) Bernard-Soulier-Syndrom
   c) Störungen der sekretorischen Thrombozytenfunktion

tests durchgeführt, wobei ein eventueller Faktorenmangel so korrigiert wurde, daß die minimalen Plasmaspiegel bei 100% lagen. Angesichts des hier einzugehenden Risikos, muß die Indikation zu einer solchen Technik in Frage gestellt werden. Bei einer Allgemeinanästhesie ist bei solchen Patienten mit keinen besonderen Schwierigkeiten zu rechnen, so daß dies die sicherere Alternative ist, zumal man bei jüngeren Kindern in jedem Fall eine Allgemeinanästhesie braucht, auch wenn man eine Regionalanästhesie durchführt.

## Erworbene Gerinnungsstörungen

Normalerweise gibt es keine Kinder, die unter Antikoagulantien stehen oder eine Langzeittherapie mit Acetylsalicylsäure bekommen. Desungeachtet haben diese Substanzen aber ihre klinische Bedeutung, und die Behandlung von Patienten, die solche Substanzen bekommen, wird kontrovers diskutiert.

## Therapie mit Antikoagulantien

Der Kinderanästhesist sieht sich selten mit thrombo-embolischen Erkrankungen konfrontiert, und nur in speziellen Fällen kommt eine Antikoagulantientherapie in Frage, wie z. B. bei einem übergewichtigen Kind im Jugendlichenalter, welches immobilisiert werden muß, oder – was häufiger ist – bei einem Kind mit einer kardialen Erkrankung.

De Angelis (16) und Crawford (17) meinen, daß man bei Patienten unter Antikoagulantientherapie keine Epiduralanästhesie durchführen sollte, dem widersprechen jedoch andere Autoren. Es wurden eine ganze Reihe von Untersuchungen publiziert, bei denen es zu keinerlei Komplikationen kam, und die von van Steenberge und Brichant (18), Odoom und Sih (19) und Rao und El Etr (8) berichteten Fälle addieren sich auf über 9000. Alle diese Autoren jedoch schlossen als Vorsichtsmaßnahme Patienten mit angeborenen und erworbenen Gerinnungsstörungen, sowie solche mit Leukämie und solche unter Acetylsalicylsäure-Medikation (Aspirin) aus. Sie benutzten einen medialen Zugang zum Epiduralraum und beim Einführen eines Katheters wurde äußerst vorsichtig vorgegangen.

Man muß den Zeitpunkt, zu dem der Katheter gezogen wird, so wählen, daß die Antikoagulantienwirkung möglichst gering ist: z. B. eine Stunde vor der nächsten Heparininjektion. Der Patient sollte in regelmäßigen Abständen auf neurologische Symptome hin untersucht werden, sowie jeweils vor Gabe einer Repetitionsdosis.

## Therapie mit Acetylsalicylsäure (ASS)

Man weiß, daß einige Medikamente, wie z. B. die ASS, zu einer Thrombozytopathie führen können. Bei ASS kommt es durch Inhibition der ADP-Freisetzung zu einer Hemmung der zweiten Phase der Plättchenaggregation. Benzon (6) konnte zeigen, daß die Blutungszeit bei Patienten unter ASS unabhängig von der Dosis und der Behandlungsdauer verlängert sein kann. Er ist daher der Meinung, daß man bei allen Patienten, die ASS nehmen, und bei denen eine Lokal- oder Regionalanästhesie geplant ist, die Blutungs- und Gerinnungszeiten bestimmt werden sollten. Wenn ein Patient mit einem liegenden Epiduralkatheter in der postoperativen Phase eine antipyretische Medikation braucht, sollte man lieber Paracetamol als Acetylsalicylsäure nehmen.

### Behandlungsrichtlinien

Es kann vorkommen, daß ein Kind operiert werden muß, bevor sich eine Gerinnungsstörung klinisch bemerkbar gemacht hat, und milde Formen einer Koagulopathie können dabei subklinisch latent vorhanden sein. Es ist daher ratsam, die Eltern genau zu befragen, bevor man sich zu einer Lokal- oder Regionalanästhesie entschließt.

Zuvor nicht erwartete Störungen können durch präoperative Blutuntersuchungen herausgefunden werden, wozu die aktivierte Gerinnungszeit, eine Thrombozytenzählung und die Bestimmung der Prothrombinzeit gehören. Bei Säuglingen von unter 6 Monaten können Gerinnungstests ausreichend sein, doch wenn einer nicht in der Norm liegt, sollten weitere Untersuchungen einschließlich der Blutungszeit durchgeführt werden.

Die Möglichkeit, daß eventuell pathologische Werte gefunden werden, führt manche Anästhesisten, wie auch den Autor dazu, solche Routineuntersuchungen bei allen Kindern durchzuführen, bei denen eine Regionalanästhesie geplant ist, doch ziehen es die meisten Anästhesisten vor, diese Untersuchungen den Kindern vorzubehalten, bei denen ein klinischer oder anamnestischer Hinweis auf eine Gerinnungsstörung besteht.

Bevor man bei einem Kind, dessen Hämostasemechanismen nicht in Ordnung sind, eine Regionalanästhesie ernsthaft erwägt, muß man die Risiken gegen die Vorzüge abwägen, wobei die Waage sich nur sehr selten zu Gunsten der Regionalanästhesie neigen wird.

## Zusammenfassung

Ein auf das Rückenmark drückendes Hämatom verursacht eine sehr schnell irreversible Schädigung desselben. Auch wenn es nur sehr selten zu einer solchen Komplikation kommt, bedeutet der neurologische Folgeschaden und dessen mediko-legale Folgen, daß jede Störung der hämostatischen Mechanismen bei einem Kind (wie beim Erwachsenen) genau untersucht werden muß. Solche Gerinnungsstörungen sind fast immer eine absolute Kontraindikation gegen eine Spinal- oder Epiduralanästhesie, während periphere Techniken der Regionalanästhesie durchgeführt werden können, jedoch nur mit größter Vorsicht.

## Literatur

1. Gauthier-Lafaye, (1985) Précis d'anaesthésie locorégionale. Masson Editeur
2. Lecron, L. L'anaesthésie péridurale. Encycl Med Chirurgicale Paris. Anesthésie-Réanimation – Fasc. 36325 A10
3. Saint-Mairice, C. I. La rachianesthésie. Encycl med Chirurgicale Paris. Anesthésie-Réanimation – Fasc. 36324 A10
4. Moore Daniel, C., (1973) Regional Block. Fourth edition. Charles, C., Thomas Publ. Springfield
5. Macintosh Sir, R., (1979) Pratique de la rachianesthésie et de l'anesthésie péridurale. Edition Medsi 4éme edition
6. Benzon, H., Brunner, E., (1984) Bleeding time and nerve blocks after aspirin. Regional anesthesia; Vol. 9 n° 2 April-June: 86
7. Hack, G., Hofmann, P., Brackmann, H. H., Stoeckel, H., Pichotka (1980) Erste Erfahrungen mit rückenmarksnahen Regional-anästhesietechniken beim Hämophiliepatienten: Anästh. Intensivther. Notfallmed 15:45
8. Rao, T. L. K., El Etr, A. A., (1981) Anticoagulation following placement of epidural and subarachnoid catheters. An evaluation of neurologic sequelae. Anesthesiology 55:618
9. Van Steenberge, A., (1969) L'anesthésie péridurale. Masson Editeur
10. Markham, J. W., Lynge, H. N., (1967) The syndrome of spontaneous spinal epidural hematoma. J. of Neurosurg. 26:334
11. Sreerama, V. I., Dennery, J. M., (1973) Neurosurgical complications of anticoagulant therapy. Canad. Med. Assoc. J. 108:305
12. Cousins, M. J., (1972) Hematoma following epidural block. Anesthesiology 37:263
13. Greensite, F. S., Katz, J., (1980) Spinal subdural hematoma associated with attempted epidural hematoma associated with attempted epidural anesthesia and subsequent continuous spinal anesthesia: Anesthesia and Analgesia 59, 1
14. Aitkenhead, A. R., Grant, I. S., (1983) Interactions with concurrent disease medication, in Practical Regional Anesthesia. Edited by J. J. Henderson and W. S. Nimmo. Chapt. 7:143
15. Mattei, Orsini, A., (1982) Hématologie pédiatrique. Flammarion Médecine-Sciences. Chapt. 22:320
16. De Angelis, J., (1976) Hazards of subdural and epidural anesthesia during anticoagulant therapy: a case report and review. Anesth. Analg. 5:293
17. Crawford, J. S., (1975) Pathology in extradural space. BJA 47:412
18. Van Steenberge, A., Brichant, J. F., (1985) Anesthesie loco-règionale et traitemzent anticoagulant: Choisir le risque. IVème Journées de Mise au Point en Anesthèsie Rèanimation MAPAR Editions 445
19. Odoom, J. A., Sih, L. I., (1983) Epidural analgesia and anticoagulant therapy. Experience with one thousand cases of continuous epidurals. Anaesthesia 38:254

# Myopathien

Jean-Luc Hody, Catherine Estève

Der Begriff Myopathie umspannt ein weites Feld von Erkrankungen der quergestreiften Muskulatur, die durch eine progressive Degeneration der Muskelfasern charakterisiert sind. Ein gemeinsames Charakteristikum progressiver Myopathien ist auch, daß die Erkrankung zu Beginn auf bestimmte Muskeln beschränkt ist, sich aber im weiteren Verlauf im gesamten Muskelsystem wiederfindet.

Myopathien können allgemein als primär oder sekundär klassifiziert werden, wobei zur ersteren Gruppe muskuläre Dystrophien, angeborene Myopathien und metabolische Myopathien gehören. Die zweite Gruppe umfaßt vom Rückenmark ausgehende Erkrankungen, peripher-nervöse Störungen und solche der neuro-muskulären Übertragung (Myasthenie).

Dieses Kapitel soll sich hauptsächlich mit muskulären Dystrophien beschäftigen, welche in vier Gruppen eingeteilt werden können. Zuerst soll eine kurze Beschreibung der Gruppen II, III und IV gegeben werden, gefolgt von einer genaueren Beschreibung der Muskeldystrophie vom Typ Duchenne, welche die dramatischste Form und zugleich 80% aller angeborenen Muskelerkrankungen darstellt (Abb. 122).

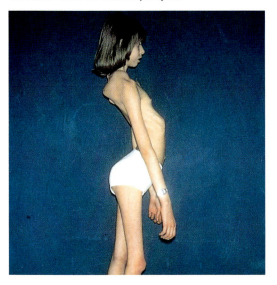

*Abb. 122. Kind mit Muskeldystrophie.*

## Muskuläre Dystrophien

### Dystrophien mit rezessiv-autosomalem Erbgang (Typ II)

Von den Muskeldystrophien vom Gürteltyp kommt die pelvifemorale Form (Typ Leyden-Moebius) häufiger vor als die skapulo-humerale Form (Typ Erb). Die Krankheit zeigt eine graduelle Progression, ist unterschiedlich ausgeprägt und kann zwischen dem ersten und dritten Lebensjahrzehnt beginnen.

### Dystrophien mit dominant-autosomalem Erbgang (Typ III)

Zu dieser Gruppe gehört die fazio-skapulo-humerale Form (Typ Landouzy-Déjerine), die nur sehr langsam fortschreitet und im wesentlichen asymmetrisch ist.

### Myotone Dystrophien mit dominant-autosomalem Erbgang (Typ IV)

Die am häufigsten vorkommende Form ist der Typ Steinert, bei der das Kind bei Geburt schwere Symptome von Hypotonie und Atemnot zeigt.

### Progressive Muskeldystrophie Typ Duchenne

Diese Erkrankung, die auch als Duchenne de Boulogne'sche Krankheit oder Duchenne-Griesinger-Syndrom bekannt ist (auch: Dystrophia musculorum progressiva (pseudo-)hypertrophica), ist die häufigste und die am besten erforschte Form der Myopathie. Der klinischen Originalbeschreibung von Duchenne (1) aus dem Jahre 1868 ist nicht viel hinzuzufügen.

## Klinisches Bild, Diagnose und Prognose

Die Muskeldystrophie des Typs Duchenne ist eine X-chromosomale rezessiv vererbte Erkrankung, welche nur Jungen betrifft. Sie tritt mit einer Wahrscheinlichkeit von 0,14 pro 1000 Kinder auf. Sie beginnt üblicherweise im Alter von etwa 18 Monaten mit einer ausgesprochen starken Ermüdbarkeit, zuerst beim Laufen und dann beim Treppensteigen, wobei eine Hypertrophie zu beobachten ist, welche eine Pseudohypertrophie ist, und die Zunahme an Muskelmasse wird bald ersetzt durch eine Infiltration des Muskels durch fibröses Fettgewebe. Die Kinder sind häufig dickleibig und ihr Allgemeinzustand zeigt eine progressive Verschlechterung. 75% der Patienten sterben bevor sie das Alter von 20 Jahren erreichen, wobei der Tod in 50% der Fälle durch eine chronische Ateminsuffizienz, in 30% durch eine akute kardio-respiratorische und in 10% durch eine rein kardiale Insuffizienz bzw. in 10% der Fälle durch Rhythmusstörungen bedingt ist (Abb. 123) (2).

## Funktionelle Störungen

Die funktionellen Störungen sind immer eine direkte oder indirekte Folge der zur Erkrankung führenden Muskelatrophie. Eine Hypertrophie der Zunge, sowie die respiratorischen und kardialen Insuffizienzen tragen dazu bei, daß diese Fälle für den Anästhesisten eine Herausforderung darstellen.

## Chirurgische Aspekte

Abgesehen von Notfalleingriffen bei akutem Abdomen oder zum Anlegen eines Tracheostomas zur assistierten Beatmung betreffen die meisten Operationen die untere Extremität und die Wirbelsäule. Nach derzeitiger Meinung ist es besser, wenn die chirurgischen Eingriffe insgesamt früher und in einem frühen Krankheitsstadium durchgeführt werden, so daß die Zeitspanne, während der der Patient stehen und gehen kann, zeitlich ausgedehnt wird (3, 4). Die Narkose zu diesen Eingriffen sollte so leicht und flach wie möglich sein (5, 6, 7).

Abb. 123. Muskeldegeneration (mit freundlicher Genehmigung von Dr. Ph. Soudon).

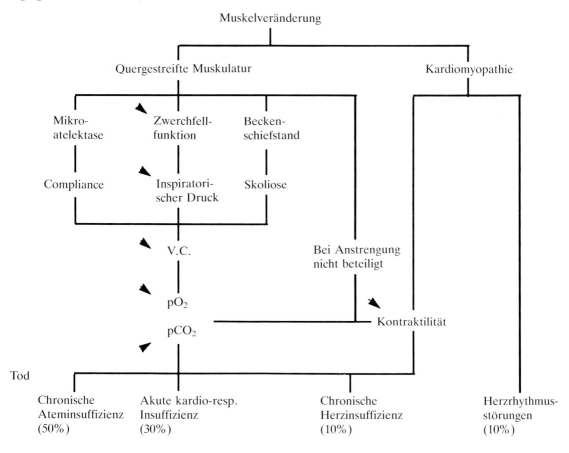

## Anästhesiologische Aspekte

Bei der präoperativen Untersuchung muß der Anästhesist auch die Schwäche der Atemmuskulatur mit berücksichtigen, welche zu alveolärer Hypoventilation, Mikroatelektasen, erschwertem Abhusten und zum Syndrom der restriktiven Lungenerkrankung führt, was eine dramatisch niedrige Vitalkapazität bedeutet. Eine Skoliose kann dazu noch zu Ventilations-Perfusions-Problemen beitragen, und es kann auch zu einem Aspirationssyndrom kommen. Darüberhinaus können eine Kardiomyopathie vorliegen und Herzhythmusstörungen auftreten, und es besteht auch eine Gefährdung bezüglich Maligner Hyperthermie (8, 9, 10), Hyperkaliämie und Rhabdomyolyse (11, 12).

Geleitet vom Wunsch, die Lebensqualität dieser Kinder zu erhöhen, möchte der Chirurg häufig eine Vielzahl verschiedener Operationen durchführen, was dazu führt, daß der Anästhesist Patienten mit sehr hohem Anästhesierisiko akzeptieren soll.

Wenn irgend möglich, sollte man es vermeiden, diesen Kindern eine Prämedikation zu geben, doch wenn es sein muß, dann sollte man den rektalen oder oralen Weg vorziehen, wobei uns oral gegebenes Diazepam oder Trimeprazintartrat 2 mg/kg als geeignete Dosis erscheinen. Die präoperative Visite hat ihre offensichtliche Bedeutung, da diese genauso effektiv sein kann wie eine Prämedikation, und man somit auch eine präoperative Medikamentengabe vermeiden kann. Normalerweise braucht man auch keine anticholinergen Substanzen, doch sollte dies der Fall sein, ist Hyoscin dem Atropin vorzuziehen, da es weniger tachykard wirkt (5, 13).

## Regionalanästhesie

Die Allgemeinanästhesie bei Kindern mit Muskeldystrophien stellt den Anästhesisten vor eine Reihe von Problemen, von denen die pulmonalen die wichtigsten sind. Daher ist die Regionalanästhesie die bevorzugte Technik (5, 6, 14, 15, 16, 17), da es hierbei zu keiner zentralen Atemdepression kommt, und weil die Regionalanästhesie einen Schutz gegenüber der Streßantwort bietet, für postoperative Analgesie sorgt und eine frühzeitige passive Physiotherapie ermöglicht. Mit Ausnahme der Wirbelsäuleneingriffe, die in Allgemeinanästhesie ausgeführt werden müssen, ist die Regionalanästhesie bei den meisten Eingriffen an der unteren Extremität ein gut geeignetes Verfahren, wobei die Eingriffe meist zur Verbesserung der Gehfähigkeit und/oder auch der Pflegebedingungen, sowie zur Vermeidung eines Dekubitus, von Haltungsschäden oder Beckenschiefstandes durchgeführt werden.

## Spezielle Aspekte

### Fettleibigkeit

Sie kommt bei Duchenne-Patienten häufig vor, was das Ertasten der Orientierungspunkte für eine Regionalanästhesie erschweren kann. Die beidseits die paravertebrale Muskulatur überlagernden Fettpolster führen zu einer zwischen den Polstern gelegenen medialen Rinne, welche sich bei Seitenlagerung nach unten zu verlagern beliebt, so daß die Rinne nicht mehr der Mittellinie entspricht. Dies kann beim Aufsuchen der Dornfortsätze in die Irre führen, und man muß dann sehr tief palpieren, um sie lokalisieren zu können. Die Fettschicht kann auch beim Legen von intravenösen Kathetern zu Schwierigkeiten führen, und die Beweglichkeitseinschränkung im Bereich von Hals, Schulter und Arm, bedingt durch Muskelkontrakturen und die Fettschichten, kann das Anlegen einer Plexusblokkade komplizieren.

Der Patient muß auf dem Operationstisch mit großer Sorgfalt gelagert werden, eventuelle Druckpunkte müssen unterpolstert und geschützt werden, so daß sich nicht aufgrund einer fehlerhaften Lagerung Dekubitalgeschwüre entwickeln können.

### Wirbelsäulendeformitäten

Deformitäten im Bereich der zervikalen, thorakalen und/oder lumbalen Wirbelsäule können Anlaß zu Problemen bei einer Regionalanästhesie sein.

*Abb. 124. Fettleibigkeit bei Muskeldystrophie Typ Duchenne.*

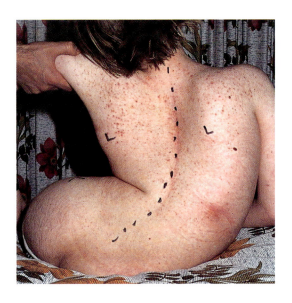

Die am häufigsten anzutreffenden Deformitäten sind Skoliosen mit einseitiger Kurvatur und dorsolumbaler Kyphose. Er kommen aber auch Doppelkurvaturen, lumbale Kyphosen mit flachem Rücken und sogar nicht-fixierte Hyperlordosen vor. Beim postpubertären Myopathiepatienten mit schweren Kontrakturen sind diese Hyperlordosen fixiert, wodurch der Zugang zwischen den Dornfortsätzen sehr erschwert wird. Die Wirbelsäulenrotation ist vom Beginn der Erkrankung an erkennbar, nimmt im Verlauf der Krankheit zu, und ist üblicherweise im L1/2-Bereich am ausgeprägtesten, wobei annähernd 50 Grad erreicht werden können. Der Anästhesist muß deshalb manchmal bei einer Spinal- oder Epiduralanästhesie auf einen paramedianen Zugang ausweichen, wenn er vor solchen Deformitäten steht.

## Perioperatives Management

Herz- und Atemfrequenz, arterieller Blutdruck, Sauerstoffsättigung und Kohlendioxidgehalt werden mit nicht-invasiven Methoden gemessen, und die Temperatur sollte ebenfalls regelmäßig überwacht werden. Bei längeren Operationen wird ein Blasendauerkatheter gelegt, während eine Magensonde nicht nötig ist, da der Schluckreflex und die gastrointestinale Motilität erhalten bleiben und die orale Nahrungsaufnahme postoperativ rasch wiederaufgenommen werden kann. Im Falle einer Rechtsherzüberlastung sollte die Flüssigkeitszufuhr nur vorsichtig erfolgen.

*Abb. 125. Wirbelsäulendeformitäten.*

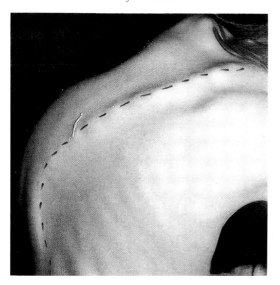

## Sedierung

Es ist nicht immer möglich, eine Regionalanästhesie ohne Supplementierung durchzuführen, da der Myopathiepatient seine spezielle psychische Einstellung hat: er ist zu sehr umhegt und beschützt, dabei aber häufig ängstlich und emotional überreagierend. Auch wenn es durchaus kleine Kinder gibt, deren Vertrauen man innerhalb weniger Stunden gewinnen und mit denen man ein lebhaftes Gespräch führen kann, so haben doch nicht alle Kinder dieselbe Selbstkontrolle, so daß man dann auf eine leichte Sedierung zurückgreifen muß.

Benzodiazepine scheinen eine gute Wahl zu sein: man kann Midazolam oder Flunitrazepam in Kombination mit einer Ketamininfusion geben, wobei die Benzodiazepine die kardiostimulatorischen Effekte des Ketamin vermindern bzw. verhindern (18). Flunitrazepam kann man auch mit Thalamonal (einer Kombination aus Fentanyl und Droperidol) kombinieren. Diese Supplementierungsmedikation sorgt für eine dissoziative Sedierung und eine Analgesie in all den Bereichen, die durch die Regionalanästhesie nicht erreicht werden. Wache Patienten können leicht unruhig werden, da sie den Operationstisch als unbequem erleben, während diese Kombination von dissoziativer Sedation und Analgesie zu einer Art Hypnoanalgesie (19) führt, welche man mit einer Narkoanalgesie vergleichen kann, die eine Kombination aus Analgesie mit sehr flacher Allgemeinanästhesie oder Narkose darstellt.

## Formen der Regionalanästhesie

### Blockade des Plexus brachialis

Bei Eingriffen an der oberen Extremität kann man verschiedene Formen der Blockade des Plexus brachialis durchführen, wobei der axilläre Zugang am häufigsten verwendet wird. Man muß sich hierbei bewußt sein, wie oben bereits erwähnt, daß die Technik der Regionalanästhesie durch die Kontrakturen und die Fettleibigkeit in ihrer Durchführung erschwert sein kann; daher wird die Verwendung eines Nervstimulators in diesen Fällen dringend empfohlen.

### Intravenöse Regionalanästhesie (IVRA)

Nach Miller's Meinung (13) sollte dies die ideale Technik für den Myotoniepatienten sein, der sich einem Extremitäteneingriff unterziehen muß und bei dem eine Relaxation gefordert wird. Es gibt jedoch keine Fallberichte zu diesem Thema.

### N. femoralis-Block

Berkowitz und Rosenberg (20) berichteten über eine Serie von 103 Blockaden des N. femoralis mit Mepivacain zu Muskelbiopsien bei Patienten im Alter von 4 bis 20 Jahren, bei denen ein Maligne-Hyperthermie-Verdacht bestand, was sicherlich ein sinnvolles Vorgehen ist.

### Spinalanästhesie

Man findet in der Literatur keine Berichte über den Einsatz der Spinalanästhesie bei Kindern mit Myopathie. Ein Haupt-Nachteil der Methode ist ihre kurze Wirkdauer und die Unmöglichkeit, die Analgesie in die postoperative Periode hinein auszudehnen, ohne einen Katheter zu legen – ein Verfahren, das auch bei gesunden Erwachsenen noch immer umstritten und nicht allgemein akzeptiert ist.

## Epiduralanästhesie

Die praktische Durchführbarkeit dieser Methode ist möglicherweise durch die Fettleibigkeit des Myopathiepatienten begrenzt, sowie durch seine Wirbelsäulendeformitäten und die Rotation derselben.

### Kaudalanästhesie

Dies ist die für Eingriffe an der unteren Extremität bevorzugte Technik: man findet zum Zeitpunkt, zu dem derartige Eingriffe anstehen, diesbezüglich noch eine relativ normale Anatomie vor, da die Kinder in diesem Stadium noch keine größeren Deformitäten im Bereich des Sakralkanals entwickelt haben. Daher ist es auch gestattet, bei Abdominaleingriffen einen Katheter so weit als möglich in den Epiduralraum bis in die lumbale oder untere thorakale Region hinaufzuschieben.

Hody und Mitarbeiter (17) berichteten über eine Serie von 51 Duchenne-Patienten, die insgesamt 65 Regionalanästhesien der unteren Extremität bekamen. In 15 Fällen handelte es sich nur um Gips- oder Verbandswechsel, doch bei den übrigen Fällen handelte es sich um chirurgische Eingriffe, bei denen insgesamt 406 verschiedene Operationsstellen betroffen waren. In 64,5% der Fälle wurde eine Kaudalanästhesie, in 17% eine Epiduralblockade und in 11% eine Kaudalanästhesie mit leichter Allgemeinanästhesie durchgeführt.

## Wahl des Lokalanästhetikums und der Zusatzmedikation

### Lidocain

Aus der Sicht von Miller (13) ist Lidocain eine gute Wahl zur IVRA bei neuromuskulären Dystrophien, doch spricht sich Ellis (21) aufgrund der stimulativen Effekte auf den Muskel gegen das Lidocain aus.

### Procain

Das Procain wurde wie auch andere Lokalanästhetika vom Ester-Typ für Patienten mit Verdacht auf maligne Hyperthermie empfohlen; vor einiger Zeit hat jedoch das professionelle Beratergremium der Malignen-Hyperthermie-Gesellschaft hierzu eine formelle Aussage getroffen: «Auf der Basis der begrenzten klinischen und labortechnischen Erkenntnisse scheinen bei MH-verdächtigen Personen alle Lokalanästhetika sicher einsetzbar zu sein».

### Bupivacain

Bupivacain ist immer noch das am meisten benutzte Lokalanästhetikum. Auch bei Myopathie ist seine Pharmakokinetik nach epiduraler Injektion dieselbe wie die bei normalen gesunden Kindern gleichen Alters (22).

### Fentanyl

Man kann einem Lokalanästhetikum Fentanyl zusetzen, wobei die Dosis 1 µg/kg beträgt.

## Schlußfolgerung

Die Regionalanästhesie entwickelt sich bei Kindern mit einer Myopathie aufgrund der Vorzüge, die die Methode bietet, zum bevorzugten Anästhesieverfahren, welches den Patienten einen erstaunlich hohen Grad an postoperativem Wohlbefinden und einen frühzeitigen Beginn der Physiotherapie ermöglicht.

# Literatur

1. Duchenne de Boulogne, (1868) Recherche sur la paralysie musculaire pseudohypertrophique ou paralysie myoscléroisique. Archives Gen. de Méd. (6 sér) 11
2. Soudon, Ph., Wouters, A., Kulakowski, S., (1984) $PO_2$-$PCO_2$ transcutaneous monitoring during sleep and ventilatory function. Cardiomyology Vol. IIi 4:32
3. Dubousset, J., Queneau, P., (1983) Place et indication de la chirurgie dans la dystrophie musculaire de DDB: à évolution rapide. Revue de Chirurgie Orthopédique 69:207
4. Bellen, P., (1982) Le traitment chirurgical des séquelles de la myopathie. Acta Orthop. Belg. 48:291
5. Yamashita, M., Matsuki, A., Oyama, T., (1976) General anesthesia for a patient with progressive muscular dystrophy. Anaesthesist 25:76
6. Cobham, I. G., Hamilton, S. D., (1964) Anaesthesia for muscle dystrophy patients. Anesth. & Analg. 43:22
7. Katz, J., Kadis, L. B., (1973) Anesthesia and uncommon disease: pathophysiologic and clinical correlations. 425. Saunders, Philadelphia
8. Brownell, A. K. W., Paasuke, R. T., Elash, A., Fowlow, S. B., Seagram, C. G. F., Dicwold, R. J., Friesen, C., (1983) Malignant hyperthermia in Duchenne muscular dystrophy Anesthesiology 58:150
9. Rosenberg, H., Heiman-Patterson, T., (1983) Duchennés muscular dystrophy and malignant hyperthermia: another warning. Anesthesiology 59:362
10. Kelfer, H. M., Singler, W. D., Reynolds, R. N., (1983) Malignant hyperthermia in a child with Duchenne muscular dystrophy. Pediatrics 71:118
11. Miller, E. D., Sanders, D. B., Rowlingson, J. C., Berry, F. A., Sussman, M. D., Epstein, R. M., (1978) Anesthesiainduced rhabdomyolysis in a patient with Duchenne's muscular dystrophy. Anesthesiology 48:146
12. Lewandoski, K., (1981) Rhabdomyolysis, myoglobinuria and hyperpyrexia caused by suxamethonium in a child with increased serum kinase concentration. Br. J. Anaesth. 53:981
13. Miller, J., Lee, C., (1981) Muscle Disease: Anaesthesia and uncommon diseases. Edited by Katz & Benumof. Saunders Co. Philadelphia
14. Kaufmann, L., (1960) Anaesthesia in dystrophia myotonica. Proc. Roy Soc. Med. 53:183
15. Kepes, E., Martinez, L., Andrew, S. C., (1972) Anesthetic problems in hereditary muscular abnormalities. N. Y. State J. Med. 1:1051
16. Hody, J. L., (1982) Les problèmes posés par l'anesthésie du myopathe. Acta Orth. Belg. 48:302
17. Hody, J. L., (1988) Regional anesthesia in myopathic children. Acta Anaesth. Belg. 39, 3 suppl. 2:209
18. White, P., (1982) Ketamine: its pharmacology and therapeutic uses. Anesthesiology 56:119
19. Hody, J. L., (1981) Epidural anesthesia for orthopedic surgery. Survey of 730 cases. Sedation and supplementation. Acta Anaesth. Belg. 32:213
20. Berkowitz, A., Rosenberg, H., (1985) Femoral block with mepivacaine for muscle biopsy in malignant hyperthermia patients. Anesthesiology 62:651
21. Ellis, F. R., (1980) Inherited muscle disease. Br. J. Anaesth. 52:153
22. Murat, I., Estéve, C., Montay, G., Delleur, M. M., Gaudiche, O., Saint-Maurice, C., (1987) Pharmacokinetics and cardiovascular effects of bupivacaine during epidural anesthesia in children with Duchenne Muscular Dystrophy. Anesthesiologiy 67:249
23. Spear, R. M., Deshpande, J. K., Maxwell, L. G., (1988) Caudal anesthesia in the awake, high-risk infant. Regional Anesthesia 13, 2:24

# Sachregister

Abdominaleingriffe 114
Absorption 46, 55, 57, 151
Abstand Haut-Subarachnoidalraum 121
Acetylsalicylsäure 188
Adrenalin 10, 28, 34, 44, 45, 55, 57, 69, 78, 91, 100, 108, 118, 123, 124, 129, 151, 153, 157, 183, 185
Aktionspotential 26, 27, 42
Albumin 52, 56
Allergie 64, 183
Allgemeinanästhesie 9–14, 33, 35, 36, 56, 61, 63–67, 77, 81, 101, 107, 108, 110, 112–115, 117, 119, 124, 125, 156–158, 178, 180, 188, 192, 193
Alpha-1-Glycoprotein 52–54, 57
Ambulante Chirurgie 165, 167
Amethocain 122
Amide 40, 41, 50, 51, 184
Anamnese 63
Anatomie 16
– des Hiatus canalis sacralis 83–85
– des N. cutaneus femoris lateralis 141
– des N. cutaneus femoris posterior 141
– des N. dorsalis penis 157
– des N. femoralis 140
– des N. ilio-hypogastricus 155
– des N. ilioinguinalis 155
– des N. ischiadicus 143, 144
– des N. obturatorius 142
– des N. perinealis 157
– des N. suralis 147
– des N. tibialis 147
– der Wirbelsäule 17
Aortenstenose 114
Apnoe 34, 179
Arnold-Chiari-Syndrom 18
Arteria spinalis anterior 23
Aspirationsgefahr 11, 96
Aspirationstest 83, 94, 104, 108, 117
Atemdepression 34, 57, 118, 166, 169, 170
Ateminsuffizienz 178
Aufklärung der Eltern 61, 110
Autonome Reflexe 11
Autonomes Nervensystem 32, 33
Axillärer Katheter 175
–, Zugang 132
Azidose 53

Baroreflex 33
Becken 19
Beta-Endorphine 31
Bioverfügbarkeit 46, 47, 51, 52
Blockadeversager 67
Blutfluß, regionaler 34
–, Verlust 11

–, Patch 105
–, Rückfluß 86
Blutspiegel 46, 54
Bronchoskopie 161
Buck'sche Faszie 158
Bupivacain 9, 28, 29, 41, 42, 44, 46, 47, 50, 51, 53–55, 78, 79, 81, 82, 95, 100, 108, 109, 114, 117, 123, 129, 140, 141, 143, 145, 147, 151, 153, 156, 158, 159, 169, 174–176, 184, 194

Cauda-equina-Syndrom 68
Chemische Neurolyse 174–176
Chloroprocain 49, 50, 126, 129, 182, 184
Chorea 181
Chronischer Schmerz 173–177
Cimetidin 56, 185
Cinchocain 122
Clearance 46, 49, 51, 151
$CO_2$-Antwort 118
Compliance des Epiduralraum 29, 30
Cortison-Antwort 35
Crawford-Nadel 111
Cytochrom-P450 50

Depolarisation 26, 42
Dermatome 24
Dermatomyositis 182
Deszendierende Bahnen 57
Diazepam 56
Diaplazentarer Transfer 51
Differentialblockade 28, 42
Diffusion 41, 46
Dorsale Nervenwurzel 22
Dosierung 9
–, Kaudalanästhesie 80, 89, 90
–, lumbale Epiduralanästhesie 99, 100, 106
–, periphere Blockaden 129, 134–137, 140–147, 151, 153, 156, 158, 159, 161, 164
–, Spinalanästhesie 122, 123
–, thorakale Epiduralanästhesie 110, 114
Druck im Epiduralraum 30, 116
Dura mater 21, 22
Durapunktion 86, 102, 104
Duralsack 20
Dystrophia myotonica 182

Elimination 49, 57
–, $t_{1/2}$ Bubivacain 51, 54
–, – Etidocain 51
–, – Lidocain 51, 54
–, – Mepivacain 51, 54
EMLA 163, 164
Endokrine Antwort 35
Endorphine 31, 173
Epiduralanästhesie 13, 29, 55, 98–125, 169, 174
–, Ausbreitung 29, 30
–, Compliance 29, 30
–, Druck 30, 116

–, Epiduralraum 22, 23, 29, 30
–, Fentanyl 57, 170, 194
–, Hämatom 187
–, Morphium 57, 170
–, Nadeln 71, 72
–, Stichtiefe 23
Epilepsie 180
Erfahrung mit Reg.-An. 9, 63
Erbrechen 57, 89, 158, 166, 170
Ester 40, 41, 49, 184
Etidocain 10, 11, 78, 91, 169

Familiäre Paralysis periodica 182
Fentanyl 57, 170, 194
Filum terminale 21
Fingerblockade 137
Foramen Magendii 21
Foramina Luschkae 21
Frequenzabhängigkeit 43
Friedreich'sche Ataxie 180
Frühgeborene 12, 179
Fundoplikatio 114
Fußblock 146, 147

Gefäßpunktion 105
Gerinnungsstörungen 10, 187, 188
–, angeborene 187
Gewebsverletzungen 67
Guillain-Barré-Syndrom 182

Halsrippe 19
Hämodynamik 32–34, 36
– und TEA 117, 118
Halothan 11, 13, 33, 34, 36, 45, 63, 66, 119, 158
Harnverhalt 57, 86, 89, 109, 158, 167
Hauteingriffe 164
Hautinfektion 64, 77
Hepatische Clearance 51
Hernienoperation 156, 167
Herzzeitvolumen 52
Hody-Nadel 70
Hypobare Lösungen 122
Hypospadie 80
Hypotension 11, 32, 33, 77, 105, 124, 167, 169

Infusionspumpe 174
Injektionsgeschwindigkeit 47, 123
Innervation 24
Interkostalblockade 149–152, 175
Intrapleurale Analgesie 152–154, 168
Intravenöse Regionalanästhesie 159, 160, 176
Ionisation 41

Juckreiz 57, 170

Kalziumantagonisten 56
Karbonatgepufferte Lokalanästhetika 43
Kardiotoxizität 43, 44

Kathetertechnik 70–73, 88–96, 106–109, 113–118, 175
Kaudalanästhesie 14, 34, 55, 70, 80–96, 167, 179
Ketamin 66, 67, 81, 158, 193
Klinische Untersuchung 64
Klippel-Feil-Syndrom 19
Koagulopathien 187
Komplikationen der Reg.-An. 32, 33, 63, 67, 167
–, Kaudalanästhesie 86, 96
–, lumbale Epiduralanästhesie 104, 105, 109
–, periphere Blockaden 129, 152, 156, 157, 160, 161, 164
–, Spinalanästhesie 124
–, thorakale Epiduralanästhesie 112, 118
Kontinuierliche Infusion 108, 109, 174, 175
Kontraindikationen der Reg.-An.
–, Kaudalanästhesie 80, 89
–, lumbale Epiduralanästhesie 99, 106
–, periphere Blockaden 128, 139, 153, 156, 159, 161, 164
–, Spinalanästhesie 125
–, thorakale Epiduralanästhesie 110, 114
Kopfschmerz 68, 105, 125
Krampfleiden 63, 180
Kyphose 193

Lebereingriffe 114
Leberdurchblutung 56
Leistenhernie 11, 80
Lidocain 40–45, 47, 49–56, 78, 81, 89, 91, 100, 110, 123, 126, 129, 143, 145, 147, 151, 159, 161, 163, 164, 176, 182, 184, 194
Ligamentum flavum 22, 102–104, 111, 112, 115
Ligamentum sacro-coccygeale 81
Lipidlöslichkeit 41, 42
Liquor 21, 119
Lumbale Epiduralanästhesie 99–109

Maligne Hyperthermie 11, 64, 182, 184
Material 69–75
Medikamente
–, Amethocain 122
–, Bupivacain 9, 28, 29, 41, 42, 44, 46, 47, 50, 51, 53–55, 78, 79, 81, 82, 95, 100, 108, 109, 114, 117, 123, 129, 140, 141, 143, 145, 147, 151, 153, 156, 158, 159, 169, 174–176, 184, 194
–, Cinchocain 122
–, Chloroprocain 49, 50, 126, 129, 182, 184
–, Etidocain 10, 11, 78, 91, 169
–, Lidocain 40–45, 47, 49–56, 78, 81, 82, 89, 91, 100, 110, 123, 126, 143, 145, 147, 151, 159, 161, 163, 164, 176, 182, 184, 194
–, Mepivacain 40, 50, 51, 54–56, 78, 82, 89–91, 95, 100, 110, 126, 129, 143, 145, 147
–, Nupercain siehe unter Cinchocain
–, Piperocain 49
–, Prilocain 45, 159, 163, 164, 184
–, Procain 49, 122, 184, 194
–, Tetracain siehe unter Amethocain
–, Wechselwirkungen 56
Mediko-legale Aspekte 61, 180

Mepivacain 40, 50, 51, 54–56, 78, 82, 89–91, 95, 100, 110, 126, 129, 143, 145, 147
Metabolismus 45–51
Methämoglobinämie 45, 164
Mischen von Lokalanästhetika 56
Monitoring 10, 65
Morphin 57, 151, 167, 169, 170, 174
Multiple Sklerose 181
Muskelrelaxation 11, 91, 124
Muskeldystrophien 190
Myasthenia gravis 182
Myelinisierung 28, 43
Myopathien 190
Myositis ossificans progressiva 182
Myotone Dystrophie 182, 190

Nachinjektionen 78, 95, 108, 114
Naloxon 57, 169
Narkotika 57, 174
Natriumkanäle 26, 27, 42, 43
Nephrektomie 114
Nerven (siehe auch unter Anatomie)
– -faser 28, 173
– -stimulator 74, 126, 127
– -verletzung 126
– -wurzel 22
N. cutaneus femoris lateralis 141
N. cutaneus femoris posterior 141
N. dorsalis penis 157
N. femoralis 140, 146, 194
N. iliohypogastricus 155
N. ilioinguinalis 155, 167
N. ischiadicus 143
N. medianus 136
N. obturatorius 142
N. perinealis 157
N. peroneus 146, 175
N. pudendus 157
N. radialis 137
N. splanchnikus 175
N. suralis 147
N. tibialis 145, 147, 175
N. ulnaris 136
Neuro-Endokrinium 35
Neurologische Erkrankungen 77, 180–182
Neurolyse 175
Neuromuskuläre Erkrankungen 64, 182, 190
Notfallmedikamente 69
Nupercain siehe unter Cinchocain

Oberflächenanästhesie 55, 161
Opioide
–, epidurale 57, 169
–, Rezeptoren 31
–, spinale 169, 170
Orchidopexie 80, 156
Ossifikation 17–19
Os sacrum 17, 19

Para-Aminobenzoesäure 184
Paraesthesien 64, 65, 74, 127, 130–136
Paralysis periodica 182
Paraplegie 68, 187
Penisblock 157, 158
Perineale Eingriffe 80
Periphere Blockaden 126
–, Einzelnervenblockaden, siehe unter Nerven
–, Fingerblockade 137
–, Fußblock 146
–, Ganglion-Stellatum-Block 176
–, Handblock 136
–, Interkostalblockade 149–152
–, Intrapleurale Blockade 153, 154
–, Penisblock 157, 158
–, Plexus-brachialis-Block 127, 167
–, –, axillär 64, 128, 132, 175
–, –, interskalenär 130
–, –, subklavia-perivaskulär 132
–, –, supraklavikulär 131
–, 3-in-1-Block 140
Pharmakokinetik 36, 46, 54
Pharmakologie 36
Phenytoin 56
pH von Lokalanästhetika 27, 41
Pia mater 21, 22
Piperocain 49
pKa von Lokalanästhetika 41
Plasmaspiegel 9, 46, 54
Plexus-brachialis-Blockade 14
–, axillär 65, 132
–, interskalenär 130
–, kontinuierlich 175
–, subklavia-perivaskulär 132
–, supraklavikulär 131
Plexus chorioideus 21
Pneumothorax 128
Poliomyelitis 181
Polyneuropathie 181
Polyurethan 174
Portsystem 174
Postoperative Analgesie 14, 35, 57, 108, 109, 126, 146, 150, 154, 156, 165–170, 174, 192
Prämedikation 56, 65, 192
Präoperative Visite 61, 63, 64
Prilocain 45, 159, 163, 164, 184
Procain 49, 122, 184, 194
Propanolol 56
Proteinbindung 41, 42, 44, 47, 52, 53
Pseudocholinesterase 49
Psychologische Aspekte 60
Pulmonale Extraktion 49

Regionaler Blutfluß 34
Rezeptortheorie 43
Reizleitung 28
Rippenfraktur 150
Risiken der Reg.-An. 10, 11

Rückenmark 20, 21
– des Foetus 17

Schmerz
–, Perzeption 30, 31
–, chronischer 173–177
Seltene Erkrankungen 178, 179
Skalenussyndrom 19
Skoliose 193
Spastik 142
Spina bifida 19, 64
Spinalanästhesie 13, 119–125, 174
Spinalnerven 22
Sterilisation 70
Sternotomie 114
Streß-Antwort 11, 35, 89, 114, 117, 166, 192
Subarachnoidalraum 21, 22, 72, 95, 121, 123, 124
Subduralhämatom 187
Subduralraum 21, 22
Subkutane Injektion 55, 83
Substantia gelatinosa 31
Succinylcholin 44
Sympathische Blockaden 175
Sympathische Reflexdystrophie 176
Systemische Wirkungen von LA 43, 44

Tachyphylaxie 168, 169
Testdosis 10, 29, 45, 78, 83, 86, 94, 104, 108, 117, 130
Testung der Blockade 62, 65, 91, 95
Tetracain siehe unter Amethocain
Thorakale Epiduralanästhesie 110–118
Thorakotomie 114, 150
Thrombozytopathie 187
Thrombozytopenie 187

Totale Spinale 104
Touhy-Nadel 70–72, 102, 104, 107, 111, 115, 153
Tractus spinothalamicus 31
Transkutane Anästhesie 163

Überdosierung bei Oberflächenanästhesie 161
Umbilikalhernie 99

Vasokonstriktor siehe unter Adrenalin
V. cerebralis superficialis 21
V. cerebri magna 21
Ventrale Nervenwurzel 22
Ventrikelsystem 21
Vertebralvenen 19
Verteilung der LA 46–48
Verteilungskoeffizient 42
Verteilungsvolumen 46
Verfügbarkeit siehe unter Bioverfügbarkeit
Vorzüge der Reg.-An. 11, 89, 108, 112, 117, 161, 165

Wechselwirkungen 56
Widerstandsverlusttechnik 103, 116
Wirbelsäule
–, Entwicklung 17–19
–, Deformitäten 192
Wirkmechanismus 26, 42

Zentrale Lähmungen 180
Zentralnervensystem
Zerebrovaskuläre Erkrankungen 180
Zirkumzision 81, 167
ZNS-Toxizität 44, 53
Zöliakus- und Splanchnikus-Block 175

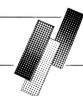

# Für Ihre Fachbibliothek

Jöhr
**Kinderanästhesie**
1990. XII, 190 S., 34 Abb., 47 Tab., kt. DM 29,80

Hoerster/Kreuscher/Niesel/Zenz
**Regionalanästhesie**
Operativer Bereich – Geburtshilfe – Schmerztherapie
3. Aufl. 1989. 299 S., 225 meist farb. Abb.,
geb. DM 130,–

Stoelting et al.
**Anaesthesie und Vorerkrankungen**
1992. Etwa 1000 S., 210 Abb., 173 Tab., geb. DM 298,–

Yao/Artusio
**Anästhesiologie**
2., neubearb. u. erw. Aufl. 1991. XIV, 647 S., 29 Abb.,
42 Tab., geb. DM 148,–

Shnider/Levinson
**Anästhesie in der Geburtshilfe**
1984. XVI, 510 S., 176 Abb., 96 Tab., geb. DM 148,–

Brown/Fisk
**Kinderanästhesie**
mit Aspekten der Intensivbehandlung
Neuauflage in Vorbereitung

Preisänderungen vorbehalten

Bready/Smith
**Anästhesiologische Entscheidungen**
1992. Etwa 280 S., etwa 134 Diagr.,
geb. etwa DM 128,–

Murphy/Murphy
**Radiologie in Anästhesiologie
und Intensivmedizin**
1990. XII, 273 S., 287 Abb. mit 440 Teildarst., 15 Tab.,
geb. DM 158,–

Hirt/Bubser
**Handbuch der Anästhesie
für Schwestern und Pfleger**
2. Aufl. 1992. Etwa 310 S., 121 Abb., 29 Tab.,
kt. DM 34,80

Nemes/Niemer/Noack
**Datenbuch Anästhesiologie**
Grundlagen – Empfehlungen – Techniken – Übersichten – Grenzgebiete – Bibliographie
3. Aufl. 1985. XIV, 579 S., 86 Abb., 199 Tab.,
geb. DM 198,–/Vorzugspreis bei Abnahme beider
Datenbücher DM 178,–

Niemer/Nemes/Lundsgaard-Hansen/Blauhut
**Datenbuch Intensivmedizin**
3. Aufl. 1992. Etwa 1800 S., etwa 240 Abb.,
geb. etwa DM 598,–

Thys/Kaplan
**Das EKG in der Anästhesie
und Intensivmedizin**
1992. Etwa 300 S., 240 Abb., 22 Tab.,
geb. etwa DM 88,–

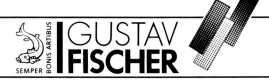